临床儿科营养
Pediatric Nutrition in Practice

第 2 版

主 编
Berthold Koletzko Munich

副主编
Jatinder Bhatia Augusta, Ga.
Zulfiqar A. Bhutta Karachi
Peter Cooper Johannesburg
Maria Makrides North Adelaide, S.A.
Ricardo Uauy Santiaga de Chile
Weiping Wang Shanghai

主 译
王卫平（Weiping Wang）

译 者
王卫平　徐　秀
王晓川　黄　瑛

KARGER ｜ 人民卫生出版社 ｜ Nestlé Nutrition Institute 雀巢营养科学院

版权登记号　0120162671

图书在版编目（CIP）数据

临床儿科营养 / 王卫平主译 . —2 版 . —北京：人民卫生
出版社，2016

ISBN 978-7-117-22360-7

Ⅰ . ①临… Ⅱ . ①王… Ⅲ . ①儿科学 – 临床营养
Ⅳ . ① R720.5

中国版本图书馆 CIP 数据核字（2016）第 064739 号

人卫智网　**www.ipmph.com**	医学教育、学术、考试、健康，	
	购书智慧智能综合服务平台	
人卫官网　**www.pmph.com**	人卫官方资讯发布平台	

版权所有，侵权必究！

临床儿科营养
第 2 版

主　　译：王卫平
出版发行：人民卫生出版社（中继线 010-59780011）
地　　址：北京市朝阳区潘家园南里 19 号
邮　　编：100021
E - mail：pmph @ pmph.com
购书热线：010-59787592　010-59787584　010-65264830
印　　刷：北京盛通印刷股份有限公司
经　　销：新华书店
开　　本：787×1092　1/16　印张：19
字　　数：416 千字
版　　次：2009 年 11 月第 1 版　　2016 年 6 月第 2 版
　　　　　2016 年 6 月第 2 版第 1 次印刷（总第 3 次印刷）
标准书号：ISBN 978-7-117-22360-7/R・22361
定　　价：128.00 元
打击盗版举报电话：010-59787491　E-mail：WQ @ pmph.com
（凡属印装质量问题请与本社市场营销中心联系退换）

编者名录

Tahmeed Ahmed
Centre for Nutrition and Food Security
ICDDR,B
GPO Box 128
Dhaka 1000 (Bangladesh)
E-Mail tahmeed@icddrb.org

Louise A. Baur
Clinical School
The Children's Hospital at Westmead
Locked Bag 4001
Westmead, NSW 2145 (Australia)
E-Mail louise.baur@health.nsw.gov.au

Zulfiqar A. Bhutta
Department of Paediatrics and Child Health
Aga Khan University
Karachi 74800 (Pakistan)
E-Mail zulfiqar.bhutta@aku.edu

Maureen M. Black
Department of Pediatrics and
Department of Epidemiology and Public Health
University of Maryland School of Medicine
737 W. Lombard Street, Room 161
Baltimore, MD 21201 (USA)
E-Mail mblack@peds.umaryland.edu

Nancy F. Butte
Department of Pediatrics
USDA/ARS Children's Nutrition Research Center
Baylor College of Medicine
1100 Bates Street
Houston, TX 77030 (USA)
E-Mail nbutte@bcm.edu

Mohammod Jobayer Chisti
Intensive Care Unit, Dhaka Hospital &
Centre for Nutrition and Food Security
ICDDR,B GPO Box 128
Dhaka 1000 (Bangladesh)
E-Mail chisti@icddrb.org

Peter Cooper
Department of Paediatrics
University of the Witwatersrand and
Charlotte Maxeke Johannesburg Academic Hospital
Private Bag X39
Johannesburg 2000 (South Africa)
E-Mail peter.cooper@wits.ac.za

Jai K. Das
Division of Woman and Child Health
Aga Khan University
Karachi 74800 (Pakistan)
E-Mail jai.das@aku.edu

Mercedes de Onis
Department of Nutrition
World Health Organization
Avenue Appia 20
CH–1211 Geneva 27 (Switzerland)
E-Mail deonism@who.int

Katharina Dokoupil
Division of Metabolic and Nutritional Medicine
Dr. von Hauner Children's Hospital
Medical Center, Ludwig-Maximilians-University of Munich
Lindwurmstrasse 4
DE–80337 Munich (Germany)
E-Mail katharina.dokoupil@med.uni-muenchen.de

Pauline Emmett
Centre for Child and Adolescent Health
School of Social and Community Medicine
University of Bristol
Oakfield House
Oakfiled Grove, Clifton BS8 2BN (UK)
E-Mail p.m.emmett@bristol.ac.uk

Akihito Endo
Department of Food and Cosmetic Science
Tokyo University of Agriculture
099-2493 Abashiri, Hokkaido (Japan)
E-Mail a3endou@bioindustry.nodai.ac.jp

Mary Fewtrell
Childhood Nutrition Research Centre
UCL Institute of Child Health
30 Guilford Street
London WC1N 1EH (UK)
E-Mail m.fewtrell@ucl.ac.uk

George J. Fuchs
Departments of Pediatric Gastroenterology,
Hepatology and Nutrition
University of Arkansas for Medical Sciences
4301 West Markham Street
Little Rock, AR 72205 (USA)
E-Mail fuchsgeorgej@uams.edu

Olivier Goulet
Hôpital Necker – Enfants Malades
149 Rue de Sèvres
FR–75743 Paris Cedex 15 (France)
E-Mail olivier.goulet@nck.ap-hop-paris.fr

Anne Marie Griffiths
Hospital for Sick Children
555 University Avenue
Toronto, ON M5G 1X8 (Canada)
E-Mail anne.griffiths@sickkids.ca

Naveen Gupta
Department of Neonatology
Institute of Child Health
Sir Ganga Ram Hospital
New Delhi 110060 (India)
E-Mail drgupta.naveen@gmail.com

Ralf G. Heine
Department of Gastroenterology and Clinical Nutrition
Royal Children's Hospital, Melbourne
University of Melbourne
Parkville, VIC 3052 (Australia)
E-Mail ralf.heine@rch.org.au

Ryan W. Himes
Section of Pediatric Gastroenterology
Texas Children's Hospital
Baylor College of Medicine
6701 Fannin St, CCC 1010.00
Houston, TX 77030 (USA)
E-Mail himes@bcm.edu

Iva Hojsak
Children's Hospital Zagreb
Referral Centre for Paediatric
Gastroenterology and Nutrition
Klaićeva 16
HR–10000 Zagreb (Croatia)
E-Mail ivahojsak@gmail.com

Jessie M. Hulst
Department of Pediatrics
Sophia Children's Hospital
Erasmus Medical Center
PO Box 2060
NL–3000 CB Rotterdam (The Netherlands)
E-Mail j.hulst@erasmusmc.nl

Koen F. M. Joosten
Sophia Children's Hospital
Erasmus Medical Center
PO Box 2060
NL–3000 CB Rotterdam (The Netherlands)
E-Mail k.joosten@erasmusmc.nl

Neelam Kler
Department of Neonatology
Institute of Child Health
Sir Ganga Ram Hospital
New Delhi 110060 (India)
E-Mail drneelamkler@gmail.com

Sanja Kolaček
Department of Pediatrics
Children's Hospital Zagreb
Referral Center for Pediatric
Gastroenterology and Nutrition
Klaićeva 16
HR–10000 Zagreb (Croatia)
E-Mail sanja.kolacek@kdb.hr

Berthold Koletzko
Division of Metabolic and Nutritional Medicine
Dr. von Hauner Children's Hospital
Medical Center, Ludwig-Maximilians University of Munich
Lindwurmstrasse 4
DE–80337 Munich (Germany)
E-Mail office.koletzko@med.uni-muenchen.de

Sibylle Koletzko
University of Munich
Dr. von Hauner Children's Hospital
Lindwurmstrasse 4
DE–80337 Munich (Germany)
E-Mail sibylle.koletzko@med.uni-muenchen.de

Terra Lafranchi
Department of Cardiology and Advanced Fetal Care Center
Boston Children's Hospital
300 Longwood Avenue
Boston, MA 02115 (USA)
E-Mail Terra.Lafranchi@CARDIO.CHBOSTON.ORG

Michael J. Lentze
Fichtestr. 3
DE–53177 Bonn (Germany)
E-Mail michael.lentze@ukb.uni-bonn.de

Anita MacDonald
Dietetic Department
Birmingham Children's Hospital
Steelhouse Lane
Birmingham B4 6NH (UK)
E-Mail Anita.macdonald@bch.nhs.uk

Maria Makrides
Healthy Mothers Babies and Children
South Australian Health Medical and Research Institute
Women's and Children's Health Research Institute
72 King William Road
North Adelaide, SA 5006 (Australia)
E-Mail maria.makrides@health.sa.gov.au

Lenka Malek
Child Nutrition Research Centre
Women's and Children's Health Research Institute
72 King William Road
North Adelaide, SA 5006 (Australia)
E-Mail lenka.malek@adelaide.edu.au

Robert M. Malina
10735 FM 2668
Bay City, TX 77414 (USA)
E-Mail rmalina@1skyconnect.net

Claire T. McEvoy
Centre for Public Health
School of Medicine, Dentistry and Biomedical Sciences
Queen's University Belfast
Institute of Clinical Science B (First Floor)
Grosvenor Road
Belfast BT12 6BJ (UK)
E-Mail c.mcevoy@qub.ac.uk

Patricia Mena
INTA
University of Chile
Casilla 138-11
Santiago de Chile (Chile)
E-Mail pmenanani@gmail.com

Kim F. Michaelsen
Department of Nutrition, Exercise and Sports
Faculty of Life Sciences
University of Copenhagen
Rolighedsvej 26
DK–1958 Frederiksberg C (Denmark)
E-Mail kfm@nexs.ku.dk

Marialena Mouzaki
Hospital for Sick Children
555 University Avenue
Toronto, ON M5G 1X8 (Canada)
E-Mail marialena.mouzaki@sickkids.ca

Esther N. Prince
Pediatric Gastroenterology, Hepatology and Nutrition
University of Arkansas for Medical Sciences
4301 West Markham Street
Little Rock, AR 72205 (USA)
E-Mail enprince@uams.edu

Hildegard Przyrembel
Bolchener Str. 10
DE–14167 Berlin (Germany)
E-Mail h.przyrembel@t-online.de

John W.L. Puntis
Paediatric Office
A Floor, Old Main Site
The General Infirmary at Leeds
Great George Street
Leeds LS1 3EX, West Yorkshire (UK)
E-Mail john.puntis@leedsth.nhs.uk

Bram P. Raphael
Division of Gastroenterology, Hepatology and Nutrition
Boston Children's Hospital
300 Longwood Avenue
Boston, MA 02115 (USA)
E-Mail Bram.Raphael@childrens.harvard.edu

Lesley Rees
Renal Office
Gt Ormond St Hospital for Sick Children NHS Trust
Gt Ormond Street
London WC1N 3JH (UK)
E-Mail REESL@gosh.nhs.uk

Rehana A. Salam
Division of Woman and Child Health
Aga Khan University
Stadium Road
PO Box 3500
Karachi 74800 (Pakistan)
E-Mail rehana.salam@aku.edu

Ali Faisal Saleem
Division of Woman and Child Health
Aga Khan University
Stadium Road
PO Box 3500
Karachi 74800 (Pakistan)
E-Mail ali.saleem@aku.edu

Seppo Salminen
Functional Foods Forum
Faculty of Medicine
University of Turku
FI–20014 Turku (Finland)
E-Mail seppo.salminen@utu.fi

Haroon Saloojee
Department of Paediatrics and Child Health
University of the Witwatersrand
Private Bag X39
Johannesburg 2000 (South Africa)
E-Mail haroon.saloojee@wits.ac.za

Marco Sarno
Department of Translational Medical Sciences
Section of Pediatrics
University Federico II
Via Sergio Pansini n. 5
IT–80131 Naples (Italy)
E-Mail marc.sarno4@gmail.com

Lubaba Shahrin
Dhaka Hospital & Centre for Nutrition and Food Security
ICDDR,B, GPO Box 128
Dhaka 1000 (Bangladesh)
E-Mail lubabashahrin@icddrb.org

Raanan Shamir
Institute of Gastroenterology, Nutrition and
Liver Diseases
Schneider Children's Medical Center of Israel
14 Kaplan St.
Petach-Tikva 49202 (Israel)

Sackler Faculty of Medicine
Tel Aviv University
E-Mail shamirraanan@gmail.com

Robert J. Shulman
Children's Nutrition Research Center
1100 Bates Avenue, CNRC 8072
Houston, TX 77030 (USA)
E-Mail rshulman@bcm. edu

Carmel Smart
John Hunter Children's Hospital
Department of Paediatric Endocrinology and Diabetes
NSW, Australia Hunter Medical Research Institute
School of Health Sciences
University of Newcastle
Newcastle, NSW (Australia)
E-Mail carmel.smart@hnehealth.nsw.gov.au

Noel W. Solomons
CeSSIAM
17a Avenida No. 16–89, Zona 11
Guatemala City 01011 (Guatemala)
E-Mail cessiam@guate.net.gt

Virginia A. Stallings
The Children's Hospital of Philadelphia
Division of Gastroenterology, Hepatology and Nutrition
3535 Market Street, Room 1558
Philadelphia, PA 19104 (USA)
E-Mail Stallingsv@email.chop.edu

Michelle M. Steltzer
4930 North Ardmore Avenue
Whitefish Bay, Wisconsin 53217 (USA)
E-Mail michellesteltzer@uwalumni.com

Mimi L.K. Tang
Department of Allergy and Immunology
Royal Children's Hospital
Melbourne, VIC (Australia)
E-Mail mimi.tang@rch.au

Anup Thakur
Department of Neonatology
Institute of Child Health
Sir Ganga Ram Hospital
New Delhi 110060 (India)
E-Mail dr.thakuranup@gmail.com

Riccardo Troncone
Department of Translational Medical Sciences
Section of Pediatrics
University Federico II
Via Sergio Pansini n. 5
IT–80131 Naples (Italy)
E-Mail troncone@unina.it

Ricardo Uauy
INTA Santiago
University of Chile
Casilla 138-11
Santiago de Chile (Chile)
E-Mail uauy@inta.cl

Johannes B. van Goudoever
Emma Children's Hospital AMC
Meibergdreef 9
NL–1105 AZ Amsterdam (The Netherlands)
E-Mail h.vangoudoever@amc.nl

Michael Wilschanski
Pediatric Gastroenterology and Nutrition Unit
Hadassah University Hospitals
Jerusalem (Israel)
E-Mail michaelwil@hadassah.org.il

Jayne V. Woodside
Centre for Public Health
School of Medicine, Dentistry and Biomedical Sciences
Queen's University Belfast
Institute of Clinical Science B (First Floor)
Grosvenor Road
Belfast BT12 6BJ (UK)
E-Mail j.woodside@qub.ac.uk

Babette S. Zemel
The Children's Hospital of Philadelphia
Division of Gastroenterology, Hepatology and Nutrition
3535 Market Street, Room 1560
Philadelphia, PA 19104 (USA)
E-Mail zemel@email.chop.edu

Noam Zevit
Institute of Gastroenterology, Nutrition and Liver Diseases
Schneider Children's Medical Center of Israel
14 Kaplan St.
Petach-Tikva 49202 (Israel)

Sackler Faculty of Medicine
Aviv University
E-Mail noamze@clalit.org.il

Ekhard E. Ziegler
Department of Pediatrics
University of Iowa
A-136 MTF, 2501 Crosspark Road
Coralville, IA 52241-8802 (USA)
E-Mail ekhard-ziegler@uiowa.edu

第一章　儿童营养总论

第一节　儿童生长发育

Kim F. Michaelsen

关键词

体重,身高,体质指数,肥胖,矮小,消瘦,生长发育监测,类胰岛素样生长因子 - Ⅰ

内容要点

- 生长发育测量是儿童时期反映健康和营养状态的灵敏指标。
- 生长发育监测无论对于罹患疾病的儿童或者健康的儿童都具有重要意义。
- 儿童早期的生长对于今后的发育和一生的健康都有重要影响。
- 母乳喂养儿在婴儿期间可能表现出比较缓慢的生长速率,但是这种现象可能对今后的长期健康是有益的。

简介

生长发育是儿童时期的主要特点,也是反映儿童营养状态的灵敏指标。生长发育偏离,尤其是生长迟滞或者脂肪过度堆积造成的肥胖,都可能导致近期或者远期发生疾病的风险增加。因此,生长发育的监测是评价儿童健康的重要方法,特别是在其他诊查手段比较匮乏的地区。其实,在医疗条件完善的情况下,生长发育的监测同样也是非常重要的,但是往往没有得到应有的重视,人们可能更青睐比较昂贵和高级的检查。

健康儿童的生长发育

人的一生可以分为不同的生长发育时期:胎儿期、婴儿期、幼儿期和青春期。每个时期都有其生长发育的特点和相应的调节机制(图 1)[1]。在婴儿出生早期,能量和某

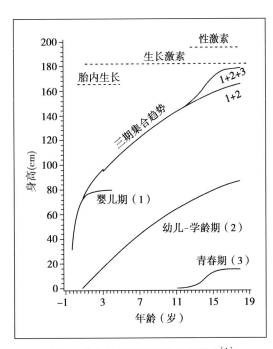

图 1　各年龄时期的体格生长模式[1]

些必需营养素具有很强的调节生长发育作
用,在幼儿时期生长激素也成为影响生长发
育的重要因素,进入青春期后生长发育还受
到性激素的调节。

类胰岛素样生长因子 - Ⅰ(IGF-Ⅰ)在
体内具有介导生长激素的功能,某些营养
素可以激发 IGF-Ⅰ 释放。在幼儿时期,胰
岛素表现出很强的促进脂肪和肌肉组织
合成的作用。出生后 2 个月内是身长和
体重增加最快的时期,每月的身长和体重
增加值分别为 4cm 和 0.9~1kg。随后生长
发育速度逐渐减缓,直至青春期再次出现
高峰,这个高峰的出现时间女孩早于男孩
(图 2)。

不同器官的生长发育速度也是不同的
(图 3)。儿童时期的淋巴组织重量相对高于
成人时期,在月龄 4~6 时胸腺的形态大小
达到顶峰,随后逐渐下降[2]。脑和头围的生
长主要发生在出生后 2 年内,2 岁儿童的头
围已经达到成人的 80%。体内脂肪与体质
量的比例在出生时至 6~9 个月期间明显增

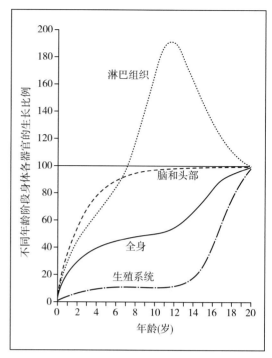

图 3 不同年龄期各器官重量占成人体重百分比的
变化[13]

加,反映了脂肪组织生长较快,然后逐渐减
小,直至 5~6 岁后此比例又再次增加(这种
现象称做"脂肪回弹"),这种变化趋势可以
通过体质指数(BMI)或者肩胛下皮肤皱褶
厚度测量观察(图 4)。如果"脂肪回弹"现
象过早出现,显示今后肥胖症发生的风险
性增加[3]。

生长发育的调节

影响儿童生长发育的因素是多方面的。
其中遗传基因的作用是非常重要的,但是可
以受到环境因素的调节。应用新的 WHO
生长发育标准对世界各地 0~5 岁年龄儿童
(营养和社会经济水平都处于良好状态)进
行评价的结果显示,所有儿童的生长趋势是
相似的,并不因地理位置和种族不同表现出
明显的差异(见第四章的第一节)。由此可
见,相对遗传基因的作用而言,不同人种儿
童之间的差异更多地受到环境因素的影响。

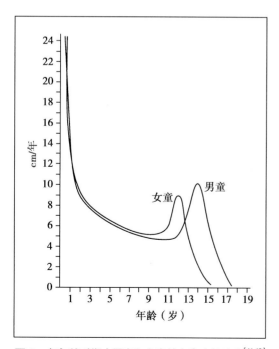

图 2 各年龄时期中男童和女童的身高生长速率[11,12]

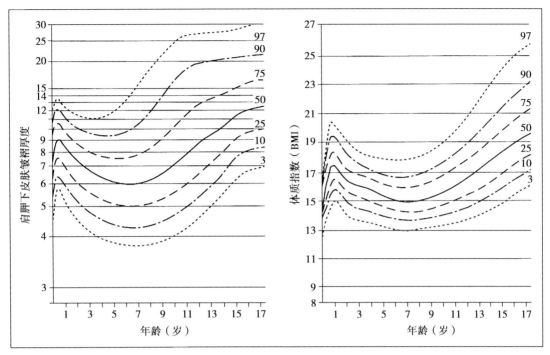

图 4　不同年龄男童的肩胛下皮肤皱褶和 BMI 的百分位数参考曲线
（经 Tanner 和 Whitehouse[14]以及 Nysom 等人修订[15]）

还有一些研究报道了移民家庭中儿童生长发育规律的调查结果,发现来自不同饮食习惯和社会经济背景的移民儿童,随着定居的时间延续,他们的生长发育趋势越来越接近当地儿童,此现象称为"远期趋势"。在最近的十多年中,很多人群中成人的身高有所增加,这种远期趋势在北欧国家已经止于20世纪80年代中期,但是在其他欧洲国家仍然呈继续增长[4]。在不同人群的儿童中,青春期到来的时间是不同的,营养状态不良人群中儿童的青春期发动时间比较迟滞。

营养是影响生长发育的重要因素,尤其在出生后第1年。与人工喂养儿相比,母乳喂养儿的体重和身长增长速度都相对缓慢一些[5]。母乳喂养儿的体质成分也不同于人工喂养儿,在出生后6个月内母乳喂养儿的脂肪组织增长多于人工喂养儿,从6个月至12个月龄期间前者的净体质(主要为肌肉组织)成分增长高于后者[6]。

这种情况可能对于母乳喂养儿今后长期的健康可能具有深远的有益影响。母乳喂养儿和人工喂养儿在蛋白质摄入(包括数量和质量)方面的差异可能与他们之间不同的生长趋势有关。很多研究结果显示,牛乳喂养可以促进生长速度,即便在营养状态良好的儿童人群中也是如此[7]。但是也有证据表明,在出生后第1年内摄入过多的蛋白质将增加今后发生体重超重和肥胖症发生的风险性[8,9]。还有一些其他的营养素对于体重超重和肥胖发生也有重要的影响(详见第三章第五节)。

影响生长发育的营养性问题

从全球的角度看,导致生长发育迟滞的主要问题是食物供应匮乏,多数情况下是热量摄入不足。当然,对生长有重要影响的营养素(例如锌、镁、磷和必需氨基酸)缺乏也是重要的原因。总之,蛋白质缺乏不是导致生长迟滞的主要问题,但是蛋白质的质量低下(尤其是以谷类和薯类为主的膳食习惯)可以造成诸如赖氨酸等必需氨基酸摄入不足,引起生长发育的障碍。营养不良(undernutrition)表现为年龄别体重低下,其中年龄别身高低下者称做矮小(stunting),身高别体重低下者称做消瘦(wasting或者thinness),或者二者兼有。在不发达国家的儿童中,矮小常常是长期营养不良的结果,消瘦则是近期营养不良的结果。但是有些时候两种情况可能同时存在于同一个患儿中,显然,目前的命名术语有点过于简单化。许多急性或者慢性的疾病可以造成食欲缺乏或者进食困难,因此会导致营养不良发生。感染或者炎症性疾病(如自身免疫性疾病)和肿瘤等可能伴随厌食症。此外,心理问题引起的如非器质性生长迟滞和进食困难伴随厌食症,也会造成营养不良。

肥胖是指体内脂肪过多,然而脂肪的测定并不容易准确进行。目前常用BMI(体重/身高^2)来判断超重和肥胖症。在青春期之前,超重儿童的身高通常高于正常体重的同龄儿,进入青春期后,二者之间没有明显差异。

儿童时期的生长发育与远期健康

已经证实,在儿童时期(尤其是早期)表现出的不同生长趋势与以后发生的智力发育障碍和许多非感染性疾病的发生风险性之间存在密切的相关性。例如,低出生体重儿中今后发生心血管疾病的危险性会增加,婴幼儿时期高生长速率与今后发生2型糖尿病和肥胖症的危险性增加相关。成人期的身高也与某些疾病的发生存在某种联系,矮小身材与心血管疾病相关,高大身材与一些类型的癌症发生有关。儿童早期营养对于早期生长和远期健康的意义将在本章第五节进一步阐述,但是有关上述儿童时期的不同生长趋势及其影响因素对远期疾病发生的机制目前尚不清楚,亦无足够的资料可供分析。

生长发育的监测

无论在初级儿童保健系统还是在医院就诊,定期测量体重和身高并且绘制生长发育曲线图是监测儿童健康的重要措施。仅仅绘制年龄别体重曲线是不够的,因为测量结果不能判断其原因来自矮小还是消瘦。应该同时绘制年龄别身高、身高别体重或者BMI曲线以及计算最近的生长速率,然后进行综合性的评价。一般根据标准差(SD)来判定营养不良的状态,低于2SD为矮小或者消瘦,低于3SD为严重的矮小或者消瘦。常常根据国际肥胖症专家协作组发布的标准来判断体重超重和肥胖症[10],此标准基于不同国家、各个年龄组BMI的调查数据制订。

随着计算机软件的发展,现在已经可以很容易地利用互联网资源(如www.who.int/childgrowth/software/en/),将体重和身高的测量数据输入计算机资料库进行评价,得出百分位数和标准差值,并且据此绘制个体的生长曲线图。此方法也可以用于监测人群中营养不良、体重超重和肥胖症的发展趋势,是评价人群营养状态的重要工具,常常在局部地区或者国家层面的公共卫生健康调查中被运用。

总结

● 无论对于健康儿童还是患儿,定期进行体重和身高的测量(包括身高别体重和BMI)并且据此绘制生长发育曲线图,是监测儿童健康和营养状态的重要方法。

● 应该通过初级保健系统(包括学校保健机构)对健康儿童定期进行生长发育的监测工作。

参考文献

1　Karlberg J: A biologically-oriented mathematical model (ICP) for human growth. Acta Paediatr Scand Suppl 1989; 350:70–94.

2　Yekeler E, Tambag A, Tunaci A, Genchellac H, Dursun M, Gokcay G, Acunas G: Analysis of the thymus in 151 healthy infants from 0 to 2 years of age. J Ultrasound Med 2004;23:1321–1326.

3　Rolland Cachera MF, Deheeger M, Maillot M, Bellisle F: Early adiposity rebound: causes and consequences for obesity in children and adults. Int J Obes (Lond) 2006;30(suppl 4):S11–S17.

4　Larnkjær A, Schrøder SA, Schmidt IM, Jørgensen MH, Michaelsen KF: Secular change in adult stature has come to a halt in northern Europe and Italy. Acta Paediatr 2006;95:754–755.

5　Dewey KG, Peerson JM, Brown KH, Krebs NF, Michaelsen KF, Persson LA, Salmenpera L, Whitehead RG, Yeung DL: Growth of breast-fed infants deviates from current reference data: a pooled analysis of US, Canadian, and European data sets. World Health Organization Working Group on Infant Growth. Pediatrics 1995;96:495–503.

6　Gale C, Logan KM, Santhakumaran S, Parkinson JR, Hyde MJ, Modi N: Effect of breastfeeding compared with formula feeding on infant body composition: a systematic review and meta-analysis. Am J Clin Nutr 2012;95:656–669.

7　Hoppe C, Mølgaard C, Michaelsen KF: Cow's milk and linear growth in industrialized and developing countries. Annu Rev Nutr 2006;26:131–173.

8　Koletzko B, von Kries R, Closa R, Escribano J, Scaglioni S, Giovannini M, Beyer J, Demmelmair H, Gruszfeld D, Dobrzanska A, Sengier A, Langhendries JP, Rolland Cachera MF, Grote V; European Childhood Obesity Trial Study Group: Lower protein in infant formula is associated with lower weight up to age 2 y: a randomized clinical trial. Am J Clin Nutr 2009;89:1836–1845.

9　Michaelsen KF, Greer F: Protein needs early in life and long-term health. Am J Clin Nutr 2014, Epub ahead of print.

10　Cole TJ, Bellizzi MC, Flegal KM, Dietz WH: Establishing a standard definition for child overweight and obesity worldwide: international survey. BMJ 2000; 320:1240–1243.

11　Tanner JM, Whitehouse RH, Takaishi M: Standards from birth to maturity for height, weight, height velocity, and weight velocity: British children, 1965. I. Arch Dis Child 1966;41:454–471.

12　Tanner JM, Whitehouse RH, Takaishi M: Standards from birth to maturity for height, weight, height velocity, and weight velocity: British children, 1965. II. Arch Dis Child 1966;41:613–635.

13　Tanner JM: Growth at Adolescence. Oxford, Blackwell, 1962.

14　Tanner JM, Whitehouse RH: Revised standards for triceps and subscapular skinfolds in British children. Arch Dis Child 1975;50:142–145.

15　Nysom K, Mølgaard C, Hutchings B, Michaelsen KF: Body mass index of 0 to 45-y-old Danes: reference values and comparison with published European reference values. Int J Obes Relat Metab Disord 2001;25:177–184.

第二节　营养评价

一、运用体格测量进行临床营养的评价

John W. L. Puntis

关键词

营养评价,喂养史,体格测量,生长,营养不良

内容要点

- 营养评价包括调查饮食史、临床检查和体格测量;在条件允许的情况下,为了鉴别某些营养素的缺乏,可以进行血液常规检查和生化检查。
- 在诊断营养不良的过程中,对患儿进行准确的体格生长测量,并且将结果与正常生长发育曲线进行比较和评价是非常重要的方法。
- 运用皮肤皱褶厚度测量和中上臂围测量能够估计体内脂肪的含量,但是这些方法在临床并不被广泛应用。
- 诊断营养不良的标准有多种,至今尚无国际公认的统一标准。
- 短期的营养不良主要影响儿童的体重,表现为消瘦(身高别体重和BMI低于正常范围)。
- 长期的营养不良主要影响儿童身高的增长,表现为年龄别身高偏低(矮小)。
- 对于营养状态不佳的患儿应该何时给予侵入性干预措施(管饲)以纠正

- 营养不良状态的指征目前尚不明确,主要可根据原发病和临床表现进行综合分析和判断。
- 在营养干预治疗的过程中,应该连续地进行监测以观察治疗效果。

营养评价

营养不良对生长发育的损害随着发生的时期不同涉及身体的各个系统。营养状态反映了营养素摄入量和需要量之间的平衡以及失平衡后造成的结果,因此营养评价对于儿童临床营养非常重要[1]。在准备进行营养治疗前,必须了解造成喂养困难的原因和目前的营养状态。具体措施包括膳食调查、体格检查、体格生长测量(体重、身高、头围),并且将结果与适宜的生长发育标准曲线(如WHO的生长标准曲线图)进行比对[2](详见第四章第一节),如果可能,还应该进行实验室的检测(详见本节四)。此外,皮肤皱褶厚度测量和中上臂围测量不失为一种估量体内脂肪含量的简易方法[3]。

营养摄入量

普通的膳食调查应该包括进食时间、食物种类和数量、是否进食困难等问题,据此可以及时做出营养摄入量在数量上的判断(详见本节二)。如果需要进行营养摄入量

在质量上的进一步判断,则需要采用膳食调查表和食物称重调查(比较少用),此项工作常需要儿童营养学家共同参与,应用食物成分表或者计算机软件对摄入食物成分进行分析计算,从而得出热量和各种营养素的实际摄入量。然后通过对照相应年龄组的营养需要量参考值(DRV),判断摄入的营养素是否足够[4]。许多国家有各自的营养需要量标准,FAO/WHO/UNU 也已经共同发布了国际标准。上述 DRV 的制订是基于对 95% 正常人群中各种营养素需要量的均数加 2 个标准差(详见本章第三节一)。就个体而言,摄入量达到需要量的参考值表明营养充分(除非有些疾病状态下某些营养素的需要量增加),摄入量低于需要量的参考值则表明营养不足。

询问饮食史

详细询问饮食史是营养评价的重要步骤,下列各项是主要的调查内容,常常需要反复核对以求精准:对于婴儿应该首先明确喂养方式是母乳喂养还是人工喂养。

母乳喂养儿:
- 每天哺乳次数,每次哺乳的时间,了解哺乳姿势和方式;
- 是否已经给予其他乳制品或者辅助食品。

人工喂养儿:
- 配方奶的类型及其成分是什么(例如每 100 毫升中的最终热量含量);
- 每次喂养的乳制品是否都是新鲜配制;
- 每天(24 小时)的喂养次数是多少;
- 喂养的时间间隔是多久(每隔 2、3 或者 4 小时?);
- 每次摄入的奶量是多少;
- 每天给予的食物总量是多少;
- 每次进食所需的时间是多久;

- 奶瓶中是否加入了其他食物。

对于年长儿童:
- 每天进餐和零食的数量是多少;
- 每次进餐或者零食的具体食物内容(收集 1~2 天膳食记录)是什么;
- 家长对儿童食欲的描述;
- 儿童进食的场所;
- 家庭进餐时间是否规律;
- 进餐环境和氛围是否舒适和谐;
- 每天摄入多少乳类;
- 每天摄入多少果汁;
- 零食的次数是多少。

(详见本节二)

体格生长测量

准确测量体重和身高(如果长度低于 85cm 或者不能站立时称为"身长"),并且据此绘制生长曲线是诊断营养不良的必要方法,实践证明,临床上通过目测估计的方法是不适宜的[5]。对 2 岁以内的早产儿进行体格生长测量时,应该按实际年龄减去早产的周数作为矫正年龄并以此作为坐标来绘制生长曲线图。测量头围应该成为 2 岁以下儿童的常规检查项目。准确的体格测量应该如下进行:

体重:
- 2 岁以下儿童应该裸体测量体重;
- 大于 2 岁儿童可以着单衫裤测量体重(图 1);
- 采用自身校准标度或者常规校准标度。

身长:
- 如果可能,尽量采用婴儿身高测量板、测量垫(较易卷起携带)或者测量棒等工具(详见网页 www.gosh.nhs.uk/health-professionals/clinical-guidelines/height-measuring-a-child/#Rationale)。

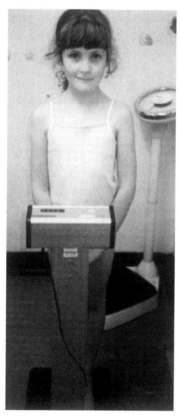

图1　较大年龄儿童测量体重时仅着单衫裤,使用常规校准标度

● 使用测量板时应该有两个人操作,一人将小儿的头部贴近测量板的头端部并固定,另一人轻轻压直小儿的膝部同时将可移动的足端部的量板抵住小儿的足底读取测量值(图2)。

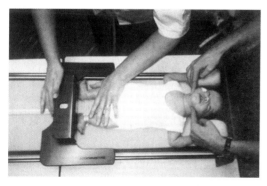

图2　婴儿身长测量板,使用测量板准确测定身长时需要二人合作

身高:
● 如果可能,应该采用标准的身高测量仪(图3),这种测量仪由一块可以滑动的水平板测量儿童足底到头部顶端的垂直距离;
● 测量时应该脱鞋;
● 要求儿童两眼正视前方;
● 保持足跟部、臀部和肩部紧贴测量仪。

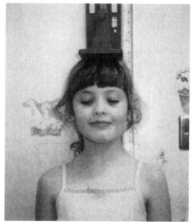

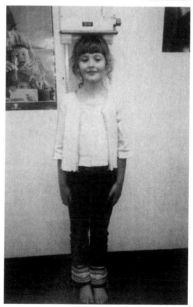

图3　使用标准的身高测量仪进行准确的身高测量

头围:
● 使用没有弹性的软尺;
● 测量围绕额中部经枕骨粗隆的最大径围。

中上臂围:

● 以肩胛骨的肩峰和肘关节的鹰嘴为标记,取二者之间的中点(图4)为测量位置,然后使用无弹性的软尺测量这个中上臂位置的径围3次,以3次测量的均值为测定值(图5)。

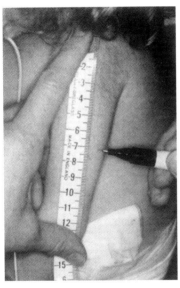

图4　中上臂围以肩胛骨的肩峰和肘关节的鹰嘴为标记,取二者之间的中点为测量位置(可以用笔做标记)

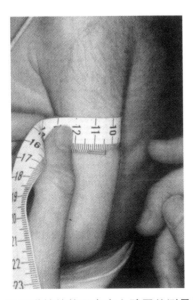

图5　用无弹性的软尺在中上臂围处测量径围3次,均值即为中上臂围测量值

皮肤皱褶厚度测量:

用两个手指轻轻夹起皮肤,同时使用特制的卡钳测量皮肤皱褶的厚度(图6),这种测量方法需要有经验的测量者多次测量来保证其准确性。选择非优势上臂,在放松状态下测量中上臂位置处三头肌的皮肤皱褶厚度。此时皮肤和皮下组织被从肌肉上提拉出来,3秒后用卡钳读取计数。也可以在其他部位进行皮肤皱褶厚度测量(详见网页:http://www.cdc.gov/nchs/data/nhanes/nhanes3/cdrom/nchs/manuals/anthro.pdf)。

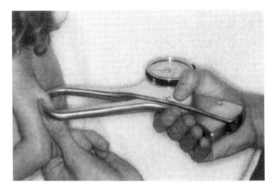

图6　用 Harpenden 钳在中上臂围处测量三头肌皮下组织厚度可以评估体内脂肪储存状态,可以用于长期随访监测

体格生长

婴儿时期的体格生长实际上是子宫内生长的延续,出生后生长速度比较快,3岁以后逐渐减缓,到达青春期之前,体格生长的趋势呈持续而缓慢的增长。进入青春期后,身高在性别之间的差异性显现,男、女童身高的平均差别大约为12.5cm。根据来自不同年龄儿童的体格生长测量数据可以制定生长曲线量表,结果呈正态分布(钟形曲线),常以均数和标准差(SD)来表示。也可以用百分位数来表示,第50百分位数等同均数。正常范围介于第3百分位数和第97百分位数(相当于均数加减2个标准差)之间。

正常的生长规律：简化的评价方法

对于一个健康足月的婴儿，体重增加应该达到以下指标：

- 生后头 3 个月内，每周增加 200g；
- 第 2 个 3 个月内，每周增加 130g；
- 第 3 个 3 个月内，每周增加 85g；
- 第 4 个 3 个月内，每周增加 75g；
- 生后 4 个月的体重是出生体重的 2 倍，12 个月时是出生体重的 3 倍。

身高：

- 生后第 1 年增加 25cm；
- 生后第 2 年增加 12cm；
- 2 岁时基本达到成人时身高的一半。

头围：

- 生后第 1 年，每月增加 1cm；
- 生后第 2 年，总共增加 2cm；
- 2 岁时达到成人时的头围的 80%。

（注意：由于体格生长在儿童中的个体差异非常显著，以上指标的使用应该结合生长曲线进行综合评价）

体格生长的类型

出生体重的百分位数并不总是判断儿童体格生长遗传趋势的良好指标，有些儿童在生后数月就跌落到 50 百分位数线以下，但是此后始终维持在相同的低水平线上。出生后 4~8 周的体重百分位数可以比较准确地预示 12 个月时的体重百分位数。出生体重低于第 10 百分位数的婴儿多数缘于胎内生长迟滞（IUGR），也有 10% 是正常健康儿。IUGR 持续时间较长的婴儿可能导致体重、头围和身长的落后（匀称性矮小），生后的生长追赶几无可能。晚发性 IUGR 婴儿尽管比较消瘦，但是头围和身长可能仍然达到较高的百分位数，并且表现出比较缓慢的体重追赶生长。大年龄儿童的体格生长变化比较快，应该注意要连续地随访测量。短

期的热量摄入不足可以导致儿童消瘦（身高别体重偏低），长期的热量缺乏将会影响身高的增长（以及头围和脑的生长）导致矮小。慢性营养不足的儿童可能表现为消瘦和矮小并存。

预测儿童身高趋势的方法：

- 获取父、母亲的截至 18 岁时身高的生长曲线图；
- 将上述父母亲身高测量值相加，然后除以 2；
- 计算父母亲身高均值（MPH）：如为男童，将上述值加 7cm；如为女童，将上述值减 7cm；
- 得出理想身高百分位数范围：如为男童，此范围为 MPH 10cm；如为女童，MPH 8.5cm。

体格测量指标和营养不良的定义

身高别体重的评价就是将被测儿童的体重与同龄相同身高正常儿童的平均体重进行比较。具体而言，就是将实际测定的体重与身高别体重标准中的第 50 百分位数比较，用来判断营养不良的存在和程度。例如一个 2.5 岁的女童，身高为 88cm，体重为 9kg，根据体格测量标准量表查得此年龄身高 88cm 女童的体重第 50 百分位数应该为 12kg，因此该女童的身高别体重与第 50 百分位数的差距为 9/12=75%，按照表 1 的判定标准，属于中度营养不良。

如上所述身高别体重可以用期望体重的百分比表示，也可以用 Z 分法来表示。由于 Z 分法没有性别和年龄的比较局限，常常用于统计学的对照研究。第 50 百分位数相当于 Z 分法的 0 值，第 3 和第 97 百分位数分别相当于 Z 分法的 −2SD 和 +2SD 值。中上臂围（MUAC）测量是一种在人群中进行快速筛查营养不良患儿的方法，并且已经具备参考标准曲线[6]。MUAC 也适用于对体

表 1　营养不良的判定标准

	肥胖	过重	正常	轻度营养不良	中度营养不良	重度营养不良
年龄别身高（%）				90~95	85~90	<85
身高别体重（%）	>120	110~120	90~100	80~90	70~80	<70
体质指数	>30	>25				

重失准患儿进行的体格测量（如存在巨大肿瘤的癌症患儿，存在水肿的肝病患儿等）。根据 WHO 的资料，在营养状态良好的人群中，年龄在 6 至 60 月龄的婴幼儿中 MUAC 低于 115mm 的比例是非常低的，低于此截点的儿童中死亡率明显增高[7]。体质指数（BMI）是体重（kg）除以身高（m）平方的结果，即 kg/m^2，不失为身高别体重的替代指标，也是判定营养状态的另一种方法[8]。分别使用身高别体重和 BMI 两种不同的体格测量方法，在同一门诊患者中进行营养不良发生率的调查，二者的结果仅有轻微差别。

营养不良的分类

目前尚无单一的、全球公认的儿童营养不良的分类方法[9,10]，但是表 1 所示的方法目前比较常用。对营养不良的分类根据，更注重各种原因导致的临床表现，而不是原发病本身的特异性。在营养不良发生时，除了热量和蛋白质摄入不足外，还可能存在诸如铁、锌和铜等其他营养素的缺乏。

Wellcome 营养不良分类法是基于临床是否存在水肿和体重丢失的程度而制订的（表 2）。目前 WHO 已经规定，在 6 至 60 月龄的儿童中，身高别体重低于 3SD 或者 MUAC 低于 115mm[7]者为重症急性营养不良。

营养治疗的干预时机

营养不良是一种持续的疾病过程，由于摄入的营养素不能满足生理需要，继而导致代谢和功能的损伤，造成身体成分的改变。

表 2　Wellcome 营养不良分类法

消瘦型（marasmus）	<60% 期望年龄别体重；无水肿
混合型（marasmic kwashiorkor）	<60% 期望年龄别体重；出现水肿
水肿型（kwashiorkor）	<60%~80% 期望年龄别体重；出现水肿
低体重（underweight）	<60%~80% 期望年龄别体重；无水肿

由于评价方法的敏感度不高，而且很难将营养不良的临床表现与原发病的表现完全区别（例如低蛋白血症既可以是营养不良的表现，也可以是重度炎症的结果），因此诊断比较困难。有时候营养治疗既可以是纠正营养不良的干预措施，也可能是阻止营养不良发生的预防措施。一般而言，营养治疗应该循序渐进，从简单到复杂。例如，在采取肠内营养前，可以先给予高热量食物或制剂喂养（见第三章第三节）。如果肠内营养仍然不能满足患儿的需要，就应该给予肠外营养（见第三章第四节）。当经口喂养所摄入的热量不能达到需求时，应该考虑采取肠内营养[11]。给予营养治疗的适用条件[12]：

● 2 岁以下患儿中，体格生长迟滞或者体重增长落后长达 1 个月以上。

● 2 岁以上患儿中，体重丢失或者体重不增长达 3 月以上。

● 1 岁以上患儿中，年龄别体重在 3 个月内始终低于 1SD。

● 4 岁以下患儿中，身高增长速率低于

0.5~1SD/ 年；或者 4 岁以上患儿中，身高增长速率低于 0.25SD/ 年。

● 青春中期儿童，身高增长速率减缓大于 2cm（与去年身高增长速率比较）。

总结

● 详尽的膳食营养调查应该成为营养评价的常规内容。

● 对患儿的营养评价和营养干预措施应该给予专家的指导意见。

● 对体格生长进行准确的测量并将其与生长发育标准曲线进行比对，是评价和监测营养状态的基本方法。

● 营养不良是一种原因复杂的疾病过程，其定义尚无明确的共识。

● 在安排营养性治疗的时候，应该对每一个患儿的临床状态和特殊需要进行单独的评价和考虑。

参考文献

1 Olsen IE, Mascarenhas MR, Stallings VA: Clinical assessment of nutritional status; in Walker WA, Watkins JB, Duggan C (eds): Nutrition in Pediatrics. London, Decker, 2005, pp 6–16.

2 Wright CM: The use and interpretation of growth charts. Curr Paediatr 2002;12: 279–282.

3 Brook C: Determination of body composition of children from skinfold measurements. Arch Dis Child 1971;46:182–184.

4 British Nutrition Foundation: Nutrient requirements. 2014. www.nutrition.org. uk/nutritionscience/nutrients/nutrient-requirements.

5 Cross JH, Holden C, MacDonald A, Pearmain G, Stevens MC, Booth IW: Clinical examination compared with anthropometry in evaluating nutritional status. Arch Dis Child 1995;72:60–61.

6 Frisancho AR: New norms of upper limb fat and muscle areas for assessment of nutritional status. Am J Clin Nutr 1981; 34:2540–2545.

7 WHO: The WHO child growth standards. 2006. www.who.int/childgrowth/standards.

8 Hall DMB, Cole TJ: What use is the BMI? Arch Dis Child 2006;91:283–286.

9 Raynor P, Rudolf MCJ: Anthropometric indices of failure to thrive. Arch Dis Child 2000;82:364–365.

10 Puntis JWL: Malnutrition and growth. J Pediatr Gastroenterol Nutr 2010; 51:S125–S126.

11 Braegger C, Decsi T, Dias JA, et al: Practical approach to paediatric enteral nutrition: a comment by the ESPGHAN Committee on Nutrition. J Pediatr Gastroenterol Nutr 2010;51:110–122.

12 Joosten KFM, Hulst JM: Malnutrition in pediatric hospital patients: current issues. Nutrition 2011;27:133–137.

二、膳食调查

Pauline Emmett

关键词

个体评价,进食障碍,吸收障碍,详尽的膳食摄入记录,适宜的指导,监测

内容要点

● 膳食调查对于了解儿童个体的营养状态是必需的;
● 对于进食障碍和吸收障碍的检查是膳食调查的重要内容;
● 一般通过家长和儿童来了解儿童膳食摄入的详尽情况;
● 由此获得的信息用于指导治疗和干预;
● 属于需要在专家指导下进行培训的专业工作,如果可能,应该由营养师或者有经验的临床医师承担。

简介

本文主要介绍判断患儿是否存在膳食营养引起疾病问题的各种评估方法,这些方法涉及对患儿的诊断、治疗和指导。在膳食调查的过程中,查明是否需要纠正和干预患儿的膳食摄入量是非常重要的,包括检查患儿是否存在对事物中各种营养素的进食障碍或者吸收障碍。

对于年龄 8~10 岁以下的儿童(根据个体发育的成熟程度),常常需要通过他们的父母或者监护人来了解比较可靠的膳食情况。此年龄阶段的儿童不具备准确回答

有关膳食调查问题的认知能力[1]。即使在较大年龄儿童中,最好还是从他们的家长处核准患儿自己提供的膳食调查信息,当然此举应该谨慎处理。在开始阶段,最好将儿童和他们的家长召集在一起进行膳食调查,如果此时出现问题答案相互矛盾的情况,可能就是发现膳食营养问题的重要线索。

膳食调查是一项专业性很强的工作,需要高水平的专家才可能成功发现膳食营养方面存在的问题及提出合理的改善措施。如果可能,应该由经过培训的营养师或者专业人士来进行此项工作,当然应该有具备此方面工作经验的临床医师共同参加。

进食或者吸收障碍的检查

膳食营养的缺乏可能缘自患儿的进食障碍或者吸收障碍,因此直接询问某些有关上述障碍的问题是非常有帮助的,比较常见的问题列于表 1。对于这些问题的准确回答关系到此后对纠正和改善膳食营养方案的制订,也有助于其他专业的专家们处理各自面临的问题,例如语言治疗学、精神病学、儿童喂养行为学方面的专家和社会工作者等。这些障碍的解决可能并不容易,但是如果没有被及时发现的话,膳食营养的纠正和改善就无从谈起。

吸收障碍的原因可能主要来自其他专科的问题,但是只要与膳食营养有关,就应该进行膳食调查,并且根据评价结果提出调整膳食营养的指导意见。

表 1　儿童膳食调查的内容

判断是否存在影响正常进食的障碍：

生理性问题——咀嚼、吞咽、餐具、食物稠度等

心理性问题——仅局限于某些食物、在特殊的场合、使用特殊的盘子

父母或者社会经济问题——没有足够的食物供应、由于特殊原因父母不能提供适宜的食物（财力或者疾病）、儿童与父母之间对食物存在不同喜好的矛盾

判断是否存在影响营养吸收的障碍：

生理性问题——腹泻、呕吐、反流、服用泻药等

膳食——同时摄入的食物类型（在调查饮食史后进行评价，见后文）

生理活动——相对同龄儿少动、活动过度或者强迫性活动

评价食物和饮料的摄入量：

使用提示性问题和后续性问题的调查方法，向儿童及其家长询问并记录一天的日常膳食。以下是调查日常早餐膳食的问题案例；如果要调查比较复杂的膳食内容应该采集一周的膳食信息

    日常早餐的膳食内容：

    面包—品种？几片？是否涂抹什么酱料？其他？早餐谷类食品—品种？是否加牛奶？其他？

    早餐时是否喝饮料？

    早餐时是否还吃其他食物？

    早餐前是否吃其他食物？

    除了早餐之外，上午是否还吃其他食物？

    中午是否进餐？

    下午是否吃东西？

    傍晚是否吃东西？

    晚上是否进餐？

    晚餐时间后是否吃宵夜？

    是否有在床上饮食的习惯？

    是否有夜间起床进食的习惯？是否服用维生素或者其他保健品？具体的频次？

调查饮食史

饮食史的调查旨在了解某时期内日常食物和饮料摄入的内容[2]。由于主要食物每天进食的时间都是类似的，因此采集信息比较简单。但是对于比较复杂的饮食，可能需要采集较长时间内的饮食信息，通常在首次调查时须采集 1 周的资料。问卷应该使用标准提示语以及后续问题，如表 1 所示。可能有些答案不能令人满意，需要进一步及时追问。在问卷调查过程中，所有询问和回答的内容都应该记录在案，如果儿童和家长们没有意见，可以采取录音和录像的方法。

在问卷调查的过程中切忌用时过长，长时间的调查可以引起儿童和家长们感到厌倦和紧张，从而影响回答问题的准确性。可以适时中断调查，留待其他时间再继续进行。一般而言，简单的饮食史调查约需 45分钟，如果日常膳食内容比较丰富则可能需要更长的时间。

在饮食史调查的过程中，不要对答案表现出惊奇或者给予评论，以免影响儿童或者家长对回答问题的态度。调查的目的旨在尽可能准确地了解儿童日常的膳食情况，以期明确儿童摄入的主要食物类型，并对是否存在营养问题做出基本评价。调查结果也有助于对个体营养状态的改善提出指导性意见。

膳食记录

通过向家长和儿童询问,了解在某一时段内儿童饮食的所有内容[3],通常采集 24 小时的饮食信息,也可以视情况采集 3~7 天的信息。有些时候,采集调查时段之前几天的饮食信息可能有助于获得比较准确详尽的膳食记录。在儿童早餐结束时进行现场调查可能发现他们的膳食问题或者检查先前提出的膳食指导意见是否得到落实。首次膳食记录完成后,应该要求儿童及其家长在下次就诊前每周自行完成 1~2 次膳食记录,不必进行持续的膳食记录。获得他们的膳食记录后,应该对其中不明确的问题进行连续性调查,最后形成对膳食进行调整和改善的指导性意见。如果儿童及其家长不能自行完成膳食记录,可以在他们再次就诊时询问前一天 24 小时内的饮食内容,根据调查内容制订今后的膳食指导性意见。

膳食指导性意见

对儿童进行膳食营养评价的要点见表 2,这些要点是根据儿童可能出现的问题制订的,对与营养相关的常见疾病做了案例描述,并且提出了干预措施。

采集膳食摄入信息的主要作用是了解从食物中摄入的营养素是否平衡,是否存在明显的缺乏或者过剩以及是否存在进食和吸收障碍,从而提出针对性的膳食指导意见。让儿童及其家长(或者监护人)理解膳食指导意见是非常重要的。根据饮食史和膳食记录采集的信息可以计算出各种营养素的摄入量,但是结果并不能准确反映出个体的营养状态,仅供初步判断。

经过饮食史的初步了解后,如果怀疑患儿的膳食不尽合适,可以指导在膳食中加入适宜的食物或者辅助食品,以调整和改善膳食内容。理解此点很重要,各种食物通常提供的不是单一的营养素,而是包括多种营养素、纤维素和其他成分的混合体。

如果在儿童膳食调查的过程中,已经获得长达 7 天以上的膳食记录,使用适宜的膳食分析程序,可以进行膳食中营养素摄入量的计算[4]。应该谨慎选择使用合适的膳

表 2　儿童膳食营养评价的要点

根据患儿存在的下列问题进行评价:

体重增长缓慢、体重丢失、进食行为问题

　　进食或者吸收障碍可能是主要问题

　　饮食史可能显示食物摄入在数量或者品类方面不足

　　邀请喂养行为学方面的专家共同诊治

贫血或者其他重要营养素的血液水平低下

　　进食和吸收障碍可能不是主要问题

　　饮食史可能显示食物中的营养素摄入不平衡

　　例如贫血——核查其促进因素包括:肉类、水果、蔬菜、维生素 C[5],及其抑制因素包括:牛奶、茶、钙[5]

其他涉及评价的要点

体重超重、肥胖症、糖尿病

　　进食和吸收障碍可能不是主要问题

　　缺少活动可能是影响因素之一

　　饮食史可能显示食物中的营养素摄入不平衡

　　例如上述 3 种疾病的发病率——核查促进因素包括:零食、甜食、软饮料[6],及其抑制因素包括水果、蔬菜,全谷类食品

食分析程序,因为食物的种类和成分经常变化,现成的分析程序常常不能涵盖一些地方性的食物或者新食品和新营养素的计算内容。因此,在膳食调查过程中,邀请营养师共同工作是必要的。

总结

● 在医疗机构中对某位患儿进行膳食调查不同于在健康人群中进行的类似工作,需要考虑更多方面的内容,其目的旨在对特殊的膳食营养问题做出诊断,并且据此提供治疗或者膳食调整的指导性意见。

● 需要检查是否存在进食障碍或者吸收障碍以及进行膳食调查以便做出合理的诊断,然后应该制订适宜的营养性治疗方案,并且监测实施的效果。

● 应该由专业人士进行膳食调查的工作,以期获得准确的膳食营养信息并评价营养是否平衡。有经验的营养师或者临床医师是合适的人选。

● 在进行膳食调查的过程中,让儿童及其父母或者监护人共同参与是非常必要的。

参考文献

1 Livingstone MBE, Robson PJ, Wallace JMW: Issues in dietary intake assessment of children and adolescents. Br J Nutr 2004;92(suppl 2):S213–S222.

2 Livingstone MBE, Prentice AM, Coward WA, Strain JJ, Black AE, Davies PSW, Stewart CM, McKenna PG, Whitehead RG: Validation of estimates of energy intake by weighed dietary record and diet history in children and adolescents. Am J Clin Nutr 1992;56:29–35.

3 Bingham SA, Cassidy A, Cole TJ, Welch A, Runswick SA, Black AE, et al: Validation of weighed records and other methods of dietary assessment using the 24 h urine nitrogen technique and other biological markers. Br J Nutr 1995;73:531–550.

4 Price GM, Paul AA, Key FB, Harter AC, Cole TJ, Day KC, et al: Measurement of diet in a large national survey: comparison of computerized and manual coding of records in household measures. J Hum Nutr Diet 1995;8:417–428.

5 Cowin I, Emond A, Emmett P; ALSPAC Study Team: Association between composition of the diet and haemoglobin and ferritin levels in 18-month-old children. Eur J Clin Nutr 2001;55:278–286.

6 Ambrosini G, Emmett P, Northstone K, Howe L, Tilling K, Jebb S: Identification of a dietary pattern prospectively associated with increased adiposity during childhood and adolescence. Int J Obes (Lond) 2012;36:1299–1305.

三、营养评价的技术方法

Babette Zemel，Virginia A. Stallings

关键词

静息状态下的热量消耗，双相 X 线热量吸收仪，间接热量测定仪，身体成分

内容要点

- 准确的儿科临床营养评价不仅需要儿科学的多学科合作，也需要实验室检测技术的支持。
- 应用间接热量测定仪测量儿童静息状态下的热量消耗，能够准确地判断体重增加、丢失或者维持平衡时热量的需要量。
- 除了体格测量评价方法以外，双相 X 线热量吸收仪（DXA）已经成为临床营养状态评价的常用方法，其已被日趋广泛地用于慢性疾病患儿的骨骼健康评估。

简介

准确地判断营养状态应该是儿科临床工作的重要内容，对于暴露在营养不良或者慢性疾病危险因素中的儿童应该仔细地进行临床营养评价，并且常常需要实验室检测的帮助。评价每日热量的摄入是否能够满足正常生长发育的需要是营养学实验室检测的一个重要方面，对于罹患营养不良或者肥胖症的儿童，这些检测尤为重要。当然，对于这些患儿热量需要量的评估并不容易[1]。静息状态下的热量消耗（REE）代表了每天热量需要量的主要部分，通过间接热量测定仪可以最有效地评价个体在体重增加或者维持状态下的热量需要量。

对于儿童时期生长发育的评价，通常使用测量身高和体重的方法。然而，由于肌肉、脂肪和骨骼的相对比例和绝对值在生长发育阶段处于动态变化状态，因此对于人体组织成分的测定能够提供较体格测量更为详尽的营养学信息[2]。经常用于临床测定人体组织成分的方法是双相 X 线热量吸收仪（DXA），虽然这种测量方法主要用于测定骨骼的健康状况，然而全身 DXA 扫描也能够提供骨骼、脂肪和肌肉组织三种定量指标。当然，DXA 测量也经常用于检查罹患慢性病儿童的骨骼健康状态，还有一些其他的人体组织成分测量方法，但是目前多用于科学研究，尚未用于临床工作（表 1）。

静息状态下的热量消耗

在诊断各种营养不良或者肥胖症患儿的过程中，对于他们每日热量需要量的评价非常重要。由于疾病本身造成的代谢变化、生理活动所需的热量以及人体组织成分方面存在的差异和变化，这种热量需要量的评价是比较困难的。静息状态下的热量消耗（REE）反映了每天热量消耗总量的 60%~70%。REE 通常用于评价体重的增加、丢失或者维持所需的热量。

在直接测量无法进行时，使用不同年龄、性别体重和身高儿童的估计热量需要量的方法可以估算出 REE。然而，这种基于健康儿童人群测量而制订的公式并不完全适

表1　儿童的热量估计需要量(kcal/d)公式以及生理活动附加量系数

婴儿	估计需要量	生理活动附加量系数			
0~3个月	89×体重(kg)−100+175				
3~6个月	89×体重(kg)−100+56				
6~12个月	89×体重(kg)−100+22				
12~24个月	89×体重(kg)−100+20				
男童	**一般估计需要量***	**久坐不动**	**低活动**	**正常活动**	**非常活跃**
3~8岁	88.5−61.9×年龄+PAL×[(26.7×体重)+903×(身高)]+20	1.00	1.13	1.26	1.42
9~18岁	88.5−61.9×年龄+PAL×[(26.7×体重)+903×(身高)]+25	1.00	1.13	1.26	1.42
>18岁	662−9.53×年龄+PAL×[(15.91×体重)+539.6×(身高)]	1.00	1.11	1.25	1.48
超重(3~18岁)	114−50.9×年龄+PAL×[(19.5×体重)+1161.4×(身高)]	1.00	1.12	1.24	1.45
女童	**一般估计需要量***	**久坐不动**	**低活动**	**正常活动**	**非常活跃**
3~8岁	135.3−30.8×年龄+PAL×[(10×体重)+934×(身高)]+20	1.00	1.16	1.31	1.56
9~18岁	135.3−30.8×年龄+PAL×[(10×体重)+934×(身高)]+25	1.00	1.16	1.31	1.56
>18岁	354−6.91×年龄+PAL×[(9.36×体重)+726×(身高)]	1.00	1.12	1.27	1.45
超重(3~18岁)	389−41.2×年龄+PAL×[(15×体重)+701.6×(身高)]	1.00	1.18	1.35	1.60

*:热量估计需要量的计算应用体重(kg)和身高(cm)两个体格测量指标以及生理活动附加量系数进行运算。生理活动附加量系数(PA)来自生理活动水平(PAL),PAL代表总热量消耗与静息状态下热量消耗的比率。不同类型PA的变化范围如下:

久坐不动:≥1.0至<1.4

低活动:≥1.4至<1.6

正常活动:≥1.6至<1.9

非常活跃:≥1.9至<2.5

摘自 Food and Nutrition Board,Institute of Medicine[3]

用于对严重疾病状态患儿的评价。比较理想的方法是采用间接热量测定仪测定REE;或者使用热量代谢车测定,这是一种测量氧消耗和二氧化碳产量的仪器。

使用间接热量测定仪测定REE时应该采用标准化测定条件,如在前一晚充分睡眠并且禁食8~12小时,然后在晨起后保持静息状态。测定过程应该保持在40~60分钟内,使得患儿能够适应初始环境。测定期间如果患儿活动,应该暂停测量。整个过程中,环境应该安静,患儿应该保持平静和清醒状态,处于仰卧体位并且不要给予任何可能引起心率变化的药物(如支气管舒张剂)。生长发育正常的 5 岁以上的儿童,在有电视片观看的情况下往往能够非常配合地完成测定。小年龄儿童或者发育迟滞的儿童则可能需要给予口服短效镇静剂使其安静下来。

在 REE 测定的基础上,必须加上生长发育所需、生理活动所需、吸收不良补偿所需以及治疗后生长加速所需的热量需要量,从而计算出总热量需要量。表 1 列出不同年龄和性别健康儿童的估计热量需要量(kcal/d,1kcal=4.184kJ)公式以及生理活动附加量系数。对于住院患儿,他们的生理活动自然会减少,因此生理活动附加量系数以 1.3~1.5 更适当。此外,还应该视疾病的严重程度(如胰腺囊性纤维化患儿)或者吸收不良等情况对评价结果进行适当校正。对于生长发育呈现"追赶"现象的儿童,应该在计算时适当增加热量需要量。

双相 X 线热量吸收仪

双相 X 线热量吸收仪(DXA)采用 X 线低能量技术(放射线暴露量低于日常暴露量背景),测量人体组织成分和骨骼质量和密度。这种利用骨骼内矿物质含量(BMC,g)和密度(BMD,g/cm^2)测量的方法已经愈来愈多地用于临床诊断罹患骨骼生长障碍和骨质疏松的儿童[4],如检查骨组织的活动受制、骨吸收障碍、炎症、内分泌失调以及药物引起的骨骼损伤(如长期使用糖皮质激素的副作用)等危险因素。

可以进行腰椎骨或者全身(不包括头部)的 BMC 或者 BMD 测定,然后将测定值与同年龄和性别健康儿童的正常标准进行比较,正常标准使用 Z 分或者标准差(SD)表示。建议儿童中的测定值用身高值作为校正值,以纠正个体差异[5]。Z 分的 0 值相当于正常人群的平均值,Z 分 –1 表示被测患儿的骨密度水平低于健康儿童平均值的

1 个 SD 以下。BMC 或者 BMD 的 Z 分从 –2 至 +2 为正常范围内,Z 分 –1 至 –2 表示正常低值水平。根据测定结果,临床工作者可以考虑通过增加膳食中钙和维生素 D 摄入的数量,或者调整比例来促进骨密度的增加,也可以通过负重锻炼达到同样目的。

全身 DXA 扫描检查可以在 5 分钟之内测定净体质、脂肪和体脂百分比,目前已经有适用于儿科的体脂百分比参考标准[6],净体质指数(净体质 / 身高,kg/m^2)以及体内脂肪指数(kg/m^2)[7]。DXA 检查并不是临床诊疗的常规方法,但是对于诊断肥胖症和观测疗效方面非常有效。为了判断体质指数比较高的儿童是否存在脂肪堆积,可以采用皮肤皱褶厚度测量的方法。但是,没有一定经验的人员在进行皮肤皱褶厚度测量时很容易发生误差,相对而言 DXA 的准确性要高得多。DXA 测量的正常标准已经建立,而且已经根据肥胖症危险因素调查的结果明确了诊断肥胖症的分界阈值,因此这种方法应该成为诊断和随访肥胖症治疗的常规方法。

其他实验室方法

测量人体组织成分的其他实验室方法还有气体置换体积描记器(Bod Pod 和 Pea Pod)以及诸如生物电阻测定仪(BIA)等利用生物电原理的方法。其中 Bod Pod 和 Pea Pod、BIA 两种方法目前尚未常规用于临床检测患儿的身体组织成分,但是已经在个别人群中开始研究身体组织成分变化可能表达的重要意义。随着研究成果的不断进展以及在健康儿童调查资料基础上参考标准的建立,更多的人体组织成分测量的方法将进入临床应用阶段。

更加先进的影像学技术(如 CT 和 MRI)在测量特殊的人体组织成分(如内脏脂肪、肌肉内脂肪、肌细胞内脂质以及棕色脂肪组

织)方面是非常有效的[2]。但是这些方法的反射危险性(仅指 CT)、有效性和价格阻碍了目前其在临床的应用。外周定量 CT 能够对肌肉和脂肪组织交叉混合的区域进行组合性扫描测定,并且能够获得肌肉组织密度的测定数据,也可以测量骨皮质和骨小梁的骨密度体积。但是,此项技术尚不能应用于临床。

总结

应用于临床的营养学实验室检测方法如下:

● 采用间接热量测定仪测定 REE,应用 REE 测定值来评估儿童体重维持、增加或者丢失时的热量需要量。

● 采用 DXA 方法测量罹患骨骼疾病可疑患儿的骨量、骨密度,此种方法也可以通过测量身体成分用于肥胖症的诊断和随访治疗。

● Bod Pod、BIA、CT 以及 MRI 等方法目前尚处于前期研究阶段,未用于临床。

参考文献

1　Kaplan AS, Zemel BS, Neiswender KM, Stallings VA: Resting energy expenditure in clinical pediatrics: measured versus prediction equations. J Pediatr 1995; 127:200–205.

2　Zemel B: Body composition during growth and development; in Cameron N, Bogin B (eds): Human Growth and Development. Burlington, Elsevier Science, 2012, pp 462–486.

3　Food and Nutrition Board, Institute of Medicine: Dietary Reference Intakes for Energy, Carbohydrate, Fiber, Fat, Fatty Acids, Cholesterol, Protein, and Amino Acids (Macronutrients).

Washington, National Academies, 2002.

4　Bishop N, Braillon P, Burnham J, Cimaz R, Davies J, Fewtrell M, Hogler W, Kennedy K, Makitie O, Mughal Z, Shaw N, Vogiatzi M, Ward K, Bianchi ML: Dual-energy X-ray absorptiometry assessment in children and adolescents with diseases that may affect the skeleton: the 2007 ISCD Pediatric Official Positions. J Clin Densitom 2008;11:29–42.

5　Gordon CM, Bachrach LK, Carpenter TO, Crabtree N, El-Hajj Fuleihan G, Kutilek S, Lorenc RS, Tosi LL, Ward KA, Ward LM, Kalkwarf HJ: Dual-energy

X-ray absorptiometry interpretation and reporting in children and adolescents: the 2007 ISCD Pediatric Official Positions. J Clin Densitom 2008;11:43–58.

6　Ogden CL, Li Y, Freedman DS, Borrud LG, Flegal KM: Smoothed percentage body fat percentiles for US children and adolescents, 1999–2004. Natl Health Stat Rep 2011;43:1–7.

7　Weber DR, Moore RH, Leonard MB, Zemel BS: Fat and lean BMI reference curves in children and adolescents and their utility in identifying excess adiposity compared with BMI and percentage body fat. Am J Clin Nutr 2013;98:49–56.

四、营养评价的实验室方法

Ryan W. Himes，Robert J. Shulman

关键词

蛋白质,维生素,实验室检测,吸收不良,
缺乏

内容要点

- 及时发现患儿中存在的营养不良并给予补充干预至关重要。
- 正确理解体内各种蛋白质测定结果与炎症反应的关系,避免炎症反应对蛋白质测定结果的干扰。
- 诊断维生素缺乏症的重要途径是发现导致缺乏的易感因素。

简介

实验室检测方法有助于诊断儿童的原发性营养不良(由于喂养不当引起),但是对于继发性营养不良(各种原因引起的需要量增加或者营养素丢失)的治疗并无指导意义。然而,由于患儿的营养状态是一个独立的预警系统,因此密切监测体内各种蛋白质、维生素和矿物质的水平仍然是非常重要的。

营养缺乏症的各种临床症状和体征常常混杂在一起,而且营养素的缺乏也常常是混合性的,因此各种实验室检查非常必要。此处列出各种实验室检测的方法,可以根据临床的线索进行实验室检查。根据不同实验室的条件以及检测所需时间,在紧急情况下有些检测方法的使用受到限制。应该熟知这些受限条件,避免不恰当地提出实验室检测项目而延误诊治的时机。

表1列出了各种实验室检测项目的正常值、营养素缺乏时的表现以及方法的不足之处。

表 1　儿童营养评价的常用实验室检查项目

项目名称	正常范围	功能和性质	缺乏症的临床表现	备注
白蛋白 (血清)	婴儿:29~55g/L 儿童:37~55g/L[2]	血清中主要的白蛋白 半衰期为20天		急相期水平下降 ↓肝脏合成功能受损 随蛋白质的水合状态和流体速度改变
碱性磷酸酶 (血清)	婴儿:150~420U/L 2~10岁:100~320U/L 青春期男童:100~390U/L 青春期女童:100~320U/L 成人:30~120U/L	锌依赖性金属酶存在于肝脏、骨骼、胆道上皮、肾脏和小肠	碱性磷酸酶水平下降常是锌缺乏的证据	
α₁-抗胰蛋白酶(大便)	<6个月:<4.5mg/g(大便) >6个月:<3mg/g(大便)[3]	反映从肠道丢失的蛋白质		pH<3时检测无效

续表

项目名称	正常范围	功能和性质	缺乏症的临床表现	备注
生物素（血清）	214~246pmol/L[5]	水溶性维生素，碳氧化酶的辅助因子	皮炎、舌炎、秃头、生长迟滞、共济失调、无力、抑郁和惊厥	抗癫痫药物、血液透析和肠外营养治疗可能增加缺乏的几率
钙（血清）	早产儿：1.6~2.8mmol/L 出生~生后10天：1.9~2.6mmol/L 10天~2岁：2.3~2.8mmol/L 2岁~12岁：2.2~2.7mmol/L 成人：2.2~2.5mmol/L	维持骨骼的完整性，参与血液凝固和神经肌肉的功能	疲劳、肌肉兴奋性增高、手足抽搐和惊厥	由于低白蛋白血症导致的原发性低钙血症（50%与白蛋白结合）
铜蓝蛋白（血清）	出生~3个月：40~160mg/L 3~12个月：290~380mg/L 1~15岁：230~490mg/L	携带血清中90%的铜元素		急相期水平上升
铜（血清）	11~22μmol/L[2]	超氧化物歧化酶和结缔组织合成酶的元素辅助因子	贫血、中性粒细胞减少症、皮肤褪色、头发特异性改变、骨骼和结缔组织受损[5]	超剂量的铁或者锌剂的服用可能会引起铜的吸收障碍[5]
肌酐（血清）	新生儿：27~88μmol/L 婴儿：18~35μmol/L 儿童：27~62μmol/L 青春期：44~88μmol/L 成人（男性）：80~115μmol/L 成人（女性）：53~97μmol/L	肌肉组织中肌酐磷酸酶的代谢产物，含量与肌肉容积相关		肾小球滤过率下降、服用头孢菌素、甲氧苄氨嘧啶可能导致血清肌酐水平上升[6]
弹性蛋白酶（大便）	>200μg/g（大便）	反映外分泌胰腺酶水平		
脂肪（大便）	<3岁：>85% >3岁：>95%	脂肪吸收不良的表现		经典方法是收集72小时大便，同时进行膳食调查
铁蛋白（血清）	新生儿：25~200μg/L 1个月：200~600μg/L 2~5个月：50~200μg/L 6个月~15岁：7~140μg/L 成人：10~250μg/L	体内铁元素储存的主要形式，反映了体内铁储备状态 缺铁性贫血的早期敏感指标		急相期水平上升
叶酸（血清）	新生儿：16~72nmol/L 儿童：4~20nmol/L 成人：10~63nmol/L	水溶性维生素，参与DNA和RNA的合成以及氨基酸的代谢过程	大细胞性贫血、过多分叶核中性粒细胞、舌炎、胃炎、生长迟滞、胎内中央管发育缺陷	除非到缺乏的晚期，之前很难从临床上与维生素 B_{12} 缺乏症相区别

项目名称	正常范围	功能和性质	缺乏症的临床表现	备注
叶酸（血清）				甲氨蝶呤,苯妥英和柳氮磺胺吡啶对叶酸的利用具有拮抗作用
血红蛋白（全血）	0~8 天：2.06~3.79mmol/L 9 天：1.66~3.33mmol/L 3 月：1.53~2.25mmol/L 1 岁：1.38~2.14mmol/L 3 岁：1.58~2.31mmol/L 11 岁：1.72~2.43mmol/L 成人（男）：1.86~2.48mmol/L 成人（女）：2.17~2.79mmol/L	红细胞中的携带氧功能	小细胞性贫血：因铁缺乏或者其他慢性疾病导致 正常细胞性贫血：慢性疾病或者急性失血 大细胞性贫血：维生素 B_{12} 缺乏或者叶酸缺乏	受血液浓度、营养状态和妊娠等因素的影响
铁（血清）	新生儿：17.9~44.8μmol/L 婴儿：7.2~17.9μmol/L 儿童：9~21.5μmol/L 成人（男）：11.6~31.3μmol/L 成人（女）：9~30.4μmol/L	亚铁血红蛋白和细胞色素蛋白的成分	小细胞性贫血、苍白、无力和呼吸困难	通过转铁蛋白测定能够敏感地反映体内铁的储备状态,急相期水平下降
淋巴细胞（全血）	>1500/mm³	淋巴细胞总数与营养不良的严重程度相关[6]		
镁（血清）	0.63~1mmol/L	对于神经肌肉的收缩功能具有重要作用,是酶的辅助因子	心律不齐、手足抽搐、低钙血症、低钾血症	↓随血清白蛋白水平下降而减少 ↑由于样本溶血而测定结果上升
pH（大便）	>5.5[7]	大便中 pH 下降常常表明碳水化合物的吸收不良		大便标本采集过程不当可以导致测试结果错误
磷（血清）	新生儿：1.45~2.91mmol/L 10 天至 2 岁：1.29~2.1mmol/L 3~9 岁：1.03~1.87mmol/L 10~15 岁：1.07~1.74mmol/L >15 岁：0.78~1.42mmol/L	细胞水平上的热量转运所必需的元素	意识紊乱、呼吸紧迫、组织缺氧、骨骼病变、碱性磷酸酶上升	罹患重症营养不良的患儿在得到营养补充治疗的康复过程中容易出现低磷血症和低钾血症
前白蛋白（血清）	新生儿：70~390mg/L 1~6 个月：80~340mg/L 6 个月 ~4 岁：20~360mg/L 4 岁 ~6 岁：120~300mg/L 6~19 岁：120~420mg/L	反映内部器官中蛋白质储备的情况,半衰期 2 天		急相期水平下降
凝血时间（血浆）	11~15s[2]	通常用于诊断维生素 K 缺乏症（尽管用 PIVKA-Ⅱ可更好的评估）		肝脏功能衰竭或者吸收不良综合征时凝血时间也延长

续表

项目名称	正常范围	功能和性质	缺乏症的临床表现	备注
凝血时间（血浆）				使用某些抗生素以及华法林等药物时可以导致凝血时间延长
还原物质（大便）	阴性	如果检出阳性结果，表明碳水化合物吸收不良		大便标本采集过程不当可以导致测试结果错误
视黄醇结合蛋白（血清）	<9 岁：10~78mg/L >9 岁：13~99mg/L[2]	反映内部器官中蛋白质储备的情况，半衰期12小时		急相期水平下降 ↓维生素 A 缺乏，肝脏功能衰竭 ↑肾衰竭
硒（血清）	早产儿：0.6~1μmol/L 足月儿：0.8~1.1μmol/L 1~5 岁：1.4~1.7μmol/L 6~9 岁：1.4~1.8μmol/L >10 岁：1.6~2.1μmol/L[5]	为水溶性维生素合成谷胱甘肽过氧化酶所必需的痕量元素	心肌病（克山病）、心肌炎和指甲营养不良性改变	
尿素氮（血清）	早产儿（生后1周）：1.1~8.9mmol/L 新生儿：0.7~6.7mmol/L 儿童：1.8~6.4mmol/L 成人：2.1~7.1mmol/L	蛋白质在肝脏降解后的代谢产物，经过肾脏排泄		↓蛋白质摄入不足 ↑肾脏疾病患者蛋白质摄入过多
维生素 A（血清）	早产儿：0.46~1.6μmol/L 足月儿：0.63~1.75μmol/L 1~6 岁：0.7~1.5μmol/L 7~12 岁：0.9~1.7μmol/L 13~19 岁：0.9~2.5μmol/L	脂溶性维生素，对于视觉细胞、上皮组织细胞的功能维持以及免疫功能具有重要作用。90%储存在肝脏内	早期可逆性夜盲症，晚期可以造成不可修复的角膜穿孔	↓肝脏疾病、锌缺乏[5] ↑服用口服避孕药
维生素 B$_1$（硫胺素，全血）	测定红细胞中转酮醇酶的活性 <15%[2]	水溶性维生素，参与氧化磷酸化酶和磷酸戊糖的代谢过程	脚气病：心力衰竭，周围性神经炎，伴有或者不伴有水肿，Wernicke 脑病，Korsakoff 综合征	
维生素 B$_2$（核黄素，全血）	测定红细胞内谷胱甘肽还原酶的活性 活性系数 <20%[2]	水溶性维生素，参与红细胞的氧化还原过程	皮炎、唇炎、舌炎和视觉损伤	
维生素 B$_6$（吡哆醇，血浆）	测定 5' 磷酸吡哆醛的浓度 14.6~72.8nmol/L[3]	体内合成氨基转化酶的辅助因子[5]	低血红蛋白性小细胞贫血、皮炎、唇炎、胃炎、周围性神经炎、抽搐，AST 和 ALT 水平上升	↓使用异烟肼

续表

项目名称	正常范围	功能和性质	缺乏症的临床表现	备注
维生素 B_{12}（钴胺素，血清）	新生儿:118~959pmol/L 婴儿/儿童:148~616pmol/L	水溶性维生素，参与 DNA 合成以及支链氨基酸的代谢	巨幼红细胞性贫血、中性粒细胞分叶过多、舌炎、胃炎、无力、高胱氨酸和甲基丙二酸水平上升	↓服用苯妥英、质子泵抑制剂、新霉素以及叶酸缺乏
维生素 C（抗坏血酸，血浆）	23~114μmol/L	水溶性维生素，具有抗氧化作用，对于胶原蛋白合成非常重要	坏血病:皮肤淤斑和齿龈出血,齿龈炎,创伤经久不愈	
维生素 D（25-羟骨化醇,血浆）	夏季:15~80μg/L 冬季:14~42μg/L[3]	脂溶性维生素，参与钙和磷的代谢平衡	缺乏首先影响骨骼发育(佝偻病),血清钙和磷水平下降,碱性磷酸酶水平上升	↓服用抗癫痫药物或者考来烯胺(消胆胺)
维生素 E（血清）	早产儿:1~8μmol/L 足月儿:2~8μmol/L 1~12 岁:7~21μmol/L 13~19 岁:14~23μmol/L	脂溶性维生素，具有抗氧化作用以及保护细胞膜的功能	深部腱反射减退、运动平衡失调	在血清中以与酯类结合的形式存在,因此在高脂血症时检测结果可能会被掩盖,使用维生素 E 与酯类比率有助于纠正这种误差
锌（血浆）	10.7~18.4μmol/L	人体超过 200 种以上的酶类需要锌作为辅助因子,尤其是碱性磷酸酶,RNA/DNA 聚合酶和超氧化物歧化酶	肢端皮炎性肠炎、创伤经久不愈、食欲下降、生长迟滞、青春期延迟、腹泻等	↑标本溶血 ↓镰状细胞病(血红蛋白 S 病)和低白蛋白血症患儿

注:除了另行标明,所有参考标准值都源自 Tschudy and Arcara[1]

蛋白质

血清蛋白质水平测定是评价体内蛋白质状态的常用实验室方法(表 2),其中经常测定的项目是白蛋白、前白蛋白(甲状腺素转运蛋白)和视黄醇结合蛋白。由于血清总蛋白水平受到血清中球蛋白含量的影响,因此临床的使用受限。一般而言,连续多次的蛋白质测定要比单独一次检测更能反映实际情况,检测的间隔时间应该根据蛋白质的半衰期而定(表 2)。低白蛋白血症患者的实验室检测路径如图 1。

分析血清中蛋白质测量的结果时必须注意,在疾病发生的急相期许多蛋白质的功能可能发生改变(表 3),充分了解这些改变导致的蛋白质水平上升或者下降低趋势,将

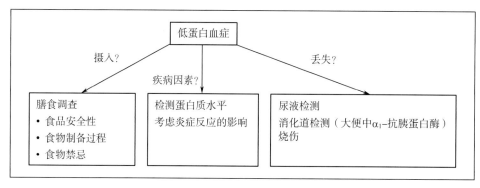

图 1　低蛋白血症患儿临床诊断的路径

表 2　几种反映体内蛋白质储备情况的血清蛋白

蛋白质	半衰期
白蛋白	20 天
前白蛋白（甲状腺素转运蛋白）	2 天
视黄醇结合蛋白	12 小时

表 3　一些血清蛋白质在急相期的变化

急相期上升（阳性反应）	急相期下降（阴性反应）
α1- 抗胰蛋白酶	白蛋白
补体 C3	前白蛋白（甲状腺素转运蛋白）
C 反应蛋白	视黄醇结合蛋白
血浆铜蓝蛋白	转铁蛋白
纤维蛋白原	甲状腺素结合蛋白

有助于正确解读检测的结果。此外还应该注意，血清蛋白质的水平变化与肝脏的合成功能密切相关，患有进行性肝脏疾病的患儿出现低蛋白血症的原因主要是肝脏的蛋白质合成功能障碍。血清中蛋白质的浓度与血液浓度和流变学的变化密切相关，这些变化经常出现波动（例如，败血症或者创伤时血管渗透性会增加）。

维生素和矿物质

在诊断患儿原发病的同时应该对相关的维生素和矿物质的营养状态进行评价，例如在临床诊查脂肪吸收不良患儿（如乳糜泻或者胰腺囊性纤维化）时，应该检测脂溶性维生素的水平。营养缺乏症的临床症状和体征往往错综复杂，需要某种实验室检测方法给予印证。临床上比较容易忽视的营养不良案例是小肠末端外科切除或者病变（克罗恩病，小肠细菌过度增殖综合征）的患儿，维生素 B_{12}、维生素 K 和锌缺乏在此类患儿中普遍存在。

最后，还应该注意潜在的药物的副作用，这种对营养产生副作用的药物详尽目录不在本章阐述的范畴，但是某些重要的药物见于表 1。

消化不良、吸收不良、肠内蛋白质丢失的检测方法

临床诊断吸收不良的传统方法主要针对大便标本的检测。

1. 脂肪吸收不良　收集 72 小时大便并作饮食记录，然后测定标本中脂肪含量。这种方法虽然对于患儿和实验室技术人员都不是轻松的事，但是其结果对于发现脂肪吸收不良是非常准确和有效的。表现为脂肪泻的患儿，其大便标本经苏丹染色处理后可以做出初步的定量结果，适用于初步筛查。

2. 胰腺功能不全　除了进行大便中的脂肪含量，还可以测定外分泌胰腺酶水平来诊断此病。外分泌胰腺酶不受胰腺酶水平的影响，因此是诊断重度胰腺功能不全的可靠指标，但是对于中度或者轻度患儿的诊断价值不如前者。此项测定结果受某些其他酶（如脂肪酶）缺乏的干扰影响；此外，在水样泻情况下，如果大便标本不能冻干，测定结果将出现稀释性误差[8]。

3. 碳水化合物吸收不良　大便的 pH下降和还原物质含量减少，是反映肠道中碳水化合物吸收不良的指标，此方法的标本采集应该挑选大便中水分较多的部分，并且可以在床边进行。使用相同的试纸条也可以测定尿液中的 pH 和葡萄糖含量。

4. 呼氢试验　是一种检测碳水化合物进入结肠数量的方法，患儿经口服一定剂量的碳水化合物（如乳糖）后，测定呼出气体中的氢含量并且与服用碳水化合物前的基础测定值进行对照，负荷测定结果大于基础

测定值（随肠道中原有葡萄糖的含量而有不同）具有对碳水化合物吸收不良的诊断价值。近期使用抗生素的患儿容易出现假阴性；此外，由于可能存在对碳水化合物吸收不良的耐受，阳性结果并不总是与临床表现相符。

5. 乳果糖或者葡萄糖　使用乳果糖或者葡萄糖进行上述相似的试验可以发现小肠末端细菌过度增殖现象，在 15~30 分钟内呼氢测定结果出现峰值表明细菌过度增殖。

6. 大便中 α_1- 抗胰蛋白酶　这种蛋白质不同于人血清白蛋白，它不经降解而直接通过大便排泄，测定结果低下可以反映肠道内蛋白质丢失。但是根据测定结果不能明确肠道蛋白质丢失的原因，在肠道的移植物抗宿主疾病、淋巴管扩张和严重心力衰竭时，此酶的水平都会下降。

参考文献

1　Tschudy M, Arcara K (ed): The Harriet Lane Handbook, ed 19. Philadelphia, Mosby, 2012, pp 639–647.
2　Kleinman R (ed): Pediatric Nutrition Handbook, ed 6. Elk Grove Village, American Academy of Pediatrics, 2009, pp 573–575.
3　Benedict A, Gilger M, Klish W, Motil K, Phillips S, Shulman R, Terrazas N, Thomas J: The Baylor Pediatric Nutri-tion Handbook, ed 4. Houston, Baylor College of Medicine, 2004, pp 34–43.
4　Walker A, Goulet O, Kleinman R, Sherman P, Shneider B, Sanderson I (ed): Pediatric Gastrointestinal Dis-ease, ed 4. Hamilton, BC Decker, 2004, p 195.
5　Sauberlich H: Laboratory Tests for the Assessment of Nutritional Status, ed 2. Boca Raton, CRC Press, 1999.
6　Ravel R: Clinical Laboratory Medicine, ed 6. St Louis, Mosby, 1995, pp 655, 433.
7　Guandalini S: Essential Pediatric Gastro-enterology, Hepatology, and Nutrition. New York, McGraw-Hill, 2005, pp 133–134.
8　Leeds JS, Oppong K, Sanders DS: The role of fecal elastase-1 in detecting exo-crine pancreatic disease. Nat Rev Gas-troenterol Hepatol 2011;8:405–415.

第三节　营养的需要

一、营养素需要量的概念和应用

Berthold Koletzko

关键词

推荐摄入量,营养素需要量,可耐受最高摄入量、推算,局限性

内容要点

● 营养素需要量(NIV)表示健康人群中通过膳食摄入获得的各种营养素基本供给量。
● 平均营养素需要量是指不同年龄和性别人群的平均需要量。
● 人群参考摄入量是指在特定人群中满足所有健康人对于营养素需要的参考值。
● 由于缺乏足够的科学数据,对婴儿、儿童或者青春期儿童的 NIV 制订尚存在较大的不确定性。有些 NIV 源于观察推算的营养素摄入量(例如来自对母乳成分的估算),有些则是根据其他年龄组数据估算得来的,有很大的局限性。

简介

营养素需要量(NIV)表示健康人群通过膳食获得的各种营养素供给量,作为衡量食物结构和成分的指南,NIV 通常用于膳食评价和营养调查。这种调查研究的结果用于制定国家或者地区的食品营养政策、营养学教育项目,并且常以百分比的形式在食品的标签上标明营养素的含量[1,2]。最近在联合国大学召开的食物和营养项目专家会议上,NIV 这个名词已经被大家所接受,这个会议是与联合国粮农组织、世界卫生组织和联合国儿童基金会共同举办的[3]。这个名词替代了过去在不同国家和地区使用的其他同类名词,在澳大利亚和新西兰曾经称做营养素参考量(NRV),在德国、奥地利和瑞士称做营养素供应参考量(reference values for nutrient supply),在英国称做膳食参考摄入量(dietary reference intakes),在美国和加拿大称做膳食营养素推荐供给量(RDA)[3]。

NIV 名词的概念基于生理性需要量,其含义为:在既没有体内任何营养素过度消耗或者储备过剩,又没有营养素代谢障碍的状态下,维持正常的生长发育所需的营养素(以化学形式存在)数量[1,4-6]。各营养素的膳食供应量,是指在明确食物中存在的营养素的生物活性基础上,实际上能够满足生理性需要的营养素摄入量。NIV 反映了对某一地区健康人群中营养素需要量的分布情况,然而在许多国家至今尚无这种调查数据,或者影响营养素摄入的生物学和环境因素尚不明了,这些问题导致 NIV 仍然存在许多不确切之处。因此,NIV 可以被看做一种有效的近似数值而有条件地运用。在原始数据严重阙如的地区,对于婴

儿和小年龄儿童的 NIV 可能更加不可靠，因为这些地方的 NIV 常常从其他年龄组推算而来，非常容易产生误差。必须注意，NIV 仅适宜用于人群的营养学调查，而不适宜用于对个体的营养评价，此指标不能用于临床评价患者的营养素摄入是否适当或者诊断营养缺乏症。

NIV 的定义

NIV 的制订是基于人群中个体营养素需要量呈统计学正态分布的概念（钟形曲线，图 1）。营养素的平均需要量（average nutrient requirement，ANR）也称做 estimated average requirement（EAR），是某一特定性别、年龄及生理状况的健康人群对某种营养素需要量的平均值。推荐摄入量（population reference intakes，PRI）有时也称做 RNI（相当于传统使用的 RDA）是指可以满足某一特定性别、年龄及生理状态人群中 97% 个体（均值 +2 个标准差，图 1）的需要量。PRI 通常作为食品的标记内容，用于指导当地人群的基本营养素供应。唯有热量的需要量采用 ANR 作为标记内容，因为如果使用 PRI 有可能导致摄入过度引起近半居民发生肥胖症。最高摄入量（UNL）或者称做可耐受最高摄入量（upper tolerable intake level，UL）是指某种营养素每天平均可以摄入的最高量，在这个量之内，在各种年龄和性别的人群中几乎不会引起对于健康的损害。实际上，UNL 的设定来自对高营养素摄入危害作用的统计学分析结果，在这个水平上没有健康损害发生的案例记录。在患有慢性疾病的儿童中应该避免相当于或者高于 UNL 的营养素摄入。

儿童和青春期人群的 NIV 见于第四章第三节。

NIV 估计量的局限性

有些营养素需要量在人群中分布的并不如图 1 所示呈对称性的正态分布，例如铁、维生素 D 和不饱和脂肪酸。在月经期的妇女，铁的需要量最高，尤其是失血量比较大的女性；维生素 D 的需要量取决于皮肤的自身合成能力，而这种能力又与皮肤暴露于日光的地理环境和季节有关，还与诸如皮肤色素、维生素 D 的受体等生物遗传学因素有

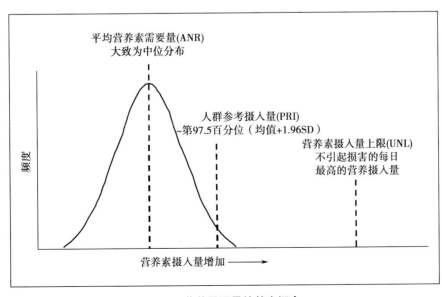

图 1　营养需要量的基本概念

关。必需脂肪酸的需要量根据个体的基因遗传多样性而变化，Δ^6-脂肪酸去饱和酶和 Δ^5-脂肪酸去饱和酶的多样性决定了不饱和脂肪酸的需要量[7]。

由于来自健康儿童人群调查的科学数据缺乏，适用于婴儿、儿童和青春期人群的 NIV 制订工作往往面临一些困难[8]。因为生长发育较快，儿童时期对于营养素的需要量相对较高，适宜的营养供应对于儿童期或者今后远期的体格生长发育和能力的养成都具有极其重要的意义[5]。考虑到上述对于人群调查数据库的瑕疵以及不同国家和地区在学术定义和术语方面的差异[8]，最近将营养素需要量进行了较大的改动，具体见第四章第三节。

由于缺乏适当的调查数据，儿童的 NIV 的制订经常依靠对于某些健康儿童人群中营养素摄入量的研究结果，因此这种 NIV 是有不足之处的。由于这些研究的调查对象都处于优良的健康状态，他们的膳食质量和数量都能够达到基因遗传所赋予的生长发育的期望，并且今后发生相关疾病的危险性也降低，此结果已经被最近进行的研究进一步证实，这个研究项目探讨了早期营养对代谢程序的影响以及对成人期高血压、肥胖症、糖尿病和心血管疾病危险因素的远期影响[9-11]。

考虑到母乳喂养最适宜满足婴儿营养的需求，因此生后 6 个月婴儿的 NIV 是根据母乳摄入量的调查结果制订的。但是，由于无法准确衡量母乳喂养儿的具体代谢过程和结果，这种制订方法存在不足之处。首先，每天母乳的分泌量因人而异，大约在 550~1100ml 之间；其次，个人的母乳成分也不尽相同，而且同一人在每天不同的时段中（甚或在每次哺乳的过程中）母乳的成分也发生变化。所以，母乳喂养儿与人工喂养婴儿得到的营养素在生物活性和代谢过程方面可能是不同的，他们的营养素需要量也因此存在差异。对于不能得到纯母乳喂养的婴儿而言，母乳成分和营养素供应量并不完全适合用来作为指导他们的喂养指南。

由于儿童时期营养素需要量的研究缺乏原始数据积累，此时期的 NIV 经常通过其他年龄组数据推算而来，比较常见的是由成人组推算儿童组或者青春期组。推算的方法包括体重（或代谢体重）、年龄别热量摄入，或者对生长相关的各种需要量进行总和分析等[8]，然而这些方法都不能准确地反映不同时期儿童的实际营养素需要。对于各种营养素需要量的制订方法应该尽量科学合理并且符合年龄特点，通过推算的方法终究不是首选，今后应该鼓励使用非侵入性的创新技术（如稳定性同位素）来制订适合不同年龄组儿童的营养素需要量[8]。

总结

● NIV 是一种评价健康人群营养素需要量的方法，但是此方法并不适用于对个体营养给的评价。

● 推荐摄入量（PRI）有时也称做 RNI 或者 RDA 表示绝大多数健康个体（不同性别、年龄）的营养素需要量。

● 应该尽量按照 PRI 的标准安排健康儿童的膳食，但是对于热量的需要量则应该按照各年龄组的平均需要量安排。

● 罹患疾病、营养不良以及期望"生长追赶"儿童的营养素需要量应该不同于 PRI 的要求。

参考文献

1　Aggett PJ, Bresson J, Haschke F, Hernell O, Koletzko B, Lafeber HN, Michaelsen KF, Micheli J, Ormisson A, Rey J, Salazar de Sousa J, Weaver L: Recommended dietary allowances (RDAs), recommended dietary intakes (RDIs), recommended nutrient intakes (RNIs), and population reference intakes (PRIs) are not 'recommended intakes'. J Pediatr Gastroenterol Nutr 1997;25:236–241.

2　Koletzko B, Poindexter B, Uauy R: Recommended nutrient intake levels for stable, fully enterally fed very low birth weight infants; in Koletzko B, Poindexter B, Uauy R (eds): Nutritional Care of Preterm Infants. Basel, Karger, 2014, pp 300–305.

3　King JC, Garza C: Harmonization of nutrient intake values. Food Nutr Bull 2007;28:S3–S12.

4　Hermoso M, Vollhardt C, Bergmann K, Koletzko B: Critical micronutrients in pregnancy, lactation, and infancy: considerations on vitamin D, folic acid, and iron, and priorities for future research.

Ann Nutr Metab 2011;59:5–9.

5　Iglesia I, Doets EL, Bel-Serrat S, Roman B, Hermoso M, Pena Quintana L, Garcia-Luzardo MR, Santana-Salguero B, Garcia-Santos Y, Vucic V, Andersen LF, Perez-Rodrigo C, Aranceta J, Cavelaars A, Decsi T, Serra-Majem L, Gurinovic M, Cetin I, Koletzko B, Moreno LA: Physiological and public health basis for assessing micronutrient requirements in children and adolescents. The EURRECA network. Matern Child Nutr 2010;6(suppl 2):84–99.

6　Uauy R, Koletzko B: Defining the nutritional needs of preterm infants. World Rev Nutr Diet 2014;110:4–10.

7　Koletzko B, Lattka E, Zeilinger S, Illig T, Steer C: Genetic variants of the fatty acid desaturase gene cluster predict amounts of red blood cell docosahexaenoic and other polyunsaturated fatty acids in pregnant women: findings from the Avon Longitudinal Study of Parents and Children. Am J Clin Nutr 2011;93:211–219.

8　Atkinson SA, Koletzko B: Determining

life-stage groups and extrapolating nutrient intake values (NIVs). Food Nutr Bull 2007;28:S61–S76.

9　Brands B, Demmelmair H, Koletzko B; EarlyNutrition Project: How growth due to infant nutrition influences obesity and later disease risk. Acta Paediatr 2014;103:578–585.

10　Berti C, Cetin I, Agostoni C, Desoye G, Devlieger R, Emmett PM, Ensenauer R, Hauner H, Herrera E, Hoesli I, Krauss-Etschmann S, Olsen SF, Schaefer-Graf U, Schiessl B, Symonds ME, Koletzko B: Pregnancy and infants' outcome: nutritional and metabolic implications. Crit Rev Food Sci Nutr 2014, Epub ahead of print.

11　Koletzko B, Brands B, Chourdakis M, Cramer S, Grote V, Hellmuth C, Kirchberg F, Prell C, Rzehak P, Uhl U, Weber M: The power of programming and the early nutrition project: opportunities for health promotion by nutrition during the first thousand days of life and beyond. Ann Nutr Metab 2014;64:141–150.

二、不同年龄组儿童的热量需要量

Nancy F. Butte

关键词

热量需要量,基础代谢率,生理活动水平,生长的热量需要

内容要点

- 婴儿、幼儿、学龄前、学龄期和青春期年龄组的热量需要量由生理活动、生长发育(包括对远期健康的影响)所需的热量消耗共同组成。
- 热量的推荐需要量制订基于对人群平均需要量的调查结果,以避免热量摄入过多。
- 热量的推荐需要量按照中度活动水平设计,以维持正常水平的体内脂肪和健康,降低营养过度的危险性。

简介

婴儿、幼儿、学龄前、学龄期和青春期年龄组的热量需要量包括正常生理活动情况下热量的总消耗(TEE)以及维持正常生长发育(包括对远期健康的影响)所需的热量[1]。多数营养素的推荐供应量都是为了满足或者超过个体的实际需要量,但是热量的推荐需要量则是基于人群的平均需要量制订,以避免过度摄入。热量的推荐需要量是为了支持和维护健康儿童处于良好营养状态下的生长发育。2004 年由 FAO/WHO/UNU 共同制订的热量推荐供应量由 TEE 和生长发育需要量组成[1]。其中婴儿组的

TEE 是通过稳定性同位素双标记水(DLW)的方法测定结果制订的,幼儿、学龄前、学龄期和青春期组的 TEE 是通过心率监测和 DLW 的方法制订的。生长发育需要量的制订则应依据平均生长速率和体重增长值的研究结果。

处于生长发育阶段儿童的热量需要量可以划分为基础代谢所需、产热作用所需、生理活动所需和生长发育所需几个部分[2]。基础代谢所需热量是指组织细胞维持器官功能消耗的热量,计算基础代谢率(BMR)的 Schofield 方程式[3]见表 1。产热作用是指进食后食物中营养素的消化、吸收和转运所消耗的热量,大约占每天热量消耗的 10%。在环境温度高于或者低于正常体温的情况下,体温调节可能会消耗部分热量,因衣着和个人行为不同此消耗量有所差异。生理活动所需热量的个体差异比较明显,由必需的和任意的活动两部分组成。生长发育所需的热量占总热量需要量的比例从生后 1 个月到 12 个月由 35% 逐步下降为 3%,直至青春期前仍然维持在较低水平,在青春期时重新上升到 4%[2]。

制订热量需要量的方法

根据 DLW 测定或者心率检测的结果,运用阶乘计算方法制订 TEE,然后据此制订热量需要量。DLW 是一种稳定性同位素示踪的方法,可以无害性地测定个体的 TEE[4]。在肌肉极限下运动的条件下,心率与氧消耗量呈线性关系,基于此原理,心率监测可以用于间接测定 TEE[5]。

表 1 根据儿童体重计算基础代谢率（BMR）的 Schofield 方程式

3 岁以下	男童	BMR（MJ/d）	=0.249 体重 -0.127	SEE=0.293
	女童	BMR（MJ/d）	=0.244 体重 -0.130	SEE=0.246
	男童	BMR（kcal/d）	=59.5 体重 -30.4	SEE=70
	女童	BMR（kcal/d）	=58.3 体重 -31.1	SEE=59
3~10 岁	男童	BMR（MJ/d）	=0.095 体重 +2.110	SEE=0.280
	女童	BMR（MJ/d）	=0.085 体重 +2.033	SEE=0.292
	男童	BMR（kcal/d）	=22.7 体重 +504.3	SEE=67
	女童	BMR（kcal/d）	=20.3 体重 +485.9	SEE=70
10~18 岁	男童	BMR（MJ/d）	=0.074 体重 +2.754	SEE=0.440
	女童	BMR（MJ/d）	=0.056 体重 +2.898	SEE=0.466
	男童	BMR（kcal/d）	=17.7 体重 +658.2	SEE=105
	女童	BMR（kcal/d）	=13.4 体重 +692.6	SEE=111

注：SEE 为标准误

婴儿的热量需要量

最近，FAO/WHO/UNU 建议将平均需要量作为婴儿的热量摄入标准[1]，婴儿的平均需要量由 TEE 和健康儿童的生长发育需要量构成（表 2，表 3，图 1，图 2）。在关于此建议的报告中，FAO/WHO/UNU 说明生长发育需要量的计算依据来自 WHO 进行的对接受储存母乳喂养儿每月体重增长平均值（年龄别体重的中位数）的调查[6]。对一组 76 名健康婴儿长达 2 年的随访观测中，这些婴儿每隔 3 个月进行 1 次测定[2,7]，根据研究结果对 TEE 进行了制订，计算方程式如下：

TEE（MJ/d）=-0.416+0.371 体重（kg）SEE=0.456

TEE（kcal/d）=-99.4+88.6 体重（kg）SEE=109

注：SEE 为标准差

随着年龄的增长，由于体内组织结构成分的变化，热量的平均需要量逐渐降低。假设热量与蛋白质需要量的比率为 23.6kJ/g（或者 5.65kcal/g）、与脂肪的比率为 38.7kJ/g（或者 9.25kcal/g）[8,9]，生后至 3 个月婴儿的平均需要量为 730kJ/d（175kcal/d），在 4~6 个月时降至 250kJ/d（60kcal/d）；1~12 个月期间的平均需要量为 85kJ/d（20kcal/d）。

幼儿、学龄前、学龄期和青春期的热量需要量

FAO/WHO/UNU 在 2004 年报告了一项幼儿、学龄前、学龄期和青春期年龄组 TEE 的研究结果，研究使用了 DLW 和心率监测方法[1]。此项目对加拿大、丹麦、意大利、瑞典、荷兰、巴西、智利、哥伦比亚、危地马拉和墨西哥的儿童进行了 TEE 的研究，他们的年龄为 1~18 岁，其中男童 801 名，女童 808 名[10]，并且根据调查结果分别制订了男童和女童的 TEE 如下：

男童：

TEE（MJ/d）=1.298+0.265 体重（kg）-0.0011 体重^2（kg^2）SEE=0.518

TEE（kcal/d）=310.2+63.3 体重（kg）-0.263 体重^2（kg^2）SEE=124

表 2　生后 1 岁内男童的热量需要量

年龄（月）	2002 年医学研究院[15]			2004 年 FAO/WHO/UNU[1]	
	kJ/(kg·d)	MJ/d	kcal/d	kJ/(kg·d)	kcal/(kg·d)
0~1	519	2.166	518	473	113
1~2	485	2.387	570	434	104
2~3	456	2.494	596	397	95
3~4	431	2.38	569	343	82
4~5	414	2.546	608	340	81
5~6	404	2.674	639	337	81
6~7	397	2.73	653	329	79
7~8	395	2.845	680	330	79
8~9	397	2.936	702	330	79
9~10	414	3.058	731	335	80
10~11	418	3.145	752	336	80
11~12	437	3.243	775	337	81

表 3　生后 1 岁内女童的热量需要量

年龄（月）	2002 年医学研究院[15]			2004 年 FAO/WHO/UNU[1]	
	kJ/(kg·d)	MJ/d	kcal/d	kJ/(kg·d)	kcal/(kg·d)
0~1	519	1.942	464	447	107
1~2	485	2.162	517	421	101
2~3	456	2.301	550	395	94
3~4	431	2.245	537	350	84
4~5	414	2.389	571	345	83
5~6	404	2.507	599	341	82
6~7	397	2.525	604	328	78
7~8	395	2.63	629	328	78
8~9	397	2.728	652	328	78
9~10	414	2.838	676	331	79
10~11	418	2.902	694	331	79
11~12	437	2.981	712	331	79

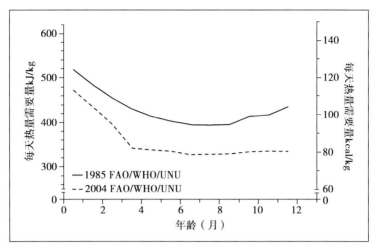

图 1　0~12 岁男童的热量需要量（FAO/WHO/UNU 2004 年）

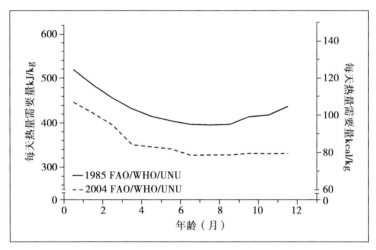

图 2　0~12 岁女童的热量需要量（FAO/WHO/UNU 2004 年）

女童：

TEE(MJ/d)=1.102+0.273 体重(kg)−0.0019 体重 ^{2}(kg^2)SEE=0.650

TEE(kcal/d)=263.4+65.3 体重(kg)−0.454 体重 ^{2}(kg^2)SEE=155

青春期儿童的体格生长和组织构成存在明显的性别差异[11]，此期生长发育所需的热量的制订是根据 WHO 制订的年龄别体重比标准，取体重增长的平均值进行推算而来[12]。体重增长所需热量的 10% 来自脂肪，产生热量 38.7kJ/g（9.25kcal/g）；20% 来自蛋白质，产生热量 23.6kJ/g（5.65kcal/g）。

表 4、表 5 和图 3、图 4 分别列举了 0~18 岁儿童中不同性别组的热量需要量。

体力活动的建议

至今没有任何直接的研究结果或者流行病学调查的证据来证明最适宜儿童的身心健康的体力活动时间长度和频次[13]，目前多数人认为幼儿、学龄前、学龄期和青春期儿童每天至少应该进行 60 分钟中等强度的体力活动[1]。有研究报道指出，有规律地进行体力活动能够降低男女儿童身体的脂肪含量，至少可以增加男童的非脂肪组织的

表4 0~18岁男童在正常体力活动状态下的热量需要量

年龄（月）	2002 年医学研究院[15]		2004 年 FAO/WHO/UNU[1]			
	MJ/d	kcal/d	MJ/d	kcal/d	kJ/(kg·d)	kcal/(kg·d)
1~2	3.9	930	4.0	950	345	82
2~3	4.7	1120	4.7	1125	350	84
3~4	6.2	1485	5.2	1250	334	80
4~5	6.6	1566	5.7	1350	322	77
5~6	6.9	1658	6.1	1475	312	74
6~7	7.3	1742	6.6	1575	303	73
7~8	7.7	1840	7.1	1700	295	71
8~9	8.1	1931	7.7	1825	287	69
9~10	8.5	2043	8.3	1975	279	67
10~11	9.0	2149	9.0	2150	270	65
11~12	9.5	2279	9.8	2350	261	62
12~13	10.2	2428	10.7	2550	252	60
13~14	11.0	2618	11.6	2775	242	58
14~15	11.8	2829	12.5	3000	233	56
15~16	12.6	3013	13.3	3175	224	53
16~17	13.2	3152	13.9	3325	216	52
17~18	13.5	3226	14.3	3400	210	50

表5 0~18岁女童在正常体力活动状态下的热量需要量

年龄（岁）	2002 年医学研究院[15]		2004 年 FAO/WHO/UNU[1]			
	MJ/d	kcal/d	MJ/d	kcal/d	kJ/(kg·d)	kcal/(kg·d)
1~2	3.6	864	3.6	850	335	80
2~3	4.5	1072	4.4	1050	339	81
3~4	5.8	1395	4.8	1150	322	77
4~5	6.2	1475	5.2	1250	310	74
5~6	6.5	1557	5.6	1325	301	72
6~7	6.9	1642	6.0	1425	289	69
7~8	7.2	1719	6.5	1550	280	67
8~9	7.6	1810	7.1	1700	268	64
9~10	7.9	1890	7.7	1850	255	61
10~11	8.3	1972	8.4	2000	243	58

年龄（岁）	2002 年医学研究院[15]		2004 年 FAO/WHO/UNU[1]			
	MJ/d	kcal/d	MJ/d	kcal/d	kJ/(kg·d)	kcal/(kg·d)
11~12	8.7	2071	9.0	2150	230	55
12~13	9.1	2183	9.5	2275	218	52
13~14	9.5	2281	10.0	2375	205	49
14~15	9.8	2334	10.2	2450	197	47
15~16	9.9	2362	10.4	2500	188	45
16~17	19.9	2368	10.5	2500	184	44
17~18	9.8	2336	10.5	2500	184	44

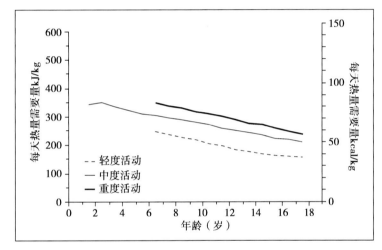

图 3　1~18 岁男童在 3 种不同体力活动水平下的热量需要量（FAO/WHO/UNU 2004 年）

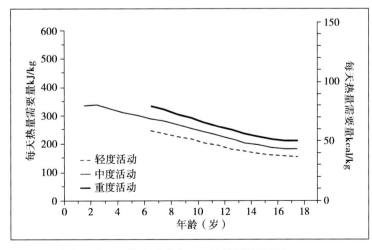

图 4　1~18 岁女童在 3 种不同体力活动水平下的热量需要量（FAO/WHO/UNU 2004 年）

体积。此外,体力活动可以增进骨骼组织钙化,促进骨密度和骨体积增加。

评估体力活动所需热量时,应该根据儿童的体力活动习惯进行适当的修正。Torun曾经总结分析了 42 个来自全球不同地区的儿童体力活动类型的调查报告,6400 名儿童分别居住在城镇或乡村、工业化国家或发展中国家。结果表明,居住在乡村的男童和女童的 TEE 在各个年龄阶段都高于居住在城镇的同龄儿童,在 5~9 岁年龄期间高出 10%,10~14 岁期间高出 15%,15~19 岁期间高出 25%。这些研究中使用 BMR 作为评估儿童体力活动量的方法[10],在没有当地人群调查资料的情况下,通常使用 Schofield 方程式计算 BMR 以评估儿童的体力活动量[3]。Torun 的分析结果表明,儿童体力活动量(PAL)的平均值为 1.7,达到中等强度水平。FAO/WHO/UNU 在 2004 年发布的报告中,将儿童不同体力活动量的标准范围定为这个平均值加减 15%,即轻度体力活动量为 1.5,重度体力活动量为 2.0。

总结

● 婴儿、幼儿、学龄前、学龄期和青春期年龄组的热量需要量由正常的体力活动、维持正常生长发育(包括对远期健康的影响)所需的热量消耗组成[1]。

● 热量需要量的概念应该在不同体力活动量和生活习惯的儿童中推广普及,促使他们保持良好体形和健康,降低营养过度的危险性。

参考文献

1 FAO/WHO/UNU Expert Consultation. Human energy requirements. Rome, World Health Organization, 2004.

2 Butte NF: Energy requirements of infants. Public Health Nutr 2005;8:953–967.

3 Schofield WN, Schofield C, James WPT: Basal metabolic rate: review and prediction, together with an annotated bibliography of source material. Hum Nutr Clin Nutr 1985;39C:1–96.

4 Schoeller DA, van Santen E: Measurement of energy expenditure in humans by doubly labeled water method. J Appl Physiol 1982;53:955–959.

5 Berggren G, Christensen EH: Heart rate and body temperature as indices of metabolic rate during work. Arbeitsphysiologie 1950;14:255–260.

6 WHO Working Group on Infant Growth: An evaluation of infant growth. Geneva, Nutrition Unit, World Health Organization, 1994, vol 94, pp 1–83.

7 Butte NF, Wong WW, Hopkinson JM, Heinz CJ, Mehta NR, Smith EO: Energy requirements derived from total energy expenditure and energy deposition during the first 2 years of life. Am J Clin Nutr 2000;72:1558–1569.

8 Butte NF, Hopkinson JM, Wong WW, Smith EO, Ellis KJ: Body composition during the first two years of life: an updated reference. Pediatr Res 2000;47:578–585.

9 de Bruin NC, Degenhart HJ, Gàl S, Westerterp KR, Stijnen T, Visser HKA: Energy utilization and growth in breast-fed and formula-fed infants measured prospectively during the first year of life. Am J Clin Nutr 1998;67:885–896.

10 Torun B: Energy requirements of children and adolescents. Public Health Nutr 2005;8:968–993.

11 Forbes GB: Human Body Composition: Growth, Aging, Nutrition, and Activity. New York, Springer, 1987.

12 World Health Organization: Measuring change in nutritional status. Geneva, World Health Organization, 1983.

13 Boreham C, Riddoch C: The physical activity, fitness and health of children. J Sports Sci 2001;19:915–929.

14 Torun B: Energy cost of various physical activities in healthy children: activity, energy expenditure and energy requirements of infants and children. Lausanne, International Dietary Energy Consultancy Group, 1990, pp 139–183.

15 Institute of Medicine: Dietary reference intakes for energy, carbohydrate, fiber, fat, fatty acids, cholesterol, protein, and amino acids. Washington, National Academies Press, 2002.

三、蛋白质

Johannes B. van Goudoever

关键词

蛋白质,氨基酸,需要量,婴儿,儿童

内容要点

● 膳食必须提供平衡的、完全的混合性蛋白质供应。
● 摄入动物性蛋白质能够比较容易地满足蛋白质的需求,混合性的植物性蛋白质也是一种获得蛋白质的替代途径。

简介

蛋白质一词来源于希腊语"*proteos*",原意为"基本的"或者"首要的"意思。蛋白质是人体细胞结构的主要成分。蛋白质在体内还以酶类、转运载体、激素等形式存在并发挥各自的功能,组成蛋白质的氨基酸是合成核酸、激素、维生素和其他重要分子的物质来源。

蛋白质的重要性在于组成蛋白质的氨基酸成分构成。根据营养学的重要性,20种 α- 氨基酸被分成必需氨基酸、条件性必需氨基酸和非必需氨基酸(表 1)。

蛋白质在体内的存在形式实际是一种动态过程,有些蛋白质不断被降解成氨基酸,同时又有新的蛋白质不断地合成。游离氨基酸被进一步降解并且经过氧化形成二氧化碳和氮的终端产物,主要是尿素和氨。蛋白质在体内的氧化是不可避免的代谢过程,因此必然会不断减少。必须通过食物中的蛋白质摄入来补充氨基酸的消耗从而维持体内蛋白质的平衡。在儿童中由于生长发育的额外需要,膳食中蛋白质的供应量应该有所增加。

表 1 人体内三种类型的氨基酸

必需氨基酸	条件性必需氨基酸	非必需氨基酸
组氨酸	精氨酸	丙氨酸
异亮氨酸	半胱氨酸	门冬氨酸
亮氨酸	谷氨酸	门冬酰胺
赖氨酸	氨基乙酸	谷氨酰胺
蛋氨酸	脯氨酸	丝氨酸
苯丙氨酸	酪氨酸	
苏氨酸		
色氨酸		
缬氨酸		

因此,儿童的蛋白质需要量应该由维持生命需要量和保障生长发育需要量两部分组成。已经对儿童和成人的蛋白质需要量进行了长期深入的分析研究,并且据此提出了膳食需要量,最近也对每个氨基酸的需要量进行了研究,但是其结果至今尚未被WHO/FAO 接受[1-3]。

蛋白质需要量

蛋白质需要量是指通过膳食供应,能够满足维持人体正常的生理活动、生长发育和热量平衡的高质量蛋白质的最低数量。关于蛋白质质量的内容后文将有叙述。

蛋白质需要量的表示形式

蛋白质需要量的表示形式是平均需要量（estimated average requirement，EAR），或者称做人群的平均需要量。由于缺乏科学合理的研究数据，目前 EAR 的制订是通过阶乘计算的方法进行的。阶乘计算包括两方面的内容：①通过对儿童进行氮平衡测定试验，估计维持生理功能所需的蛋白质；②进行人体组织结构成分分析以及不同年龄组儿童蛋白质利用率的研究[4,5]，通过监测体内蛋白质储备状态，估计生长发育所需的蛋白质数量。

膳食推荐供应量（RDA）表示对于97.5%的人群而言，在此标准内摄入的蛋白质数量是安全的。蛋白质的 RDA 是各年龄组 EAR 加上2个标准差。

婴儿和其他年龄组儿童的蛋白质需要量

0~6个月婴儿：

对于正常足月儿而言，在生后1周岁内，母乳是最佳的营养素来源。在生后4~6个月内建议采用纯母乳喂养。此年龄婴儿的蛋白质推荐摄入量是基于适宜摄入量（AI）制订的，AI反映了母乳喂养儿的蛋白质平均摄入水平。0~6个月婴儿每日摄入的乳量为0.78L，通过母乳得到的蛋白质摄入量平均为11.7g/L，因此他们的 AI 相当于9.1g/d 或1.52g/（kg·d）。

7~12个月婴儿：

在生后的后半年中，添加固体食物并且增加食物中蛋白质的摄入量具有非常重要的意义。建议9~12个月的婴儿继续给予母乳喂养同时适宜添加固体食物。此期的 EAR 和 RDA 分别为1.0g/（kg·d）和1.2g/（kg·d）（表2）。

表2　婴儿和其他年龄组儿童的蛋白质需要量

年龄	平均需要量 EAR[a] g/（kg·d）	推荐摄入量 RDA[b] g/（kg·d）	每天摄入量 g/d
7~12个月	1.0	1.2	11
1~3岁	0.87	1.05	13
4~8岁	0.76	0.95	19
9~13岁	0.76	0.95	34
14~18岁（男童）	0.73	0.85	52
14~18岁（女童）	0.71	0.85	46

资料来自 Dietary Reference Intakes 2002/2005[3]。
[a] 基础需要量＋生长发育需要量（蛋白质合成率×蛋白质利用率）；[b] EAR+2×SD（EAR 的 SD）

1~18岁儿童：

其他年龄儿童的蛋白质需要量制订应该根据不同阶段的生长速率和内分泌激素水平而进行年龄分组：幼儿期（1~3岁）、学龄前期（4~8岁）、学龄期（9~13岁）以及青春期（14~18岁），详见表2。在这些年龄组中，随着体重增长，蛋白质需要量逐渐减少。各年龄组儿童（青春期分为男童和女童）的 EAR 见表2。

婴儿和其他年龄组儿童的氨基酸需要量

9种必需氨基酸（IAA）通过食物获得（表1）。小年龄婴儿（0~6个月）的适宜摄入量（AI）是基于每日的母乳平均摄入量（0.78L）中必需氨基酸的均值制订的（表3）。

7~12个月的婴儿和其他年龄组儿童（1~18岁）的必需氨基酸 EAR 是通过阶乘计算方法制订的（表4）。其中维持生理功能所需的IAA类似成人，不同之处在于增加了生长发育所需部分，生长发育所需的IAA是通过测定体内蛋白质储量、蛋白质的氨基酸成分和蛋白质利用率来制订的。

表3 小年龄婴儿（0~6个月）的必需氨基酸需要量

	适宜摄入量 mg/(kg·d)	每天摄入量 mg/d
组氨酸	36	214
异亮氨酸	88	529
亮氨酸	156	938
赖氨酸	107	640
蛋氨酸 + 半胱氨酸	59	353
苯丙氨酸 + 酪氨酸	135	807
苏氨酸	73	436
色氨酸	28	167
缬氨酸	87	519

资料来自 Dietary Reference Intakes 2002/2005[3]

表4 较大年龄婴儿和其他年龄组儿童的必需氨基酸需要量

年龄	平均需要量 EAR[a] g/(kg·d)	推荐摄入量 RDA[b] g/(kg·d)
7~12 个月		
组氨酸	22	32
异亮氨酸	30	43
亮氨酸	65	93
赖氨酸	62	89
蛋氨酸 + 半胱氨酸	30	43
苯丙氨酸 + 酪氨酸	58	84
苏氨酸	34	49
色氨酸	9	13
缬氨酸	39	58
1~3 岁		
组氨酸	16	21
异亮氨酸	22	28
亮氨酸	48	63
赖氨酸	45	58
蛋氨酸 + 半胱氨酸	22	28
苯丙氨酸 + 酪氨酸	41	54

续表

年龄	平均需要量 EAR[a] g/(kg·d)	推荐摄入量 RDA[b] g/(kg·d)
苏氨酸	24	32
色氨酸	6	8
缬氨酸	28	37
4~8 岁		
组氨酸	13	16
异亮氨酸	18	22
亮氨酸	40	49
赖氨酸	37	46
蛋氨酸 + 半胱氨酸	18	22
苯丙氨酸 + 酪氨酸	33	41
苏氨酸	19	24
色氨酸	5	6
缬氨酸	23	28
9~13 岁（男童）		
组氨酸	13	16
异亮氨酸	18	22
亮氨酸	40	49
赖氨酸	37	46
蛋氨酸 + 半胱氨酸	18	22
苯丙氨酸 + 酪氨酸	33	41
苏氨酸	19	24
色氨酸	5	6
缬氨酸	23	28
9~13 岁（女童）		
组氨酸	12	15
异亮氨酸	17	21
亮氨酸	38	47
赖氨酸	35	43
蛋氨酸 + 半胱氨酸	17	21
苯丙氨酸 + 酪氨酸	31	38
苏氨酸	18	22

续表

年龄	平均需要量 EAR[a] g/(kg·d)	推荐摄入量 RDA[b] g/(kg·d)
色氨酸	5	6
缬氨酸	22	27
14~18 岁（男童）		
组氨酸	12	15
异亮氨酸	17	21
亮氨酸	38	47
赖氨酸	35	43
蛋氨酸 + 半胱氨酸	17	21
苯丙氨酸 + 酪氨酸	31	38
苏氨酸	18	22
色氨酸	5	6
缬氨酸	22	27
14~18 岁（女童）		
组氨酸	12	14
异亮氨酸	16	19
亮氨酸	35	44
赖氨酸	32	40
蛋氨酸 + 半胱氨酸	16	19
苯丙氨酸 + 酪氨酸	28	35
苏氨酸	17	21
色氨酸	4	5
缬氨酸	20	24

资料来自 Dietary Reference Intakes 2002/2005[3]

[a] 基础需要量 + 生长发育需要量（蛋白质合成率 × 蛋白质利用率）;[b]EAR+2 × SD（EAR 的 SD）

我们最近的研究成果证实，对于维持生理功能所需的氨基酸而言，成人和儿童之间并无明显差别[6-8]，研究氨基酸需要量的具体方法请见 Pencharz 和 Ball 的参考文献[9]。

条件性必需氨基酸（表 1）是指婴儿或者儿童自身体内不能产生足够需要量的氨基酸，它们必须每天从食物中得到部分的补充。

蛋白质的质量

蛋白质的需要量不仅涉及数量的供应，还关系到蛋白质来源的质量。不同来源蛋白质的化学结构和营养价值不尽相同。对于蛋白质质量的评价主要根据消化利用率和氨基酸成分构成，二者取决于蛋白质中各种 IAA 的含量和生物活性。

如果某种 IAA 在食物中的含量低于需要量，将可能因此限制其他氨基酸的利用，在这种情况下尽管总氮摄入量是适宜的，但是蛋白质的合成将出现障碍。这种 IAA 被称为"限制性氨基酸"，常用于判断食物的营养价值。

蛋白质的来源

肉类、禽类、鱼类、蛋类、乳类、奶酪和酸奶等动物性食物能够提供所有 9 种必需氨基酸，称为"高质量蛋白质"或者"完全性蛋白质"。植物性食物（如水果、豆类、谷类、果仁、种子和蔬菜等）提供的蛋白质经常缺乏一种以上的必需氨基酸，因此称做"不完全性蛋白质"。应当强调的是谷类食物缺乏赖氨酸，豆类食物缺乏蛋氨酸。对于生长发育旺盛的儿童时期，应该注意尽量提供足够的高质量的蛋白质。对于完全素食的儿童应该给予混合型的补充性蛋白质食品（如大米加大豆）以满足蛋白质摄入的需要量。

总结

● 母乳是生后 0~6 个月期间的最佳食品，在此期间应该提供足够的蛋白质供应以保证生理功能和生长发育的需要。

● 儿童蛋白质需要量制订的影响因素包括蛋白质的质量和数量。

● 必须通过食物摄入保证所有必需氨基酸的供应，以满足儿童体内蛋白质合成的需要。

● 因此,建议向儿童提供富含九种必需氨基酸的高质量蛋白质食物,如肉类、禽类、蛋类、乳类以及混合型的补充性植物蛋白质食品。

参考文献

1　WHO/FAO/UNU: Protein and amino acid requirements in human nutrition. World Health Organ Tech Rep Ser 2007; 935:1–265.

2　Dewey KG, Beaton G, Fjeld C, Lonnerdal B, Reeds P: Protein requirements of infants and children. Eur J Clin Nutr 1996; 50(suppl 1):S119–S147.

3　Institute of Medicine, Food and Nutrition Board: Dietary Reference Intakes: Energy, Carbohydrate, Fiber, Fat, Fatty Acids, Cholesterol, Protein and Amino Acids. Washington, National Academies, 2002/2005.

4　Butte NF, Hopkinson JM, Wong WW, Smith EO, Ellis KJ: Body composition during the first 2 years of life: an updated reference. Pediatr Res 2000;47:578–585.

5　Ellis KJ, Shypailo RJ, Abrams SA, Wong WW: The reference child and adolescent models of body composition. A contemporary comparison. Ann NY Acad Sci 2000;904:374–382.

6　Mager DR, Wykes LJ, Ball RO, Pencharz PB: Branched-chain amino acid requirements in school-aged children determined by indicator amino acid oxidation (IAAO). J Nutr 2003;133: 3540–3545.

7　Turner JM, Humayun MA, Elango R, Rafii M, Langos V, Ball RO, Pencharz PB: Total sulfur amino acid requirement of healthy school-aged children as determined by indicator amino acid oxidation technique. Am J Clin Nutr 2006;83: 619–623.

8　Humayun MA, Turner JM, Elango R, Rafii M, Langos V, Ball RO, Pencharz PB: Minimum methionine requirement and cysteine sparing of methionine in healthy school-age children. Am J Clin Nutr 2006;84: 1080–1085.

9　Pencharz PB, Ball RO: Different approaches to define individual amino acid requirements. Annu Rev Nutr 2003; 23:101–116.

10　de Groof F, Huang L, van Vliet I, Voortman GJ, Schierbeek H, Roksnoer LC, Vermes A, Chen C, Huang Y, van Goudoever JB: Branched-chain amino acid requirements for enterally fed term neonates in the first month of life. Am J Clin Nutr 2014;99;62–70.

11　Huang L, Hogewind-Schoonenboom JE, van Dongen MJ, de Groof F, Voortman GJ, Schierbeek H, Twisk JW, Vermes A, Chen C, Huang Y, van Goudoever JB: Methionine requirement of the enterally fed term infant in the first month of life in the presence of cysteine. Am J Clin Nutr 2012;95:1048–1054.

四、碳水化合物

Iva Hojsak

关键词

碳水化合物,纤维素,血糖指数,益生元

内容要点

- 应该减少膳食中容易吸收的碳水化合物及单糖的摄入量,鼓励增加吸收比较缓慢碳水化合物的摄入量。
- 碳水化合物的推荐需要量应该是占总热量的 45%~60%。
- 应该减少果汁等富含糖类饮料的应用频次。
- 纤维素(尤其是不能直接消化性)能显著增加大便的体积和软度,建议摄入 2g/MJ 热量。
- 益生元能够调节肠道微生态至更健康的状态。

简介

婴幼儿时期,由于生长发育迅速,提供热量足够的膳食非常重要。膳食中可消化性碳水化合物是主要的热量来源,其中在婴儿时期是乳糖,以后的年龄时期是淀粉和蔗糖[1]。基于化学结构不同,碳水化合物可以分为蔗糖、低聚糖和多糖(表1)[2]。也可以根据代谢途径和生理功能不同,采用其他分类方法,单糖类被称做可消化性碳水化合物(升血糖性),在小肠中不能或者不易被消化的被称为不可消化性碳水化合物(不升血糖性)[3]。然而,即使不可消化性碳水化合物

在小肠中不能被消化,但是通过在大肠中酵解后成为短链脂肪酸(SCFA)被吸收,仍然可以提供部分热量[2]。

表 1　碳水化合物的分类

	亚类	品名
蔗糖	单糖	葡萄糖,半乳糖,果糖
	二糖	蔗糖,乳糖,海藻糖
	麦芽糖多元醇	山梨醇,甘露醇
低聚糖	麦芽糖低聚糖	麦芽糖糊精
	其他低聚糖	GOS,FOS,葡聚糖
多糖	淀粉	直链淀粉,支链淀粉,改性淀粉,抗性淀粉,菊粉
	非淀粉类	胶质淀粉,半纤维素,果胶,凝胶

GOS= 半乳糖低聚糖;FOS= 果糖低聚糖
摘自 FAO/WHO report[5] and Cummings and Stephen[2]

可消化性碳水化合物

可消化性碳水化合物具有向所有细胞提供热量的功能,其消化过程始于食物进入口腔直至小肠上皮的内刷缘(图1)。慢性的碳水化合物摄入不足可能导致酮症,造成长期的营养缺乏。碳水化合物是热量的主要来源,其推荐需要量目前不尽相同。欧洲食品安全局(EFSA)发布的推荐需要量是占热量的 45%~60%[4],但是对婴幼儿没有作出规定。婴儿的碳水化合物需要量应该使用母乳作为参照,母乳中碳水化合物的最低摄入量占热量的 40%,主要为乳糖[1]。此后的年龄阶段中,可消化性碳水化合物的摄入量应该逐渐增加直至达到成人

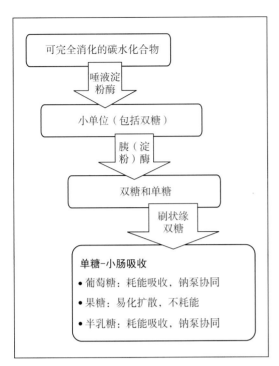

图 1 碳水化合物消化吸收示意图

水平[1]。但是,不可忽略的是碳水化合物需要量的增加不仅是数量方面的,还应该考虑到碳水化合物的类型,因为膳食中不同类型的碳水化合物对于血糖的影响是不同的,常以血糖指数(Glycaemic index,GI)来表示。GI的定义是,接受一份含有50g碳水化合物的实验性食物后测定实验组的血糖反应曲线,然后将其与接受相同含量碳水化合物的标准食物对照组进行比较,以二者的百分比表示GI的测定值[5]。有研究报告,由于胰岛素释放减缓和血糖上升速度缓慢,低GI的膳食能够增加饱腹感从而降低了热量摄入的欲望,因此具有预防体重超重和肥胖症发生的作用。但是类似的研究结果在儿童和青春期年龄阶段人群中还少见,甚至有些研究结果与此相反[6]。另一方面,摄入过高的蔗糖(血糖指数较高),可以影响其他营养素的摄入,导致营养缺乏的风险增高,并且明显增加了热量的摄入量。证实此点的良好例证就是含蔗糖的

饮料,比较固体膳食而言,这些饮料具有较低的饱腹感[7]。此外,有证据表明,热量密度较高的食物可以引起胰岛素抵抗,但是尚不清楚究竟是高热量密度食物引起了胰岛素抵抗,还是体重超重和体内脂肪组织增加引起的结果[8]。

多数儿科专家主张在婴幼儿时期限制食用含有蔗糖的食物,以避免他们今后过多食用此类食物的饮食习惯[1,9]。儿童时期应该尽量选用富含吸收缓慢碳水化合物的食物,限制食用含有吸收迅速碳水化合物和单糖的食物[9]。经常食用富含蔗糖的食物也可以增加龋齿发生的危险性,尤其是在口腔卫生不良和氟化物缺乏的情况下。总之,应该建议儿童和家长们避免经常饮用果汁和富含蔗糖的饮料,避免含着奶瓶睡觉以及养成良好的口腔卫生习惯[10]。

近年来,果糖对肥胖症和代谢性疾病的有益影响引起人们越来越多的关注。研究表明,比较释放同等热量的蔗糖而言,果糖能够显著降低体内脂肪生成,从而减少对肥胖症、代谢综合征以及非酒精性脂肪肝发生的不利影响[11]。曾经有报道称,以蔗糖和果糖为甜味剂的饮料都可以导致血脂升高以及肝脏等内脏的脂肪沉积,但是很多同样的其他研究并没有得到相同的结果以证实此点[7]。

不可消化性碳水化合物

膳食纤维

膳食纤维属不可消化性碳水化合物,主要来自植物性食物,摄入后能够不被消化而直接到达结肠。膳食纤维可以进一步分为可溶性纤维(例如果胶)和不可溶性纤维(例如纤维素)。由于膳食纤维可以加入食品,发挥对人体有益的作用,又称为功能性纤维。

实际上,膳食纤维被称做"不可消化性"

并不完全正确,因为多数可溶性纤维在大肠中经过细菌的酵解后会产生气体(二氧化碳和甲烷)和果糖低聚糖以及短链脂肪酸(SCFA)包括乙酸、丁酸和丙酸。这些大肠内细菌酵解的产物以丁酸的形式提供热量给肠道上皮细胞,与葡萄糖等其他供能物质产生竞争[12]。SCFA 也可以被吸收入血,输送到身体各处提供热量,例如乙酸可以被脑细胞、肌肉组织代谢后供能,丙酸可以被肝脏代谢后供能并且还有阻止胆固醇合成的作用[12]。

纤维素

膳食纤维对于各种慢性疾病临床作用的研究多数在成人中进行,有关儿童健康的研究为数不多,主要集中在肠道运动方面的影响。在成人研究中发现,不可溶解性纤维能够增加大便的体积和改善大便的软度;如果缺乏膳食纤维摄入,可以引起便秘和憩室病发生率增加。尽管产生这些有益作用的纤维素类型和有效数量还有待进一步探明[13,14],但是至少已经明确,在膳食纤维摄入量达到推荐需要量的情况下,没有在儿童中出现任何不良反应。而且大量的研究结果表明,膳食纤维有助于儿童便秘的预防和治疗[14]。

其他有关膳食纤维的有益作用包括体重控制和降低糖尿病发生风险[12],但是这些研究多数在成人中进行,涉及儿童人群的资料甚少,因此对制订儿童的推荐需要量没有参考价值。还有少数研究的结果显示,膳食纤维能够导致血糖水平迅速上升和体重增加[13,15]。至今为止,对于儿童膳食纤维的需要量尚没有达成共识。EFSA 推荐在 1 岁以上儿童中,如果大便正常,膳食纤维的需要量为 2g/1MJ 热量[4]。

益生元

益生元是一种不可消化性食物添加剂,能够选择性地促进肠道内有益细菌的生长或者增加其活性[[16]],这些有益的细菌多数为双歧杆菌和乳酸杆菌。益生元基本上由 10 个以下蔗糖分子构成,目前广泛应用的是果糖低聚糖、菊粉和乳糖低聚糖。通过改善肠道的屏障供能、提高宿主的免疫功能、抑制肠道致病菌和增加 SCFA 的产量,益生元实现其有益健康的功能。对于婴儿而言,最重要的益生元是母乳中的低聚糖,这是一种机构非常复杂的碳水化合物,能够显著促进母乳喂养儿肠道中某些益生菌的生长。尽管已经有很多研究显示益生元具有益菌保护效果,将其加入婴儿配方食品应该是合理的,但是目前还缺少有力的临床证据来证实此举能够有利于足月婴儿的生长[17]。在青春期儿童中的研究结果已经表明,通过降低大便中 pH 和增加可溶性钙的吸收量,益生菌能够促进钙的吸收和增加骨密度,但是其在婴儿中是否也具有同样的作用尚不得而知[18]。

总结

● 碳水化合物可以分为两类,以单糖形式向机体提供热量的称为可消化性碳水化合物(或者称做升血糖碳水化合物),在小肠中不能被消化的称为不可消化性碳水化合物(不升血糖碳水化合物)。

● 建议婴幼儿选用吸收缓慢的碳水化合物,避免食用蔗糖和含蔗糖的饮料。

● 通过增加大便的体积和软度,纤维素具有通便的有益作用。

● 益生元能够促进双歧杆菌和乳酸杆菌等益生菌的生长。

● 对于婴儿而言,非常重要的益生元是母乳中的低聚糖。

参考文献

1　Stephen A, Alles M, de Graaf C, et al: The role and requirements of digestible dietary carbohydrates in infants and toddlers. Eur J Clin Nutr 2012;66:765–779.

2　Cummings JH, Stephen AM: Carbohydrate terminology and classification. Eur J Clin Nutr 2007;61(suppl 1):S5–S18.

3　Englyst KN, Liu S, Englyst HN: Nutritional characterization and measurement of dietary carbohydrates. Eur J Clin Nutr 2007;61(suppl 1):S19–S39.

4　EFSA Panel on Dietetic Products, Nutrition and Allergies: Scientific opinion on dietary reference values for carbohydrates and dietary fibre. EFSA J 2010;8:1462.

5　FAO/WHO: Carbohydrates in human nutrition. Report of a Joint FAO/WHO expert consultation. FAO Food and Nutrition Paper, vol 66. Rome, FAO/WHO, 1998.

6　Murakami K, McCaffrey TA, Livingstone MB: Dietary glycaemic index and glycaemic load in relation to food and nutrient intake and indices of body fatness in British children and adolescents. Br J Nutr 2013;110:1512–1523.

7　Te Morenga L, Mallard S, Mann J: Dietary sugars and body weight: systematic review and meta-analyses of randomised controlled trials and cohort studies. BMJ 2013;346:e7492.

8　Cañete R, Gil-Campos M, Aguilera CM, et al: Development of insulin resistance and its relation to diet in the obese child. Eur J Nutr 2007;46:181–187.

9　Agostoni C, Braegger C, Decsi T, et al: Role of dietary factors and food habits in the development of childhood obesity: a commentary by the ESPGHAN Committee on Nutrition. J Pediatr Gastroenterol Nutr 2011;52:662–669.

10　Agostoni C, Decsi T, Fewtrell M, et al: Complementary feeding: a commentary by the ESPGHAN Committee on Nutrition. J Pediatr Gastroenterol Nutr 2008; 46:99–110.

11　Perito ER, Rodriguez LA, Lustig RH: Dietary treatment of nonalcoholic steatohepatitis. Curr Opin Gastroenterol 2013;29:170–176.

12　Slavin J: Fiber and prebiotics: mechanisms and health benefits. Nutrients 2013;5:1417–1435.

13　Kranz S, Brauchla M, Slavin JL, et al: What do we know about dietary fiber intake in children and health? The effects of fiber intake on constipation, obesity, and diabetes in children. Adv Nutr 2012;3:47–53.

14　Stewart ML, Schroeder NM: Dietary treatments for childhood constipation: efficacy of dietary fiber and whole grains. Nutr Rev 2013;71:98–109.

15　Moreno LA, Tresaco B, Bueno G, et al: Psyllium fibre and the metabolic control of obese children and adolescents. J Physiol Biochem 2003;59:235–242.

16　Gibson GR, Probert HM, Loo JV, et al: Dietary modulation of the human colonic microbiota: updating the concept of prebiotics. Nutr Res Rev 2004;17:259–275.

17　Mugambi MN, Musekiwa A, Lombard M, et al: Synbiotics, probiotics or prebiotics in infant formula for full term infants: a systematic review. Nutr J 2012; 11:81.

18　Hicks PD, Hawthorne KM, Berseth CL, et al: Total calcium absorption is similar from infant formulas with and without prebiotics and exceeds that in human milk-fed infants. BMC Pediatr 2012;12:118.

五、脂肪

Patricia Mena，Ricardo Uauy

关键词

脂肪,必需脂肪酸,亚麻酸,α- 亚麻酸,长链多不饱和脂肪酸,花生四烯酸,二十二碳六烯酸,饱和脂肪酸,反式脂肪酸

内容要点

- 孕母的膳食营养及其多不饱和脂肪酸代谢为胎儿提供了适宜的脂肪营养供应,包括 n-3 至 n-6 脂肪酸和长链多不饱和脂肪酸(LCPUFA)。
- 得到平衡膳食营养的乳母产生的母乳能够为足月新生儿提供了最佳的脂肪供应。
- 亚麻酸和 α- 亚麻酸也是非常重要的必需脂肪酸,多不饱和脂肪酸具有重要的维护长期健康的作用。
- 除了具有维护长期健康的重要作用之外,母亲膳食中的多不饱和脂肪酸营养供应及其遗传的代谢功能对于生后 1 个月内婴儿的视力和认知能力的发育具有重要影响。
- 由于反式脂肪酸干扰 LCPUFA 的代谢、影响脂蛋白和胆固醇的调节,增加了心血管疾病发生的危险性。
- 膳食中 n-3 和 n-6 的平衡能够降低过敏性疾病和炎症反应,对于长期的健康维护具有重要意义。

简介

脂肪是婴幼儿时期获取热量的主要来源,其中 n-6 和 n-3 脂肪酸(FAs)是维持生长发育的必需脂肪酸。此外,脂溶性的维生素(维生素 A、D、E、K)也需要膳食中的脂肪协助吸收。脂肪能够增加食物烹调过程中的色、香、味,使得食物更易于被儿童接受,还能够影响儿童的胃排空和饱感。"膜性脂肪"的概念部分来自它们的某些特性,例如液态流动性、受体活性、摄入和释放物质的特性、单向转能以及传导离子流的功能等。脂肪酸具有直接影响基因表达或者通过调节各种转录因子来间接影响其他多种基因表达的作用(例如过氧化物酶转化活性受体)。膳食中的脂肪提供了构成脑细胞、视网膜细胞的基本成分,各种脂肪成分在血浆中转移流动并且构成体内热量储存的主要来源(脂肪组织)。脂肪和油脂是食物中影响心血管疾病、肥胖症和糖尿病发生的重要危险因素。亚麻酸(LA,$C_{18:2}$n-6)和 α- 亚麻酸(LNA,$C_{18:3}$n-3)是长链多不饱和脂肪酸(LCPUFAs)的合成前体(如花生四烯酸,AA,$C_{20:4}$n-6;二十二碳六烯酸,DHA,$C_{22:6}$n-3),因此属于必需脂肪酸。婴儿在脂肪酸脱氢酶和延长酶类方面的遗传差异性及其乳母膳食中的脂肪摄入量影响婴儿的 n-3 和 n-6 之间的平衡。在血管内皮细胞中 AA 含量丰富的情况下,脑皮层和视网膜细胞中的神经元磷脂可以得到足够的 DHA。花生酸类物质(C_{20})和广谱抗炎复合物前体(docosanoids,C_{22},前列腺素 PGF2α 的代谢产

物)具有局部性或者全身性介导凝血、免疫、变态反应或者炎症反应的作用,二者也对血压以及血管和支气管管道的收缩和舒张功能产生作用。膳食中 n-6 和 n-3 脂肪酸的平衡对于很多疾病的发生和严重程度具有非常重要的影响,例如变态反应性疾病、高血压和糖尿病。

膳食中的脂肪摄入量是婴幼儿热量来源的重要部分,并且将脂肪的吸收利用程度作为评价婴幼儿热量供应的重要指标。

婴儿时期的脂肪供应

过去制订的儿童膳食中脂肪供应量的比例较高(占热量供应的 40%~60%),主要是为了满足快速体重增长的需要,尤其是在出生后一年内脂肪累积比较快的阶段。传统的观念认为这样的膳食供应有助于降低婴儿在生后六个月内遭遇感染性疾病和营养不良的风险。但是现在我们有必要重新审视这种做法,警惕过多摄入脂肪可能导致儿童今后发生肥胖症和其他慢性疾病发生的危险性[1,2]。基于对出生后 1~6 个月母乳喂养儿的调查研究结果,2006 年 WHO 颁布了新的生长发育标准,并且提出了生后 7~12 个月婴儿生长发育模式的建议(见第四章第一节)。2014 年 FAO/WHO 提出的脂肪推荐需要量中,已经将 6 个月以上婴儿乃至 2 岁以上儿童的热量推荐需要量降低[3]。

PUFA 和 LCPUFA 的重要作用

70 年前人们开始认识脂肪的重要营养学价值。20 世纪 80 年代,发现接受含有 n-6 脂肪酸静脉营养治疗的儿童出现视觉障碍,给予大豆油中的 n-3 脂肪酸前体后症状得到缓解,因而认识到 n-3 脂肪酸是必需脂肪酸。曾经在早产儿中进行 LCPUFA 的喂养观察,结果显示没有得到 DHA 喂养的早产

儿对光照的电生理反应发生异常改变,视觉成熟也明显延迟,补充 LNA 后这些改变得到部分恢复[4,5]。以上研究结果表明了 LNA 的重要性,至少对于早产儿而言 DHA 的补充是需要的。n-3 脂肪酸对足月儿的营养学意义也在研究之中,一部分研究结果显示 DHA 具有一定作用。使用稳定性同位素标记的 LA 和 LNA 示踪研究结果表明,这些脂肪酸具有转化成 LCPUFAs、AA 或者 DHA 的前体功能,说明这些脂肪酸在儿童早期可能是条件性必需脂肪酸[2]。目前在早产儿和足月儿的配方奶中都添加了 AA 和 DHA。对于极端早产儿,无论是母乳喂养还是人工喂养,都应该给予较高水平的 DHA[6,7]。

LCPUFA 能够影响体内脂肪的生成,通过各种 n-3 LCPUFA 配方食品进行 LCPUFA 对身体构成的短期或者长期影响研究后,发现结果不尽相同[8]。在某些慢性疾病状态下,诸如氨基酸代谢缺陷病、先天性代谢障碍或者 LCPUFA 代谢障碍(过氧化物酶病),补充 DHA 应该成为治疗的必要措施[9]。

试图模仿母乳的成分,有些配方乳添加了混合植物油(椰子油、棕榈油、玉米油、葵花籽油等)来提供 LA、十八烯酸和 LNA(来自豆油)(表 1)。椰子油富含中链脂肪酸,常被用于早产儿和脂肪吸收不良综合征的患儿以帮助他们的脂肪酸吸收利用,因为其中的 C_8~C_{10} 脂肪酸能够直接经过小肠吸收进入门静脉,而不需要经过胆汁酸的乳化形成乳糜颗粒后再经由淋巴管消化吸收[9]。近年来,配方乳已经添加了 DHA+AA 的成分,但是这种改良还远不能取代母乳中的脂肪成分和结构。此外,母乳中含有的脂肪酶能够帮助脂肪的吸收。在生后 6 个月之后,随着固体食物的添加,蛋羹、肝脏和鱼类食物的补充能够提供 DHA 和 AA 的膳食供给(表 2)[2]。

表 1　常用植物油的脂肪酸成分

品种	脂肪（g）	饱和脂肪酸	单不饱和脂肪酸	多不饱和脂肪酸	(n-6) PUFA	(n-3) PUFA	胆固醇（mg）
菜籽油	100.0	7	59	30	20	93	0
玉米油	100.0	13	24	59	58	0	0
葵花籽油	100.0	10	19	66	66	0	0
油菜籽油	100.0	7	56	33	22	11.1	0
豆油	100.0	15	43	38	35	2.6	0
橄榄油	100.0	14	74	8	8	0.6	0
植物性固体脂肪	100.0	25	45	26	3	1.6	0
动物性油脂	100.0	39	45	11	10	1	95
乳类脂肪	81	50	23	3	21	1.2	219

表 2　推荐作为 EPA 和 DHA 来源的鱼类

含有高水平 EPA 和 DHA（>1000mg/100g 鱼肉）	青鱼（鲱鱼） 鲭鱼 鲑鱼（大麻哈鱼） 金枪鱼 格陵兰大比目鱼
含有中度水平（500~1000mg/100g 鱼肉）	比目鱼 大比目鱼 罐装金枪鱼（白色）
含有低水平（<300mg/100g 鱼肉）	飞鱼（鲣鱼） 罐装金枪鱼（浅色） 鳕鱼 鲶鱼 黑线鳕

母乳中的脂肪

在乳母得到合理平衡膳食的情况下，母乳能够提供足够的 n-6 和 n-3 长链脂肪酸或者它们的前体。母乳中必需脂肪酸和 LCPUFAs 的实际水平随乳母的膳食情况以及脱氢酶编码基因的差异而变化，接受西方膳食乳母的母乳中这些脂肪酸的含量都比较低[10]。最近 FAO/WHO 推荐妊娠期和哺乳期妇女每日至少应该摄入 300mg 的二十碳五烯酸 +DHA，其中 200mg 为 DHA[3]。

母乳中的脂肪能够提供大约 50% 的热量，植物油酸是其中的主要成分，其中 sn-2 位甘油三酯提供的棕榈酸，能够促进十八烯酸（油酸）的吸收。母乳中的胆固醇（100~150mg/dl）能够满足婴儿组织内合成的基本需要，因此可以降低生后数月内的体内自身合成量。

反式脂肪酸是植物油（豆油）氢化的产物，具有延迟食品过氧化反应的作用（抗腐败作用），经过反式脂肪酸加工后的食品能够延长保质期，因此受到食品生产商和零售商的关注。然而，这些反式脂肪酸形成的脂蛋白在代谢过程中产生的有害影响远大于饱和脂肪酸（C_{14}，C_{16}），因为它们不仅增高了 LDL 结合胆固醇（增加动脉粥样硬化风险的富含胆固醇脂蛋白）的含量，而且降低了 HDL 结合胆固醇的水平，影响了脂蛋白与胆固醇反向转运的保护性径路。因此反式脂肪酸的最终作用是增加了心血管疾病的危险性（表 3）。反式脂肪酸对妊娠期和哺乳期妇女的有害影响涉及怀孕和胎内生长迟滞，这种对母亲和幼子的双重损害警示妊娠期和哺乳期母亲应该尽量避免食用工业化食品[3]。

表 3　膳食中不同食物中提供的反式脂肪酸的百分比

食物种类	占总量的百分比（%）
蛋糕、小甜饼、馅饼、面包、油炸圈饼、油炸鸡块 [a,b]	40
动物性食品	21
人造黄油	17
烧土豆	8
炸薯条、炸玉米片、爆米花	5
家常起酥油	4
早餐麦片，糖果	5
豆油	2

USDA 报告，沙拉酱中没有测到含有任何反式脂肪酸

[a] 包括早餐谷物片和糖果

[b] 除了已经改良并且表明的产品

2 岁以后儿童的脂肪供应

2 岁以后儿童的脂肪供应量应该考虑到习惯性的生理活动量，因为此时脂肪提供的热量密度应该满足生长发育和生理活动两方面的需要。2 岁以后儿童用于生长发育所需的热量大约占每日总热量的 2%~3%。不惯活动的儿童每日只需要摄入产生 30% 热量的脂肪就能够满足需要，比较活跃的儿童则需要更多，表 4 显示了具体的内容。对于防止心血管疾病而言，关键的问题在于摄入脂肪的质量。降低饱和脂肪酸（特别是 C_{14} 和 C_{16} 脂肪酸）摄入量是非常重要的方面，而 C_{18} 胆固醇的摄入量则无关紧要，因为它们多数在肝脏能够转化成十八烯酸。轻度的 LDL 胆固醇可以由于 HDL 的升高而抵消其不良影响。防止肥胖症的关键因素是保持热量摄入与消耗之间的平衡，减少脂肪摄入是达到这个目的的途径之一，但是绝不是唯一有效的办法[3,11]。

表 4　2 岁以上儿童中预防营养相关性慢性疾病的脂肪供应量（源自 FAO/WHO 参考文献）

膳食成分	数量
膳食中脂肪摄入量	占总热量的 25%~35%，根据生理活动量
饱和脂肪酸	小于总热量的 8%（主要是 C_{12}、C_{14}、C_{16}）
多不饱和脂肪酸	占总热量的 5%~15%
n-6 PUFAs	占总热量的 4%~11%
n-3 PUFAs	小于总热量的 3%
二十碳五烯酸 +DHA	100mg~300mg，根据年龄
n-6:n-3 比率	5：1 至 10：1
单不饱和脂肪酸	在脂肪摄入总量控制的情况下不必限制
胆固醇	<300mg/d
抗氧化性维生素	合理适宜摄入
潜在性毒性因子 [1]	
反式脂肪酸	小于总热量的 1%
芥子酸 [2]	小于脂肪摄入总量的 1%
月桂酸和肉豆蔻酸	小于脂肪摄入总量的 8%
类环丙烯酸	微量
过氧化氢物	微量

1. 通过在食品的制备过程中限制使用硬脂肪和植物性固体脂肪是减少饱和脂肪酸和反式脂肪酸摄入的可行措施

2. 仅食用源自芥子酸含量较低的改良菜籽品种中所榨取的菜籽油

补充 DHA 的研究结果显示此举对儿童的认知发育没有明显作用。有些结果显示对注意力不足多动症儿童进行 DHA 补充有一定的疗效，但是对于囊性纤维化、哮喘患者的治疗作用不确切[12]。

总结

● 以母乳成分作为标准，生后 6 个月内婴儿的脂肪供应量应该占总热量的 40%~60%；其中 n-6:n-3 的比例应该为 5：1~10：1；

食品生产添加的反式脂肪酸含量应该 <1%，并且不含芥子酸。

● 2 岁时儿童膳食中脂肪提供的热量应该逐渐下降至占总热量的 35%。

● 2 岁以后儿童膳食中脂肪提供的热量应该占总热量的 25%~35%，其中 n-6PUFAs 占 4%~10%，n-3 占 1%~2%，饱和

脂肪酸 <8%，反式脂肪酸 <1%。

● n-6 脂肪酸摄入量应该限制在占总热量 8% 以下，总 PUFAs 应该在 11% 以下，n-9 油酸可以用于填补不足。

● 对于远期健康而言，摄入脂肪的质量优劣比数量的多少更重要。

参考文献

1 Aranceta J, Pérez-Rodrigo C: Recommended dietary reference intakes, nutritional goals and dietary guidelines for fat and fatty acids: a systematic review. Br J Nutr 2012;107(suppl 2):S8–S22.

2 Uauy R, Dangour A: Fat and fatty acid requirements and recommendations for infants of 0–2 years and children of 2–18 years. Ann Nutr Metab 2009;55: 76–96.

3 FAO/WHO: Report of an Expert Consultation on fats and fatty acids in human nutrition. FAO Food and Nutrition Paper 91. Rome, FAO, 2010, pp 63–85.

4 Lewin GA, Schachter HM, Yuen D, Merchant P, Mamaladze V, Tsertsvadze A: 118. Effects of omega-3 fatty acids on child and maternal health. Evidence Report/Technology Assessment. Rockville, Agency for Healthcare Research and Quality, 2005.

5 Gould J, Smithers L, Makrides M: The effect of maternal omega-3 (n–3) LCPUFA supplementation during pregnancy on early childhood cognitive and visual development: a systematic review and meta-analysis of randomized controlled trials. Am J Clin Nutr 2013;97:531–544.

6 Lapillonne A, Groh-Wargo S, Lozano Gonzalez C, Uauy R: Lipid needs of preterm infants: updated recommendations. J Pediatr 2013;162(suppl):S37–S47.

7 Lapillonne A: Enteral and parenteral lipid requirements of preterm infants. World Rev Nutr Diet 2014;110:82–98.

8 Rodríguez G, Iglesia I, Bel-Serrat S, Moreno LA: Effect of n–3 long chain polyunsaturated fatty acids during the perinatal period on later body composition. Br J Nutr 2012;107(suppl 2):S117–S128.

9 Gil-Campos M, Sanjurjo Crespo P: Omega 3 fatty acids and inborn errors of metabolism. Br J Nutr 2012;107(suppl 2): S129–S136.

10 Koletzko B, Lattka E, Zeilinger S, Illig T, Steer C: Genetic variants of the fatty acid desaturase gene cluster predict amounts of red blood cell docosahexaenoic and other polyunsaturated fatty acids in pregnant women: findings from the Avon Longitudinal Study of Parents and Children. Am J Clin Nutr 2011;93:211–219.

11 Koletzko B, et al: Current information and Asian perspectives on long-chain polyunsaturated fatty acids in pregnancy, lactation and infancy. Systematic review and practice recommendations from an Early Nutrition Academy workshop. Ann Nutr Metab 2014;65:49–80.

12 Agostoni C, Braegger C, Decsi T, Kolacek S, et al: Supplementation of n–3 LCPUFA to the diet of children older than 2 years: a commentary by the ESPGHAN Committee on Nutrition. J Pediatr Gastroenterol Nutr 2011;53:2–10.

六、水和电解质

Esther N. Prince，George J. Fuchs

关键词

水，电解质，补液

内容要点

- 肾脏是维护人体水代谢平衡的主要器官，除非发生诸如腹泻之类的病理状态。
- 水和电解质在小肠的转运过程是一系列内分泌、旁分泌、免疫系统和肠道神经系统之间相互协调的结果。
- 钠离子和葡萄糖、SGLT-1 的协同转运作用表现在大多数腹泻的案例中，已经成为口服补液的理论基础。
- 即使在气候炎热的情况下，接受母乳喂养的婴儿（包括低出生体重儿）也不需要额外补充水分。
- 提倡使用口服补液治疗脱水患儿，并且应该在 3~4 小时内快速完成，除非患儿处于严重的脱水或者对于快速补液不能耐受的状态。

简介

体内的水和电解质水平是通过复杂的生理调节机制来实现摄入与丢失之间动态平衡的。钠离子浓度决定了水分的保持或者丢失。钠离子水平的负平衡将导致细胞外脱水的临床表现，常见于肠道感染性疾病引起的脱水患者。

体内水分的分布是不完全平衡的，此点不同于钠离子的分布。由于水分的转运是随着渗透压被动转移的过程，体内水分的分布实际上受到各种不溶解物质浓度的影响。

体内水的代谢受到消化道吸收利用和排泄的影响，但是主要是通过肾脏的排泄功能进行调节。正常情况下，经过消化道丢失水分的数量很少，只有在类似腹泻这样的病理状态下水分才会大量丢失。

全球每年发生 17 亿人次的腹泻，其中 5 岁以下婴幼儿患者中有 70 万人因此死亡多数发生在发展中国家，死因多为脱水[1]。根据临床症状和体征，脱水的严重性可以划分为不同的程度，据此制订相应的治疗措施。无论致病原因是什么，给予安全而有效的水和电解质口服补液配方（ORS）治疗后，90% 以上的患儿可以痊愈。由于营养不良可能加重腹泻的频繁程度和严重性，对于这种患者进行水和电解质补充的同时给予营养学治疗是至关重要的措施[2]。

钠离子平衡的调节

钠离子在消化道吸收并且主要通过肾脏排泄，也有少量钠离子经过汗液和粪便排出体外。在病理情况下（尤其是腹泻时），胃肠道的自我平衡调节功能出现障碍，从而导致大量的水和电解质丢失，有时可能因此威胁生命。肾脏调节水和氯化钠排泄的系统由传入（感受）、传出（信息）和效应器三部分组成负反馈调节的体系[3]，在脱水的情况下通过降低肾小球滤过率重新恢复细胞外水分的容量，在脱水严重的情况下还可以通过增加肾小管重吸收利用的作用（离子交换、离子通道、协同转运等机制),使得经肾小球滤过排出的钠离子重吸收。位于肾小球近端的受体能够感应细胞外水分容量和钠离子浓度的降低,并且通过肾素-血管紧张素系统促进钠离子的储存利用。

体内水分的平衡调节

干渴状态下,血浆渗透压是调节体内水分平衡的基本因素,从而引发饮水的冲动。但是在细胞外水分容量减少的情况下(例如严重脱水),血容量下降将引发对渗透压的调节,成为此时的主导过程[4],位于肾脏集合小管上皮细胞上的渗透压受体传导信号到达下丘脑,随后脑垂体的神经细胞将分泌精氨酸加压素,并且刺激渗灌微管嵌入细胞表面,导致细胞外水分向细胞内转移。

消化道对体内水和电解质的调节作用

肠道不同部位的上皮细胞之间的结合紧密程度与水和电解质吸收的通透性有关,越向远端通透性越弱,因此空肠是吸收最多的部位,结肠末端和直肠吸收较少并且以被动转运形式进行[5]。在肠道中各种电解质通过细胞间转运或者细胞旁通道被主动地或者被动地吸收,水分在小肠的吸收主要经由细胞旁通道的方式进行,而在结肠远端由于上皮细胞排列紧密,吸收形式以细胞转运为主。在进食或者口服补液后,在小肠绒毛细胞表面的钠离子与某些营养素(包括葡萄糖和氨基酸)之间出现协同作用,促进钠离子的吸收(图1)。导致钠离子和葡萄糖协同吸收的特异性载体是SGLT-1,在多数腹泻患者中都有表现,已经成为口服补液治疗的理论基础[6]。在两餐之间或者饥饿状态下,氯化钠将通过离子交换(Na^+/H^+, Cl^-/HCO_3^-)形式由细胞外向细胞内转移。

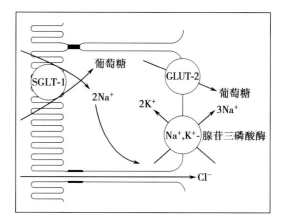

图1　钠离子和葡萄糖的协同转运作用示意图

正如钠离子转运是导致体内水分吸收的动力,氯离子排泄是引起体液排出的原因。氯离子在消化道被上皮细胞基底膜上的 $Na^+/K^+/2Cl^-$ 联合转运体吸收(电子中性)并且以电化学平衡态的形式聚积在细胞中,在收到继发系统传来的调节因子后,氯离子通道开放,氯离子释放进入小肠腔内。

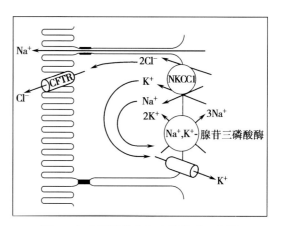

图2　氯离子的排出和水的排泄示意图

电解质的细胞内调节

各种激素、神经介质和促分泌素与上皮细胞上的受体结合后就可以启动细胞内的调节体系,调节体系由继发信息的环核苷分子(包括环磷腺苷、环鸟苷酸)和胞质内的钙离子(Ca^{2+})组成。调节体系启动后将依次激活各种蛋白酶,这些蛋白酶具有直接控制离子通道的功能,通过增加氯离子流量以降低其电生化梯度,并且抑制氯化钠离子流量。

电解质的细胞间调节

正常情况下,水和电解质在肠道中的吸收是通过内分泌、旁分泌、免疫系统和肠道神经系统之间复杂的相互交联调节机制,经过细胞内转运或者细胞间通道的途径进行的。这些系统的功能相互交叉,共同协同发挥作用[4]。例如,5-羟色胺和肠道血管活性肽可以作为激素和神经介质各自发挥作用,或者协同调节产生共同的生理功能。某些细菌内毒素(如霍乱弧菌产生的细胞毒素)可以刺激旁分泌、神经和免疫反应从而改变水和电解质的平衡[7]。

其他的调节因素

间接影响水和电解质代谢的其他因素包括酸碱平衡、肠道动力、肠腔内容物的蠕动频数、小肠渗透性、血浆张力和容量、动静脉压以及生理和心理的紧张程度等。

环境和生理活动的影响

体温调节对于维持人体功能的正常是至关重要的,通过调节机制人体维持自己的核心体温,包括出汗、发散、对流和传导等形式排除多余的热量,其中出汗是比较有效的形式。然而这些体温调节过程可以引起水分丢失和电解质代谢的紊乱。在天气炎热的情况下,体内的水分可能由于出汗而大量丢失,这种情况可以因为空气湿度的增加或者生理活动而加剧(图3)[8]。

儿童比成人的皮肤表面积更大,但是排汗的能力相对较弱。当然,大年龄儿童和青春期儿童的体温调节能力和高温下的运动耐受能力并不逊于成人,然而供水条件不足、过度运动,尤其在炎热的环境中,极有可

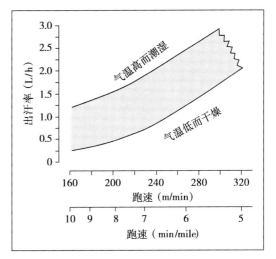

图3　气温、湿度和运动量(跑步速度)对成人最大排汗量的影响[8]

能罹患热病(中暑)。应该注意避免极端运动、频繁运动后进行恰当恢复以及不穿过多的衣物等方面以预防热病的发生[9]。

在炎热的气候下,母乳喂养儿(包括低出生体重儿)并不需要额外补充水分。在发展中国家中,过早停止母乳喂养加剧了营养不良的发生,并且添加辅食也招致了儿童中腹泻和呼吸道疾病的发生率明显增加[10]。

脱水和补液的基本原理

无论引起脱水的病因如何,脱水的严重程度可以通过临床表现进行分度,以此判断水和电解质紊乱的状态。提倡口服补液治疗脱水患儿,并且应该在3~4小时内快速完成,除非患儿处于严重的脱水或者不能耐受口服补液(表1)[11]。WHO和UNICEF联合建议245mmol/L的ORS补液方案,其中包含氯化钠2.6g(75mmol/L)、葡萄糖13.5g(75mmol/L)、氯化钾1.5g(20mmol/L)和枸橼酸2.9g(10mmol/L)。对于母乳喂养儿,在补液的同时应该继续或者立即恢复母乳喂养。对于人工喂养儿,在补液开始后应该及时地、不受限制地给予适宜的食物喂养。如果给予配方乳喂养,不必进行稀释;也不必

表1　急性水样泻的治疗方案（对于King等人方案的改良[10]）

脱水分度	临床表现	脱水的治疗（4小时内）	补充丢失	营养学治疗
轻度（<3%）	轻微	不适用	每次腹泻或者呕吐后给予：（体重<10kg）60~120ml ORS（体重>10kg）120~240ml ORS	初期使用静脉补液后继续给予母乳治疗或者年龄期适宜的食物
中度（3%~9%）	眼窝凹陷、囟门凹陷、皮肤弹性差、口腔黏膜干燥	3~4小时内给予ORS 50~100ml	同上	同上
重度（≥10%）	脉搏浅快、面色苍白、肢端厥冷、呼吸深大、反应低下、意识不清	静脉补液30ml/h，直至脉搏充实、精神状态好转，然后改为ORS 100ml/kg（4小时内完成）	同上，如果不能口服，可以使用鼻饲管	

换用特殊配方乳，因为含有乳糖的配方乳通常可以被腹泻患儿耐受。倘若腹泻没有马上停止，继续丢失的水分和电解质应该通过ORS给予补充。

严重脱水的患儿在治疗开始时通常先给予静脉输液进行补充，然后再给予口服补液进行维持（表1）。可以使用加入或者不加入5%葡萄糖的复方氯化钠注射液（Na$^+$130mmol/L，K$^+$4mmol/L，Cl$^-$109mmol/L，枸橼酸28mmol/L）进行静脉补液；如果没有条件，也可以使用生理盐水作为替代品。对于有些重症患儿，如果腹泻不能明显缓解，脱水得不到纠正时，静脉补液可以继续进行，不应该立即改用口服补液（表2）[2]。

在发展中国家的儿童中，腹泻的发病率和死亡率都非常高，而且经常与营养不良并存。营养不良加重了腹泻的发生率、严重程度和病程延续时间，成为导致腹泻死亡率上升的诱因之一。因此，采取营养学治疗是治疗和预防腹泻患者发生脱水的重要措施，对于母乳喂养儿应该继续给予母乳喂养，或者在病情缓解后尽早恢复母乳喂养。锌的补充有助于罹患急性或者持续性腹泻患儿的恢复，从而降低死亡率。对于年龄大于6个月以上的腹泻患儿，补充

表2　重度脱水患儿的静脉补液指南

年龄	初期补液30ml/kg，输液时间见下[a]	继续补液70ml/kg，输液时间见下[b]
婴儿（12个月以下）	1小时	5小时
其他年龄儿童和成人	30分钟	1.5小时

来自对WHO方案的改良[2]，初期立即使用复方氯化钠注射液（加入或者不加入5%葡萄糖）合并生理盐水进行静脉补液；如果患儿能够饮水，则改为口服补液

[a] 如果桡动脉脉搏仍然微弱或者摸不到，可以重复补液一次

[b] 如果患儿不能饮水或者腹泻没有缓解，给予ORS治疗具体见表1

锌治疗已经成为全球同行认可的辅助治疗方案。合并有严重营养不良的腹泻患儿在临床上具有共同的特征和表现，应该遵循规范化的治疗方案给予安全有效的补液治疗。由于研究资料有限，锌补充治疗方案在发达国家儿童的腹泻治疗中是否具有价值，目前尚不得而知[12]。

总结

● 通过摄入量和排出量之间的调节，

达到体内水和电解质的平衡。

● 消化道疾病、营养不良、强烈运动以及诸如环境温度过高等环境因素都可以引起水和电解质的丢失，需要补液治疗。

● 在发展中国家，儿童营养不良常常并发腹泻，应该辅以诸如补充锌等营养学的治疗。

参考文献

1 Walker CL, Rudan I, Liu L, Nair H, Theodoratu E, Bhutta ZA, O'Brien KL, Campbell H, Black RE: Global burden of childhood pneumonia and diarrhoea. Lancet 2013;381:1405–1416.

2 WHO: The treatment of diarrhoea: a manual for physicians and other senior health workers. Geneva, WHO, 2005. http://whqlibdoc.who.int/publications/2005/9241593180.pdf.

3 Trachtman H: Sodium and water homeostasis. Pediatr Clin North Am 1995;42:1343–1363.

4 Sterns RH, Spital A, Clark EC: Disorders of water balance; in Kokko JP, Tannen RL (eds): Fluids and Electrolytes. Philadelphia, Saunders, 1996, pp 63–109.

5 Venkatasubramanian J, Rao MC, Sellin JH: Intestinal electrolyte absorption and secretion; in Feldman M, Friedman LS, Brandt LJ (eds): Sleisenger and Fordtran's Gastrointestinal and Liver Disease: Pathophysiology, Diagnosis, Management. Philadelphia, Saunders, 2010.

6 Hirschhorn N, Greenough I: Progress in oral rehydration therapy. Sci Am 1991;264:50–56.

7 Cho JH, Chang EB: Intracellular mediators and mechanisms of pathogen-induced alterations in intestinal electrolyte transport; in Blaser MJ, Smith PD, Ravdin JI, et al (eds): Infections of the Gastrointestinal Tract. New York, Raven, 1995.

8 Sawka MN, Montain S: Fluid and electrolyte supplementation for exercise heat stress. Am J Clin Nutr 2000;72(suppl):564S–572S.

9 Cohen RJ, Brown KH, Rivera LL, Dewey KG: Exclusively breastfed, low birthweight term infants do not need supplemental water. Acta Paediatr 2000;89:550–552.

10 Council on Sports Medicine and Fitness, Council on School Health; Bergeron MF, Devore C, Rice SG; American Academy of Pediatrics: Policy statement – climatic heat stress and exercising children and adolescents. Pediatrics 2011;128:e741–e747.

11 King CK, Glass R, Breese JS, Duggan C: Managing acute gastroenteritis among children: oral rehydration, maintenance, and nutritional therapy. MMWR Recomm Rep 2003;52:1–16. www.cdc.gov/mmwr/preview/mmwrhtml/rr5216a1.htm.

12 Pieścik-Lech M, Shamir R, Guarino A, Szajewska H: Review article: the management of acute gastroenteritis in children. Aliment Pharmacol Ther 2013;37:289–303.

七、维生素和微量元素

Noel W. Solomons

关键词

维生素,微量元素,缺乏,过剩、生长,辅助食品

内容要点

- 合理的膳食可以提供 22 种必需的微量营养素,包括 13 种维生素(4 种脂溶性和 9 种水溶性)以及 9 种微量元素。
- 除了膳食摄入不足的原因之外,维生素在肠道的消化吸收障碍、破坏因素和消耗增加都可能成为引起维生素缺乏的单独性或者综合性因素。
- 在发展中国家,对主食、水果和蔬菜的生物性强化食品已经成为向风险暴露人群提供微量营养素补充的新措施。
- 断乳期阶段儿童罹患微量营养素摄入不足的危险性上升,强化的辅助食品是重要的干预补充途径。
- 在接受强化的辅助食品的儿童中,某些微量营养素可能存在摄入过量的危险性,因此对辅助食品中微量营养素含量的进行监测和平衡是非常重要的。

简介

从婴儿期到青春期,13 种维生素(其中 4 种属脂溶性,其他 9 种属水溶性)是人体所必需的营养素;还有 9 种无机微量元素,在体内含量较低,但是对于机体的形态和功能的维持具有重要作用。目前已经根据不同年龄和性别制订了上述各种营养素的膳食每日推荐需要量。很多疾病可以导致这些所谓"微量元素"的需要量增加。膳食摄入不足或者环境和疾病的影响,都可能导致维生素或者微量元素的缺乏症,将要阐述的重要问题列于表 1。

微量营养素的来源

维生素和矿物质的来源包括膳食、复合物(维生素)和单体(微量元素),具体见表 2。

食物中的维生素和微量元素

摄入适量而品种广泛的食物有助于获得丰富而全面的微量营养素[1]。植物性食物中含有的微量营养素比动物性食物在数量上要少些,而且种类也比较单调[2]。植物性食物中含有丰富的维生素 E、C、K 和叶酸,应该鼓励儿童多吃全谷类以及绿色、橙色和黄色的蔬菜以获得这些营养素。牛奶和日常膳食中不乏钙和维生素 B_2,动物性食物中(肉类、内脏和鱼类)铁、维生素 A 和维生素 B_{12} 的含量也很高。此外,烹调和转运储存的过程中,微量营养素可能被破坏或者损失。

出于公共卫生方面的考虑,生物强化食品已经成为一项新的营养策略。在植物生长期间进行某种营养素的强化栽培以达到提高含量的效果,包括施肥、杂交和基因修饰等技术方法[3]。生物强化食品技术已经可以明显增加植物中某些营养素含量,例如

表 1　维生素和微量元素的作用简介

维生素	作用简介
脂溶性	
维生素 A	视网膜光感受体,基因转录
维生素 D	钙的吸收,骨骼矿化,细胞的信号传导
维生素 E	细胞膜的抗氧化防护,细胞的信号传导
维生素 K	凝血功能,骨基质形成
水溶性	
维生素 C	抗氧化作用
维生素 B_1	参与硫胺素焦磷酸酶代谢
维生素 B_2	作为 FAD 和 FNM 的协同因子参与黄素蛋白代谢
烟酸	作为 FAD 和 NADP 的协同因子参与脱氢酶的代谢
维生素 B_6	参与氨基酸代谢的转氨和羧化过程
泛酸	辅酶 A 的组成部分,参与线粒体内的供能
生物素	羧化酶的协同因子,参与脂肪、蛋白质和碳水化合物的代谢
叶酸	参与单碳离子的移转反应
维生素 B_{12}	单碳离子的移转反应的协同因子,主要参与 5- 甲基四氢叶酸的代谢
微量元素	
铁	氧传递,参与阳离子介导的氧化还原反应
锌	金属酶的组分,锌指蛋白的转录因子
铜	多种金属酶的组分
碘	甲状腺素的组分
氟	牙齿和骨骼矿化
硒	谷胱甘肽过氧化物酶,抗氧化物质
锰	线粒体中超氧化物歧化酶
铬	扩增细胞对胰岛素的反应
钼	钼协同因子,参与有机酸的代谢

FDA= 黄素腺嘌呤二核苷酸;FNM= 黄素单核苷酸;NAD= 烟酰胺腺嘌呤二核苷酸;NADP= 烟酰胺腺嘌呤二核苷酸磷酸盐

表 2　微量营养素的来源

固有的微量营养素
动物性或者植物性食物的组织中含有的各种营养素

添加的微量营养素
根据公共健康的要求、其他各种目的或者商业化产品的需要而将微量营养素添加进食品中

微量元素保健品
应用药物制备的方法生产的保健品(如口香糖、片剂、酊剂)

新型橙子红薯中维生素 A 的前体——β- 胡萝卜素含量大幅提高，或者促使稻米和白薯产生以往不存在的 β- 胡萝卜素。

食物中添加的维生素和微量元素

一般情况下，在食物的加工过程中将微量营养素添加入食品，偶然也有在烹调家常食物时将微量营养素加入。食品中添加维生素和矿物质的数量标准有三种：①还原性强化（将食品加工过程中损失的营养素补充到原来水平）；②公共健康水平性强化（将某些营养素添加到普遍食用的食物中以弥补膳食中的摄入不足，如食盐、食油、食糖和面粉）；③市场导向性强化（添加某些营养素进入商业化产品，以增强其市场销售价值，例如在碳酸饮料中加入维生素 C）[4]。

食品强化是合理提高公共卫生水平的有效措施[5]。传统做法是在食盐中添加碘，最近已经推广到在小麦面粉和玉米粉中添加铁，在食油和调味品中添加视黄醇。一种新型的多种微量营养素强化包（粉剂）已经投向小年龄儿童营养供应不足的地区，通过加入当地传统食物中以利改善营养状态。中美洲国家中有数十年的在蔗糖中强化添加维生素 A 的历史，但是在目前蔗糖摄入量增加的情况下出现了维生素摄入过量的可能。

微量营养素的保健品

20 世纪 20 年代后期，随着化学制药业的发展，含有高浓度维生素和微量元素的胶囊、片剂和糖浆不断上市。从公共卫生的角度而言，当某地区 40% 儿童中显示存在营养缺乏时，应该投入微量营养素保健品，高剂量维生素 A 胶囊干预试验[6]和铁以及叶酸的每日补充项目[7]都是很好的成功案例。

不是出于预防微量营养素缺乏的动机，有些家长试图使用微量营养素保健品避免自己和他们的儿童罹患慢性疾病（例如癌症、心血管疾病和认知减退等）。但是目前的研究结果并不支持这种做法的有效性，与此相反，多种微量营养素补充的副作用已见报道[8]。

影响维生素和微量元素营养的各种因素

通过上述各种途径摄入营养素不足将导致原发性维生素和微量元素缺乏，其原因除了贫困、饥荒和灾害之外，很大程度上还由于在热量已经足够的情况下，当地食物中其他营养素的含量不足以满足摄入需要量。这是断乳期儿童添加辅食阶段的重要问题[9]。此外，对于接受部分或者全静脉营养的患儿，在输液过程中应该考虑微量营养素的补充，以免出现缺乏症[10]。

继发性微量营养素缺乏的原因在于膳食或者保健品摄入后对某些微量营养素的吸收和利用障碍，表 3 列出了引起障碍的各种因素。这些因素包括各种儿科常见病的相互影响，例如慢性反复的腹泻、克罗恩病[11]以及乳糜泻、囊性纤维化。

表 3　膳食中影响微量营养素吸收利用的各种因素

肠道消化吸收的抑制因素
由于环境不卫生招致的肠道疾病
膳食中某些营养素的干扰，例如纤维素和植酸
肠道寄生虫（幽门螺旋杆菌、病原虫和蛔虫）
急性或者慢性的胃肠炎
营养素吸收障碍的因素
铅暴露可以干扰铁与血红蛋白的结合，导致贫血
炎症、慢性疾病尤其是肾脏疾病可以阻碍多种营养素的活化，影响红细胞生成而导致贫血
门客斯病损害细胞对铜的利用
维生素被破坏的因素
作为有机化合物，维生素可能被代谢或者变性，例如维生素 E 在有氧环境中
吸烟可以破坏维生素 C
注：无机化合物（微量元素）不会被破坏
营养素消耗增加的因素
全身性炎症导致氮、锌和维生素 A 从尿中大量排泄
滥用通便剂导致水分、钠、钾、镁和钙的大量流失

维生素和微量元素营养的理论及实际预防措施和注意事项

气候因素,环境条件和地方性传染病可能会改变某些微量营养素的常规要求,通常为提高营养的需求量来支持营养和生长。甚至民族的起源也可看作是一个新兴的因素,如人们已越来越多地认识到遗传多态性将影响微量营养素的处理[12]。

此外,很多致病性病毒、细菌、原虫和真菌的生长都需要某些微量元素(例如铁、锌和锰)。疟原虫和致病性阿米巴虫可以影响宿主的铁营养状态。在卫生消毒条件不能制止瘟疫流行的情况下,患者的铁营养不良状态可能有助于抑制病原体的增殖扩散。

基于对各种营养素之间(维生素之间、微量元素之间、维生素与微量元素之间)相互作用的不断认识,膳食与体内代谢之间平衡调节已经倍加注意。维生素 A 与维生素 D、维生素 E 之间的相互作用,及其与碘和铁之间的相互作用已经是普遍认识的问题[13]。铁和锌之间的竞争关系,及其对公共人群健康干预措施的影响也已被注意到[14]。

过量摄入某些维生素以及所有的微量元素都可能引起副作用。通过日常膳食的过量摄入途径,有 7 种维生素和所有的微量元素存在超负荷甚至中毒的危险。因此,诸如美国食品与营养委员会以及欧洲食品安全局都制订了所谓“最高耐受摄入量”进行规范。膳食营养供应不足与相应的公共卫生干预措施之间常常存在矛盾,膳食营养不足与添加强化食品或者保健品之间也存在矛盾,具体见表4。

总结

● 儿童通过天然食物和饮料、强化食品以及多种微量营养素保健品三种渠道获得维生素和微量元素,有时候可能需要通过多种途径的补充才能达到摄入需要量。

表4　对于某些微量营养素的不良作用及其防范措施

在美国的幼儿和学龄前期儿童中,锌的可耐受最高摄入量实际上低于健康儿童日常的摄入平均量

按照传统的习惯,一个家庭会共享主餐的食物。在这种情况下,6 岁以下儿童的维生素 A 可耐受最高摄入量低于孕妇或者乳母的推荐摄入量

对于新近的维生素 D 推荐摄入量存在争议,特别是针对居住在中纬度地区(诸如欧洲、北美洲和澳洲南部)的皮肤色素斑易感人群而言,这个推荐摄入量不足以达到预防缺乏症的水平。在儿科的皮肤专家和营养专家之间,对阳光的暴露量方面存在不同的见解。皮肤专家认为应该避免阳光的大量照射以避免皮肤晒伤和皮肤癌发生的风险;营养专家认为在中纬度易感人群中维生素 D 在阳光下经皮肤合成的重要作用不容忽视,不应该过度限制阳光暴露量。

由许多厂商兴起的多种微量营养素添加的强化食品成为市场的高潮,但是由此可能引起儿童每天摄入某些维生素或者微量元素超过推荐值几倍的危险

合成叶酸是指合成的及完全氧化形式的自然叶酸。在许多国家,叶酸强化已经是在易感孕妇中预防神经管发育缺陷的强制性措施。大剂量的叶酸摄入也有预防中风和心血管疾病的作用。但是对于大肠黏膜功能不良的成人,高剂量叶酸的摄入可以增加结肠直肠癌的发生风险。也有证据表明,类似现象也可能发生在前列腺肿瘤方面。对于上述现象是否也将发生于儿童,目前不得而知

流行病学研究的结果显示,无论是摄入来自动物食品还是人工强化的维生素 A,都表现出减弱儿童骨骼矿化的不良影响,值得引起注意并加以研究。

● 断乳期是防止婴幼儿微量元素缺乏的关键时期。

● 在社区中,膳食中抗营养素物质的干扰和肠道感染性疾病是影响儿童微量营养素正常摄入的重要因素。

● 过量服用微量营养素的保健品,同时又食用商业化的强化食品,二者叠加的摄入量可能引起儿童中维生素和微量元素摄入过量。

参考文献

1 Steyn NP, Nel JH, Nantel G, Kennedy G, Labadarios D: Food variety and dietary diversity scores in children: are they good indicators of dietary adequacy? Public Health Nutr 2006;9:644–650.

2 Dwyer J: Convergence of plant-rich and plant-only diets. Am J Clin Nutr 1999; 70(suppl):620S–622S.

3 Hirschi KD: Nutrient biofortification of food crops. Annu Rev Nutr 2009;29: 401–421.

4 Allen LH, de Benoist B, Dary O, Hurrell R: Guidelines for Food Fortification with Micronutrients. Geneva, WHO, 1996.

5 Solomons NW: National food fortification: a dialogue with reference to Asia – balanced advocacy. Asia Pac J Clin Nutr 2008;17(suppl 1):20–23.

6 Palmer AC, West KP Jr, Dalmiya N, Schultink W: The use and interpretation of serum retinol distributions in evaluating the public health impact of vitamin A programmes. Public Health Nutr 2012;15:1201–1215.

7 Stoltzfus R, Dreyfuss ML: Guidelines for the Use of Iron Supplements to Prevent and Treat Iron Deficiency Anemia. International Nutritional Anemia Consultancy Group. Washington, ILSI, 1998.

8 Huang HY, Caballero B, Chang S, Alberg A, Semba R, Schneyer C, Wilson RF, Cheng TY, Prokopowicz G, Barnes GJ 2nd, Vassy J, Bass EB: Multivitamin/mineral supplements and prevention of chronic disease. Evid Rep Technol Assess (Full Rep) 2006;139:1–117.

9 Solomons NW, Vossenaar M: Nutrient density in complementary feeding of infants and toddlers. Eur J Clin Nutr 2013;67:501–506.

10 Wong T: Parenteral trace elements in children: clinical aspects and dosage recommendations. Curr Opin Clin Nutr Metab Care 2012;15:649–656.

11 Alkhouri RH, Hashmi H, Baker RD, Gelfond D, Baker SS: Vitamin and mineral status in patients with inflammatory bowel disease. J Pediatr Gastroenterol Nutr 2013;56:89–92.

12 Leung WC, Hessel S, Méplan C, Flint J, Oberhauser V, Tourniaire F, Hesketh JE, von Lintig J, Lietz G: Two common single nucleotide polymorphisms in the gene encoding β-carotene 15,15′-monoxygenase alter β-carotene metabolism in female volunteers. FASEB J 2009;23: 1041–1053.

13 McLaren DS, Kraemer K: Interaction of vitamin A and other micronutrients. World Rev Nutr Diet 2012;103:101–105.

14 Fischer Walker C, Kordas K, Stoltzfus RJ, Black RE: Interactive effects of iron and zinc on biochemical and functional outcomes in supplementation trials. Am J Clin Nutr 2005;82:5–12.

第四节　体力活动及其对儿童健康和营养素需要量的影响

Robert M. Malina

关键词

肥胖,骨骼矿化,自然增长,代谢综合征,健身,力量,体重

内容要点

● 体力活动(PA)是有利于儿童的生长和成熟的行为习惯。

● 有规律的体力活动有助于骨骼的自然矿化、促进心肺供能、增强肌力和耐力。

● 对于体重正常和没有高血压的儿童而言,体力活动对肥胖发生和血压的影响相对较小。

● 对于肥胖儿童而言,体力活动对于肥胖症、高血压和心血管代谢都有非常明显的有益作用。

● 很多健康指标的改变(尤其是代谢紊乱)是由肥胖症引起的。因此在儿童早期倡导体力活动,防止肥胖的发生和发展是非常有意义的。

简介

体力活动是一种行为习惯,对热量的消耗影响很大。一般而言,从儿童期的后阶段到青春期,体力活动会逐渐减少,男童较女童的活动量略多。

从公共卫生达到角度而言,生理活动是一种有利于促进健康和预防疾病的良好行为习惯,无论是儿童、青少年和是成人时期都是如此。因此不同形式的体育锻炼日益受到重视。在学习和欣赏过程中,体育锻炼活动实际上具有社交的作用,但是常常被忽略了。

在儿童和青少年中展开的体力活动具有生物学和各种文化因素交相融汇的内容,诸如有利于心肺功能(CRF)的体育锻炼活动。体力活动的内容和形式也很重要,包括游戏、生理教育、锻炼、运动、搬运和家务劳动等。体力活动有时也需要熟练的技能。这些体力活动应该根据年龄安排,当然也受当地文化传统的影响[1]。对于年轻人而言,体育运动无疑是体力活动的主要内容,但是应该注意有规律的体力活动并不等同于运动训练。

结果

在众多的有关体力活动的讨论中,中心内容集中在涉及学龄期儿童体力活动的两个问题:

(1)有规律的体力活动有何益处?

(2)什么形式和安排(频次、强度和时间)是适宜的?

体力活动对儿童健康的有益作用如表1总结所列,其中对活动较多和较少儿童的比较研究以及对不同体力活动项目的比较结果可以对应回答第一个问题,对实验组和干预组之间在体力活动的场所(学校或者活动中心等)以及时间、形式和强度方面的对照研究结果可以对应回答第二个问题。一般而言,每周 3~5 次轻松至强劲的体力活动,活动时间持续 30~45 分钟都是适宜的。

表1 体力活动与某些健康检测指标的关系及其对儿童健康的有益作用[2-4,7-15]

健康检测指标	与生理活动的关系	对儿童健康的有益作用
肥胖	正常体重儿童:降低脂肪堆积的风险	正常体重儿童:作用不明显 超重或者肥胖症:降低全身或者腹部脂肪堆积
骨骼	增加骨骼中矿物质密度	增加骨骼中矿物质含量和骨骼强度
脂肪 血压	轻微降低 TC、HDL-C、LDL-C 和三酸甘油酯水平 对血压正常儿童的作用尚不清楚	轻微降低 HDL-胆固醇和甘油三酯水平,但是对总胆固醇和 LDL-胆固醇没有影响 在患有高血压的儿童中进行实验性有氧运动的研究结果显示,对轻度原发性高血压患儿具有一定的疗效
心血管健康	轻微降低纤维蛋白原和 C-反应蛋白水平,对内皮细胞的功能影响不确定	肥胖症儿童:缓解静息状态下迷走神经紧张(心率变化)
代谢综合征 - 心血管代谢并发症	高强度的生理活动有助于代谢,CRF 的作用较生理活动明显	超重或者肥胖症儿童:改善代谢状态
CRF	生理活动配合高强度:CRF	实验性 PA 项目:有益于 CRF,运动量增加约 10%(每分钟 3~4ml/kg)
肌力和肌耐力	没有明确的相关性	随着高阻力低频次的活动,肌力明显增强;随着低阻力高频次的活动,肌耐力明显增加

TC= 总胆固醇;HDL-C/LDL-C=HDL/LDL 胆固醇;MVPA= 轻度至强劲的生理活动

然而,不同的锻炼形式其持续的时间是不同的,针对骨骼健康的锻炼研究项目采用的是每周 2~3 次,每次 45~60 分钟的负重活动和(或)10 分钟的高强度活动[2]。

CRF 以及肌力和肌耐力方面的生理活动类似体育训练。在 8 岁至青春期儿童中,CRF 的适宜安排为持续性生理活动(保持心率在最高心率的 80%)30~45 分钟,每周 3 次,共 12~16 周[2]。在 6 岁至青春期儿童中,肌力和肌耐力适宜安排为大肌群的渐进性交互对抗运动 30~45 分钟,每周 2~3 次,中间休息一次,共 8~12 周[3]。

儿童的生长发育受到多种因素的影响而存在个体差异,影响体力活动对健康的效果评价。一些生长发育的测量指标(骨骼自然矿化、CRF、肌力、HDL 胆固醇、脂肪厚度)在青春期儿童中因不同的生长类型而各不相同[4]。一些研究结果显示,体力活动对青春期的生长发育具有重要影响,可以促进生长发育达到理想速率,包括身高的增长。纵向随访的结果也表明,对男性和女性儿童,生理活动都有助于其骨骼的自然矿化[5]以及提高有氧运动的能力[6]。

体力活动对于骨骼影响的研究侧重在青春前期儿童(所有性别)和青春早期儿童(主要是女童)人群。在青春晚期的儿童中,生理活动对骨骼矿化的研究结果报道不一,但是总体上显示具有促进的作用。

目前,体力活动对于心血管代谢健康的影响多有报道,包括降低 DHL 胆固醇、提高甘油三酯、升高血压、损害葡萄糖代谢、胰岛素抵抗、肥胖症、腹部肥胖等。这些现象形成了一种综合征,呈现为代谢综合征。适宜的生理活动和 CFR 运动有助于人体代谢,CFR 运动的作用较生理活动更为明显[8],二者之间有相互促进的效果[9]。体内脂肪堆积是健康的独立危险因素,非中心性肥胖(通过腰围测量)对健康的有害影响较低[7]。生理活动能够降低儿童中发生体重超重和肥胖症的风险,但是并不对全部儿童有效[10-12]。这种效果在生理活动停止后可能下降或者反跳[13]。

上述结果源自对发达国家中正常体重儿童以及超重和肥胖症儿童的研究结果。肥胖症是热量摄入和消耗之间失衡的结果,生理活动对儿童中肥胖症的作用并不十分清楚,但是肥胖症儿童缺少锻炼和活动是不争的事实[4]。因此,在肥胖症儿童中进行膳食摄入量与生理活动量之间相关性调查是有必要的。儿童中生理性的不活泼行为有别于上述问题[1]。

慢性营养不良在许多发展中国家非常普遍,其常常伴随有学龄期儿童中生理活动减少和活动能力下降的现象[4]。这种情况正在许多国家情况发生着改变,在传染性疾病和腹泻的发生率明显下降后,慢性营养不良的发生率也随之降低,取而代之的是体重超重和肥胖症的发生率以及非传染性疾病和退行性疾病的发生率出现上升趋势,其原因可能与膳食结构的改变和生理活动的减少有关。

总结

● 有规律的 PA 对儿童的骨骼自然矿化、CRF 和肌力和肌耐力生长发育具有促进作用。

● 对于体重正常和没有高血压的儿童而言,生理活动对肥胖发生和血压的影响相对较小。对于在健康儿童中进行较大量的生理活动是必要的。

● 生理活动对于代谢综合征患儿的体内脂肪堆积、血压升高、胰岛素和甘油三酯都有显著的促进作用。

● 肥胖症会导致许多健康检测指标的改变,增加了代谢障碍的风险。因此,应该在儿童早期开始适宜的生理活动,防止不健康的体重增长。

● 生理活动的干预性或实验性研究一般都比较重视结果,但是可能应该更多关注有助达到有利结果的生理活动形式和内容。

● 除了骨骼健康以及肌力和肌耐力的检测指标,生理活动的干预性或实验性研究常常采取持续运动的形式进行试验。但是儿童(尤其是小年龄儿童)的生理活动主要是间断的,因此应该进一步开展在间断状态下高强度生理活动方面的研究。

● 在儿童时期的各个年龄阶段,生理活动的需要量是不同的。小年龄儿童应该通过游戏的形式达到活动的需要量,同时提高运动的熟练程度;较大年龄儿童应该增加活动量并且继续提高生理活动性的熟练水平;进入青春期后应该增加持续性的生理活动,活动形式应该更加注重有助于健康和健身的适宜程度。

参考文献

1 Malina RM: Biocultural factors in developing physical activity levels; in Smith AL, Biddle SJH (eds): Youth Physical Activity and Inactivity: Challenges and Solutions. Champaign, Human Kinetics, 2008, pp 141–166.

2 Strong WB, Malina RM, Blimkie CJR, Daniels SR, Dishman RK, et al: Evidence based physical activity for school-age youth. J Pediatr 2005;146:732–737.

3 Malina RM: Weight training in youth: growth, maturation, and safety – an evidence-based review. Clin J Sport Med 2006;16:478–487.

4 Malina, RM, Bouchard C, Bar-Or O: Growth, Maturation, and Physical Activity, ed 2. Champaign, Human Kinetics, 2004.

5 Bailey DA, McKay HA, Mirwald RL, Crocker PRE, Faulkner RA: A six-year

longitudinal study of the relationship of physical activity to bone mineral accrual in growing children: the University of Saskatchewan Bone Mineral Accrual Study. J Bone Miner Res 1999;14:1672–1679.

6 Mirwald RL, Bailey DA: Maximal Aerobic Power. London, Sport Dynamics, 1986.

7 Ekelund U, Anderssen SA, Froberg K,

Sardinha LB, Andersen LB, Brage S: Independent associations of physical activity and cardiorespiratory fitness with metabolic risk factors in children: the European Youth Heart Study. Diabetologia 2007;50:1832–1840.

8   Rizzo NS, Ruiz JR, Hurtig-Wennlöf A, Ortega FB, Sjöström M: Relationship of physical activity, fitness, and fatness with clustered metabolic risk in children and adolescents: The European Youth Heart Study. J Pediatr 2007;150:388–394.

9   Brage S, Wedderkopp N, Ekelund U, Franks PA, Wareham NJ, et al: Features of the metabolic syndrome are associated with objectively measured physical activity and fitness in Danish children: the European Youth Heart Study (EYHS). Diabetes Care 2004;27:2141–2148.

10 Gutin B, Barbeau P, Litaker MS, Ferguson M, Owens S: Heart rate variability in obese children: relations to total body and visceral adiposity, and changes with physical training and detraining. Obes Res 2000;8:12–19.

11 Gutin B, Yin Z, Johnson M, Barbeau P: Preliminary findings of the effect of a 3-year after-school physical activity intervention on fitness and body fat: the Medical College of Georgia Fitkid Project. Int J Pediatr Obes 2008;3(suppl 1): 3–9.

12 Nassis GP, Papantakou K, Skenderi K, Triandafillopoulou M, Kavouras SA, et al: Aerobic exercise training improves insulin sensitivity without changes in body weight, body fat, adiponectin, and inflammatory markers in overweight

and obese girls. Metab Clin Exp 2005;54: 1472–1479.

13 Carrel AL, Clark RR, Peterson S, Eickhoff J, Allen DB: School-based fitness changes are lost during the summer vacation. Arch Pediatr Adolesc Med 2007; 161:561–564.

14 Malina RM: Childhood and adolescent physical activity and risk of obesity in adulthood; in Bouchard C, Katzmarzyk PT (eds): Advances in Physical Activity and Obesity. Champaign, Human Kinetics, 2010, pp 111–113, 376–377.

15 Physical Activity Guidelines Advisory Committee: Physical activity guidelines advisory committee report 2008, part G, section 9: youth. Washington, US Department of Health and Human Services, 2008. www.health.gov/paguidelines.

第五节　儿童早期的营养与今后长期的健康

Berthold Koletzko

关键词

有关长期健康的代谢程序,早期的生长发育和成人期的健康,母乳喂养与肥胖症,围生期营养,疾病危险性的预防

内容要点

- 儿童早期是生长发育的关键阶段,在此期间营养和代谢的诸多因素可能产生深远的导向影响,对今后时期乃至成人期的健康都有重要意义。
- 体外试验、动物模型试验、回顾性或者前瞻性流行病学调查以及干预性试验研究的结果已经提供了儿童早期营养对今后长期健康具有导向影响的证据。
- 妇产科和儿科学的研究进展有望在将来降低成人期疾病的风险程度。
- 儿童早期营养对于长期健康的导向作用表明了在此方面进一步开展研究的重要价值。

简介

　　大量的流行病学调查、动物试验和临床研究的结果充分表明,儿童早期是生长发育的关键阶段,在此期间营养和代谢的诸多因素可能产生深远的导向影响,对今后时期乃至成人期的健康都有重要意义[1-3]。目前提出的"生物学导向(biological programming)"的定义为:在出生后早期的关键阶段中,生长发育迅速而且可塑性强,各种环境因素引起的生理性或者功能性、健康或者疾病风险方面的损害都可能对今后长期的健康产生影响。生物学导向的概念在1974年由Dorner提出[4],以后由于Barker等人发表的流行病学调查结果而令世人瞩目[5,6]。他们的调查结果显示,出生体重以及1岁时的体重分别与成人期发生的高血压、糖尿病和冠心病的危险性之间存在显著的负相关(图1)。这些研究结果促使人们进一步去研究出生前后的营养和生长状态对今后健康和疾病风险的长期影响。探讨上述现象的发生机制以及代谢导向趋势的研究结果为有效降低母亲孕期和婴儿期疾病发生的风险提供了证据和契机,通过妇产科和儿科学工作者的努力,将可能由此提高人群的长期健康水平。基于这种成人期疾病源于出生早期影响的假说,预防医学的定义将被改变,内容涉及目前影响全球死亡率和致残率的多数疾病,包括肥胖症、糖尿病、高血压、冠心病、脑血管疾病以及多种癌症。

　　上述早期的生物学导向变化与今后长期健康相关的概念得到生理学、流行病学和临床研究的支持[1-3]。在出生前后的"生长发育快速可塑期"期间发挥作用的营养和代谢因素包括调节细胞发生、器官发生、内分泌代谢、表观遗传学的基因表达等,因此导致代谢的导向变化,从而影响今后长期的健康和疾病发生的风险性(图1)。早期营养状态及其引起的代谢导向和最终导致疾病发生机制的假说如图2所示(目前主要

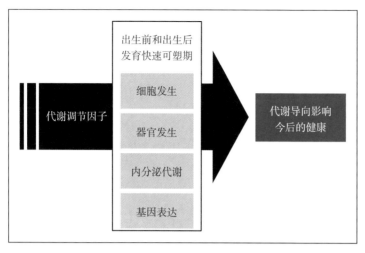

图1　在出生前后的"生长发育快速可塑期"期间发挥作用的营养和代谢因素包括调节细胞发生、器官发生、内分泌代谢、表观遗传学的基因表达等，因此导致代谢的导向变化，从而影响今后长期的健康和疾病发生的风险性

摘自 Koletzko et al.[3]

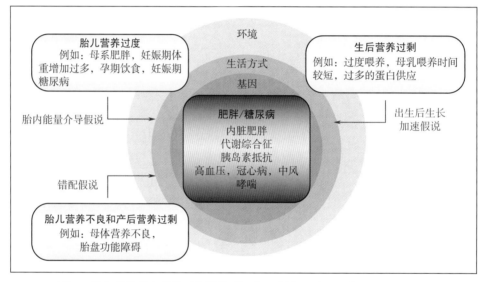

图2　早期营养状态及其引起的代谢导向和最终导致疾病发生机制的假说

摘自 Koletzko et al.[3]

针对肥胖症、糖尿病及其并发的慢性疾病），包括：①胎内能量介导；②出生后生长加速；③错配。

　　许多临床随机试验的研究结果已经为早期营养对今后健康的生物学导向作用提供了有力的证据，例如在澳大利亚南部进行的LIMIT临床随机试验。在这个研究中2212名体重超重孕妇（MBI>25）被随机分为对照组（常规照顾）和辅导实验组，后者被鼓励接受适宜的碳水化合物和低饱和脂肪酸膳食，同时增加生理活动（给予有关营养的3次会议辅导和3次电话咨询）。研究结果显示，二组在大于胎龄儿的出生数量方面没有明显差异（RR 0.90），但是辅导实验组中出生体重超过4000g的风险明显降低（RR0.81；P=0.03；需治疗人数：28）。对以往的研究结果进行系统的回顾性分析后发现，出生体重超过4000g的新生儿今后在成人期中肥胖症发生的风险将上升2倍[8]，由此看来，LIMIT临床随机试验的结果是非常有意义的。显然,妊娠期间的干预措施具有深远的预防价值,值得进一步深入研究。

　　婴儿喂养方式也可能改变生物学导向从而影响以后肥胖症发生的危险性。我们曾经在德国巴伐利亚州的 9000 多名儿童中进行过母乳喂养儿体重生长的长期随访研究,观察母乳喂养婴儿体重增长的动态趋势[9]。结果表明,人工喂养婴儿中以后发生肥胖症的比例(4.5%)明显高于母乳喂养儿(2.8%),母乳喂养的持续时间与以后肥胖症发生率之间存在一种负的量效关系。这种母乳喂养降低肥胖症发生风险的作用与社会阶层和生活方式无关。对调查资料中的混杂因素进行剔除后,校正分析的结果仍然表明母乳喂养是防止肥胖症(OR0.75,95%CI 0.57~0.98)以及体重超重(OR0.79,95% CI 0.68~0.93)发生的重要因素,母乳喂养的持续时间与今后发生超重或者肥胖症危险性之间存在明显的相关性(图 3)。

　　母乳喂养可以防止肥胖症发生的研究结果也见于其他的研究报道,但是也有报道称没有发现母乳喂养具有防止肥胖症发生的功效。对一些队列研究、病例对照研究的结果进行系统分析和 Meta 分析后发现,母乳喂养表现出微弱但是明确的预防作用[10]。许多研究结果都是基于对对象的观测分析,在这些研究中母乳喂养儿并没有通过随机抽样选取和分组,而且混杂因素也没有被剔除。唯有在 Belarus 进行的研究中运用了随机抽样的方法,其研究结果没有发现母乳喂养具有防止肥胖症的作用,但是在此研究中

被观察的婴儿基本上都是母乳喂养儿,研究的内容主要是母乳喂养的持续时间,并没有包括人工喂养儿[11]。因此,这个研究结果并不能充分说明母乳喂养对于今后的肥胖症的发生是否具有影响[12]。

　　对于母乳喂养预防疾病的机制曾经提出过不少假说,其中生物学假说似乎比较成熟。我们认为母乳喂养的预防作用至少部分是由于生后 1 岁内母乳喂养婴儿的生长速度相对比较慢以及母乳中的蛋白质含量相对比较低。

　　在出生后 1 岁期间,人工喂养儿表现出体重和身长增长得比较快,在 1~2 岁期间体重的增长速度依然高于母乳喂养儿,显示出发生体重超重和肥胖的风险明显增高[10]。

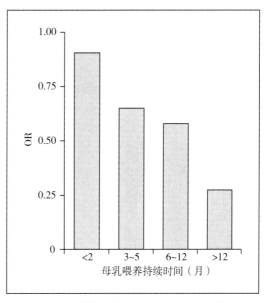

图 3　母乳喂养持续的时间越长,今后在学龄期发生肥胖症的风险越低。结果来自德国的巴伐利亚州 9000 余名儿童的调查研究。摘自 Koletzko et al.[3]

表 1　6 岁儿童肥胖患病率及 RR 的对照数据

低蛋白	高蛋白	未校正 RR,OR	p	未校正 RR,OR	p	母乳喂养组
4.4%	10%	2.43(1.12~5.27)	0.064	2.87(1.22~6.75)	0.016	2.9%

摘自 Weber,et al.[14]

母乳喂养儿与人工喂养儿之间的生长模式不同可能缘于摄入食物的构成不同,人工喂养儿在 3~12 个月期间的热量供应量比母乳喂养儿高出 10%~18%,蛋白质供应量更高(比母乳喂养儿高出 55%~80% 左右)。流行病学的调查结果显示,在儿童早期蛋白质摄入量过高(热量、脂肪和碳水化合物摄入量正常)与早期体内脂肪的堆积以及 BMI 升高有非常密切的关系。因此有人提出"早期蛋白质假说",认为人工喂养儿摄入蛋白质含量过多的配方乳,可能导致今后发生肥胖症的危险性增加。围绕这个问题在健康足月儿中进行了高蛋白质含量和低蛋白质含量配方乳喂养的临床观察试验(欧洲儿童肥胖症研究项目)。研究结果表明,接受低蛋白质含量配方乳(含量接近母乳水平)喂养的婴儿在 2 岁时的生长发育正常,其水平与母乳喂养儿相同[13]。对这些接受低蛋白质含量配方乳喂养儿童的进一步随访观察,发现在 6 岁时接受成长奶粉(follow-on formulae,含高蛋白质含量)的儿童发生肥胖的风险明显增高,显示出适宜的婴儿期喂养对今后的健康具有重要的影响。

上述研究结果揭示一种可能的机制,早期营养具有代谢的导向作用。进一步研究儿童早期营养对今后长期健康的影响,必将有助于制订改善妊娠期和哺乳期孕妇及其婴儿营养的策略和措施。

总结

● 妊娠期和哺乳期孕妇及其婴儿的营养不仅对于子代当时的生长发育具有重要影响(如胎内和出生后的体重增加和功能成熟),而且对于儿童今后长期的健康(直至成人期)都有不可忽视的作用。

● 孕妇在妊娠期的适宜营养和生理活动能够降低其子代今后发生肥胖症的潜在风险。

● 比较人工喂养而言,母乳喂养儿今后发生超重或者肥胖症的危险性明显降低,从公共卫生的角度出发,此点显然非常重要。

● 婴幼儿早期摄入过多蛋白质或者热量可以导致今后发生与膳食营养相关的常见慢病(诸如肥胖症、糖尿病和心血管疾病)的危险性。

● 减少婴儿配方或者成长奶粉配方中蛋白质含量使其接近母乳的水平,接受这种低蛋白质含量奶粉的儿童到达学龄期后肥胖症发生的风险显著降低。

参考文献

1 Brands B, Demmelmair H, Koletzko B; EarlyNutrition Project: How growth due to infant nutrition influences obesity and later disease risk. Acta Paediatr 2014;103:578–585.

2 Berti C, Cetin I, Agostoni C, Desoye G, Devlieger R, Emmett PM, Ensenauer R, Hauner H, Herrera E, Hoesli I, Krauss-Etschmann S, Olsen SF, Schaefer-Graf U, Schiessl B, Symonds ME, Koletzko B: Pregnancy and infants' outcome: nutritional and metabolic implications. Crit Rev Food Sci Nutr 2014, Epub ahead of print.

3 Koletzko B, Brands B, Chourdakis M, Cramer S, Grote V, Hellmuth C, Kirchberg F, Prell C, Rzehak P, Uhl U, Weber M: The power of programming and the early nutrition project: opportunities for health promotion by nutrition during the first thousand days of life and beyond. Ann Nutr Metab 2014;64:141–150.

4 Dörner G: Perinatal hormone levels and brain organization; in Stumpf WE, Grant LD (eds): Anatomical Neuroendocrinology. Basel, Karger, 1975, pp 245–252.

5 Barker DJ: The origins of the developmental origins theory. J Intern Med 2007;261:412–417.

6 Gillman MW, Jaddoe VW: Appreciating David Barker (1938–2013). Ann Nutr Metab 2013;63:291–292.

7 Dodd JM, Turnbull D, McPhee AJ, Deussen AR, Grivell RM, Yelland LN, Crowther CA, Wittert G, Owens JA, Robinson JS: Antenatal lifestyle advice for women who are overweight or obese: LIMIT randomised trial. BMJ 2014; 348:g1285.

8 Yu ZB, Han SP, Zhu GZ, Zhu C, Wang XJ, Cao XG, Guo XR: Birth weight and subsequent risk of obesity: a systematic review and meta-analysis. Obes Rev 2011;12:525–542.

9 von Kries R, Koletzko B, Sauerwald T, von Mutius E, Barnert D, Grunert V, von Voss H: Breast feeding and obesity: cross sectional study. BMJ 1999;319:147–150.

10 Koletzko B, Chourdakis M, Grote V, Hellmuth C, Prell C, Rzehak P, Uhl H, Weber M: Regulation of early human growth: impact on long-term health. Ann Nutr Metab 2014, in press.

11 Martin RM, Patel R, Kramer MS, Guthrie L, Vilchuck K, Bogdanovich N, Sergeichick N, Gusina N, Foo Y, Palmer T, Rifas-Shiman SL, Gillman MW, Smith GD, Oken E: Effects of promoting longer-term and exclusive breastfeeding on adiposity and insulin-like growth factor-I at age 11.5 years: a randomized trial. JAMA 2013;309:1005–1013.

12 Ruckinger S, von Kries R: Breastfeeding and reduced risk of childhood obesity: will randomized trials on breastfeeding promotion give the definite answer? Am J Clin Nutr 2009;89:653–655, author reply 655.

13 Koletzko B, von Kries R, Closa R, Escribano J, Scaglioni S, Giovannini M, Beyer J, Demmelmair H, Gruszfeld D, Dobrzanska A, Sengier A, Langhendries JP, Rolland Cachera MF, Grote V: Lower protein in infant formula is associated with lower weight up to age 2 years: a randomized clinical trial. Am J Clin Nutr 2009;89:1836–1845.

14 Weber M, Grote V, Closa-Monasterolo R, Escribano J, Langhendries JP, Dain E, Giovannini M, Verduci E, Gruszfeld D, Socha P, Koletzko B; European Childhood Obesity Trial Study Group: Lower protein content in infant formula reduces BMI and obesity risk at school age: follow-up of a randomized trial. Am J Clin Nutr 2014;99:1041–1051.

第六节　食品安全

Hildegard Przyrembel

关键词

食品安全,食品卫生,残留物,污染物,产品,加工过程,制备过程,贮存,标准,食品法典

内容要点

- 食品对婴儿和年幼儿童的安全性可通过临床研究来评价,其中涉及微生物和化学性质的安全性必须经过风险评估来鉴定,并且通过法律进行监测管理。
- 年幼儿和未成熟的婴儿特别易受食品中微生物和化学物质的危害。
- 在为婴儿和年幼儿童制作食品时应该特别注意饮用水的安全,包括化学性和微生物两方面。
- 如果处理、准备和贮存不当,所谓"安全的食物产品"可能会变得不安全。

简介

在营养学领域进行大量临床验证的基础上,有关营养安全性的研究已经取得许多成果[1-2],食物在化学性和微生物方面的安全性受到检测,并且已经成为全球范围内制订食品生产的规章制度、标准和食品生产法典的重要内容,如联合国粮农组织(FAO)和世界卫生组织(WHO)在1961年制订的食品生产法典,已为各国立法执行。许多由独立专家组成的学术团体建议,通过毒理学和微生物学的检测方法,尽量减少食品中各种残留物、污染物、自然产生的毒素、食品添加剂和传染因子的含量,从而降低食源性疾病发生的危险性。FAO已经建立了食品安全紧急预防系统,包括"早期预警、紧急预防和快速应对"三个方面,作为国际性的反应系统处理全球性的食品安全紧急状态下的预防和管理事宜[3]。

食源性疾病是伴随食物进入机体的各种致病因子引起的,是一个逐渐严重的公共卫生问题。每年有300万人死于食品和水源性腹泻病,其中大部分是儿童。在发达国家,每年中食源性疾病的发生率高达30%,多数由微生物引起,诸如细菌、病毒、原虫和寄生虫,其他还可由自然产生的毒素引起,如真菌毒素、持续的有机物污染如二噁英和多氯联苯(PCBs)、重金属如铅、镉和汞等等。

然而,通过确保动植物健康、应用危害分析和控制临界点(HACCP)原则和卫生监测等途径生产出来的安全食品[4],最后还需要消费者对其进行合适的卫生处理才是真正安全的。

残留物

食物中的残留物来自各种食品添加剂、杀虫剂和兽用药物的人为遗留,目前根据实践经验对这些物质的最大残留量(MRLs)作出规定(使用的剂量达到理想效果即可,不再增高剂量)。MRLs必须和每日适宜摄入量(ADI)水平相匹配,必须保证每天摄入的化学物总量在一生中都不会造成健康危害。

上述规定不适用于小于 3 个月的婴儿人群，因为与成人相比，婴儿和年幼儿童的食物模式简单、单位体重消耗的食物数量较多，因此提供婴儿和年幼儿童食物中的杀虫剂 MRLs 水平应该较低[5]，或者明确规定（例如在欧共体）提供给婴儿和年幼儿童的谷物中禁止使用一些杀虫剂[6]。根据国际准则，供应婴儿和年幼儿童的婴儿配方奶和谷物制品中的残留物水平应"尽最大程度减少"[7-9]。

污染物

食物中的环境污染物通常并非故意人为且难以避免（如二噁英，PCBs 和重金属），或者有些是在食品的加工过程中产生的。自然产生的污染物是真菌引起的真菌毒素，特别是在谷物、坚果和果汁中。它们在正常的烹饪温度下非常稳定，对肝脏和（或）肾脏有毒性，有些在啮齿类动物实验中显示是致癌的。在世界上大多数国家已设置了各种食物种类和动物饲料中的各种真菌毒素

的最高限量[10,11]。由于目前在食物和饲料中不可能完全消除真菌毒素，因此应该将真菌毒素尽可能降到较低的水平。

硝酸盐是一种污染物，通常积聚在一些植物中，有时可能存在于水井中。已经对婴儿食用的即食蔬菜粉中的硝酸盐水平设定了一个最高限量。硝酸盐本身的毒性并不很强，但它特别容易转变成亚硝酸盐；亚硝酸盐能和食物的仲胺结合形成致癌的亚硝胺，每天摄入硝酸盐 7mg/kg 的小婴儿有可能被诱导发生高铁血红蛋白血症，尤其是对胎儿血红蛋白水平依然较高的婴儿和（或）伴随有胃肠道或尿路感染的婴儿。家庭制作的蔬菜泥可能存在潜在的高含量硝酸盐（萝卜、甜菜、茴香、生菜、苤蓝、菠菜），因此不应贮藏和重新加热。

食品添加剂和污染物专家委员会（JECFA）和欧洲食品安全局（EFSA）共同制订了污染物每周摄入耐受量的初步规定（PTWI, 表 1）。

表 1 食物中一些相关污染物的毒理学资料

污染物	近期评价	观测对象	相关损害	LOAEL 每天每 kg 体重	(P)TWI 每周每 kg 体重
甲基汞	JECFA, 2003 NRC, 2000 EFSA, 2012	围生期儿童	神经行为发育		PTWI 1.6g PTWI 0.7g TWI 1.3g
铅	JECFA, 2000 2012 年被 EFSA 和 JECFA 收回	人群	神经毒性		PTWI 25g
镉	JECFA, 2010 EFSA, 2011	人群	肾毒性		PTWI 5.8g TWI 2.5g
二噁英和类二噁英 PCB	SCF, 2001	老鼠	发育, 生殖		TWI 14pg WHO-TEQ
赭曲霉毒素 A	JECFA, 2001; EFSA, 2006, 2010	猪	肾毒性	8g 8g	TWI 100ng TWI 120ng

LOAEL= 最低可观察到的不良作用水平；NRC= 国家研究委员会（USA）；SCF= 欧盟食品科学委员会；TEQ= 毒性当量

重金属污染(特别是在海产品中的甲基汞、植物中来自土壤的镉、植物中来自大多数工业废弃物的铅和动物中来自被污染的饲料)对儿童而言需要特别关注,因为这些重金属的半衰期长,并且可以产生损害儿童神经行为的神经毒性和肾脏毒性副作用。

有机卤化合物,如二噁英和PCB,能在机体脂肪内积聚并持续存在很多年。它们对发育、生殖、免疫和内分泌系统都有不良作用。在食品法典中已经制订了重金属和有机卤化合物含量的最高推荐量,有些国家也通过法律做了限定。

食品毒理学

对食品中残留物的危险性评价方法不同于对污染物的评价,但是二者的评价过程是相似的。通过在易感物种中进行的易感性试验的结果,设定残留物的"没有可观察到的不良作用水平"(NOAELs),并将NOAELs值除以一个安全系数(大多数是除以100),以校正物种间和物种内的敏感度变异,然后在此基础上制订每日适宜摄入量(ADIs)。安全系数可根据获得资料的数量和质量来修订,并用于衡量不良作用的严重程度和不可逆性。同样的步骤程序也应用在制订污染物的每天可耐受摄入量(TDI)的计算上。对于半衰期长的污染物则制订每周可耐受摄入量TWI,有时是一个暂时可耐受的每周摄入量(PTWI,如果资料不足)。具体做法是将NOAELs除以消费者的实际暴露量得到一个安全界限的估计值。

对于具有遗传毒性和(或)致癌活性的化学物不设假定阈值。取代的指标是暴露界值,根据动物致癌性研究中显示的量效反应曲线,再对照儿童的摄入量,制定二者之间的比值作为暴露界值,暴露界值超过10 000被认为对健康的影响较低[12]。

短期内摄入超过ADI/TDI的残留物/污染物不一定意味着随即发生对健康的不良作用。然而,儿童是特别脆弱的,且今后的生命之路还很长,对他们而言不良作用可持续的时间更长。表1所列的是一些重要污染物的毒理学资料。

传染性食源性疾病

食品受到微生物污染可发生在整个食品生产、加工和贮藏链中的任何环节。从动物传播到人类的人兽共患性传染病中最重要的致病菌是沙门氏菌、分枝杆菌、布鲁司菌、弯曲菌、李斯特菌、弓形虫、鼠疫杆菌以及寄生虫如旋毛虫病和棘球绦虫。

食源性病毒性疾病,如诺如病毒腹泻和甲型肝炎的发病率正在上升。究其原因主要和新鲜的食品有关(而不是工业化生产的食品),或者是被感染的食品加工者污染了食品。

5岁以下儿童的传染性疾病死亡率要比营养不良儿童高出2倍。除了努力促进食品的质量和数量的提高外,提倡和加强母乳喂养或者再次哺乳(如果可能),是将食物中病原体暴露危险降到最小的重要方法,且能从母乳提供的保护因子中获益[13]。

婴儿配方奶

用母乳替代品喂养需要有清洁而安全的饮用水和烹饪设施[14]。针对婴儿配方奶粉的阪崎肠杆菌(E.sakazakii)污染,消费者应用HACCP原则进行预防是一个典型案例。这个微生物可以导致败血症、脑膜炎、渐进性坏死性小肠结肠炎的暴发,特别是在早产儿和小于2个月的小婴儿中。虽然总的发病率看起来很低,但是报道的死亡率在20%~50%之间。婴儿配方奶粉不是无菌的,即使是在严格卫生的条件下生产,低数量的大肠埃希菌检出率(1~3/g)是不可避免的。在干燥的配方奶粉中阪崎肠杆菌不会生长,但是在经水冲调后在温度 >5℃的条件下开始繁殖。在温度 >60℃下被杀死。减少传染威胁的措施包括在无菌的条件下用煮沸的水（>70℃）调配、适当冷却后立即喂食、限制喂食间隔时间、在室温下将奶瓶浸泡至少 4 小时以及丢弃未吃完的残余奶[15-17]。

总结

● 在家中和其他地方安全制备食品的实用建议（表 2）。

表 2　安全加工、制备和贮藏食品的建议

– 制备食品和喂养前洗手
– 上完厕所后洗手
– 使用安全水或处理水源使其变成安全水
– 冲洗和清洁准备制作食品的桌面和用具
– 使用清洁用具来制备和盛装食品
– 冲洗水果和蔬菜，特别是生吃的水果和蔬菜
– 将生熟食品分开，且准备的时候用具要分开
– 将新鲜的没有经过巴氏消毒的牛奶煮开

续表

– 食物要煮透，特别是肉、家禽、鸡蛋和海产品（内部温度至少达到 70℃）
– 食品准备好后立即食用
– 食品在食用前保持温度（>60℃）
– 不要将煮好的食物在室温下保存超过 2 小时
– 没吃完的煮好的食品丢弃或放入冰箱保存（最好 <5℃）
– 将所有制作好的食品和易腐坏的食物立即放入冰箱保存（最好 <5℃）
– 贮藏生食和熟食的容器要分开
– 贮藏食品最好是干货
– 不要贮藏食品太长时间（即使在冰箱内）
– 不要食用过期食品
– 不要在室温下解冻冷冻食品
– 充分加热贮藏的熟食（>70℃）

● 保证食品的安全性主要是食品生产商的责任。
● 食品的微生物安全性是食品生产商、食品制备和提供者应该共同承担的责任。

参考文献

1　Aggett PJ, Agostoni C, Goulet O, Hernell O, Koletzko B, Lafeber HL, Michaelsen KF, Rigo J, Weaver LT: The nutritional and safety assessment of breast milk substitutes and other dietary products for infants: a commentary by the ESPGHAN Committee on Nutrition. J Pediatr Gastroenterol Nutr 2001;32:256–258.

2　Aggett P, Agostoni C, Axelsson I, Goulet O, Hernell O, Koletzko B, Lafeber HN, Michaelsen KF, Morley R, Rigo J, Szajewska H, Weaver LT; ESPGHAN Committee on Nutrition: Core data for nutrition trials in infants: a discussion document – a commentary by the ESPGHAN Committee on Nutrition. J Pediatr Gastroenterol Nutr 2003;36:338–342.

3　FAO: EMPRES Food Safety: Emergency Prevention System for Food Safety. Strategic plan. Rome, FAO, 2010. http://www.fao.org/docrep/012/i1646e/i1646e00.htm.

4　FAO: Food Quality and Safety Systems: a training manual on food hygiene and the Hazard Analysis and Critical Control Point (HACCP) System. Rome, FAO, 1998. http://www.fao.org/docrep/W8088E/W8088E00.htm.

5　Schilter B, Renwick AG, Huggett AC: Limits for pesticide residues in infant foods: a safety-based approach. Regul Toxicol Pharmacol 1996;24:126–140.

6　Commission Directive 2006/141/EC of 22 December 2006 on infant formulae and follow-on formulae and Amending Directive 1999/21/EC. Offic J Eur Union 30.12.2006:L 401/1–33.

7　FAO/WHO: Standard for infant formula and formulas for special medical purposes intended for infants. CODEX STAN 72 – 1981, amended 1983, 1985, 1987, 2007, 2011.

8　FAO/WHO: Standard for follow-up formula. CODEX STAN 156 – 1987, amended 1989, 2011.

9　FAO/WHO: Codex standard for processed cereal-based foods for infants and young children. CODEX STAN 074 – 1981, rev 2006.

10　FAO: Worldwide regulations for mycotoxins in food and feed 2003. Food and Nutrition Paper, vol 81. Rome, FAO, 2004. http://www.fao.org/docrep/007/y5499e/y5499e04.htm.

11　FAO/WHO: Codex standard for contaminants and toxins in food and feed. CODEX STAN 193 – 1995, rev 1997, 2006, 2008, 2009, amended 2010, 2012.

12　Larsen JC: Risk assessment of chemicals in European traditional foods. Trends Food Sci Technol 2006;17:471–481.

13　WHO: Guiding principles for feeding infants and young children during emergencies. Geneva, WHO, 2004.

14　Howard G, Bartram L: Domestic water quantity, service level and health. Geneva, WHO, 2003. WHO/SDE/WSH/3.02.

15　FAO/WHO: Enterobacter sakazakii and other microorganisms in powdered infant formula. Rome/Geneva, FAO/WHO, 2004. http://www.who.int/foodsafety/publications/micro/es.pdf.

16　FAO/WHO: Enterobacter sakazakii and Salmonella in powdered infant formula. Rome/Geneva, FAO/WHO, 2006. ftp://ftp.fao.org/docrep/fao/09/a0707e/a0707e00.htm.

17　FAO/WHO: Enterobacter sakazakii (Cronobacter spp.) in powdered follow-up formula. Rome/Geneva, FAO/WHO, 2008. ftp://ftp.fao.org/docrep/fao/011/i0453e/i0453e00.pdf.

第七节　胃肠道发育、营养物质的消化和吸收

Michael J. Lentze

关键词

营养素的消化,吸收,胎内的肠道发育,胃肠道动力

内容要点

- 人类胎儿的胃肠道在第 24 孕周已经具备消化吸收营养物质的能力。
- 即使是早产儿也已经能够消化吸收宏量营养素。
- 在胎儿期,特别是对早产儿,限制肠道功能的主要因素是胃肠道动力的发育。

简介

人类胚胎期的胃肠道(GI)发育是宫外生命生存的先决条件。胃肠道的消化吸收能力以及免疫防御功能是婴儿生命早期正常生长和健康的保障。体重低于 1000g 的早产儿存活率在上升,对新生儿科医生而言,了解这些极低出生体重儿(VLBW)的胃肠道的消化和吸收功能从而正确处理喂养问题,已经成为非常重要的内容。

胃肠道有消化、吸收、排泄和屏障功能。此外,它还是内分泌器官和免疫系统的一部分,分泌产生大量的肠道激素(例如胃饥饿素、YY 肽、胃泌酸调节素、饱感调节素、缩胆囊素、胰胆分泌调节素、胰高血糖素样肽 1 和 2),人体大部分的免疫活性细胞都存在胃肠道,包括 80% 的免疫球蛋白生成细胞。

在胎儿期,不同器官之间的相互作用、胃肠道复杂结构和功能的发育使得新生儿已经具备消化道系统的基本功能,提供了出生后存活的条件。包括对营养素在肠道内的消化、吸收和运输,对大量菌群和其共生菌的屏障功能以及识别抗原避免变态反应发生。

人类肠道起源于胚胎的内胚层,在胚盘折叠过程中被卵泡的背部包裹。在第 4 孕周时,第一个管从口腔到肛门有 4mm 长。在孕期它延长近 1000 倍直到足月。足月时的胃容量约为 30ml,小肠长度为 250~300cm,大肠长度为 30~40cm。从第 9 孕周到出生之间,小肠经历了惊人的变化,从一个未分化上皮细胞组成的简单分层上皮组织变成一个充分分化的具有绒毛和腺窝的器官[1]。在孕 16~18 周开始形成 Peyer 斑,同时第一个淋巴细胞开始出现在固有层(lamina propria)[2]。

与形态学变化相平行,在胎儿发育期间,胃肠道的消化和吸收功能开始在第 10 孕周开始出现,并在第 26 孕周和足月或生后头 1 个月之间充分表达它们的活性。

刷状缘酶、乳糖酶、麦芽糖酶 - 葡萄糖淀粉酶和蔗糖酶 - 异麦芽糖酶在第 10 孕周最先出现(图 1)。蔗糖酶 - 异麦芽糖酶在第 25 孕周就有充分的活性,而乳糖酶活性在第 32 孕周充分发育[3,4]。由于乳糖是母乳中的主要糖分,因此第 32 孕周以前出生的早产儿接受母乳或含乳糖的早产儿配方奶喂养时,可能存在乳糖酶活性不足。但是,即使是在极低出生体重儿中,小肠的总乳糖酶活性将乳糖水解成葡萄糖和半乳糖还是足够的。

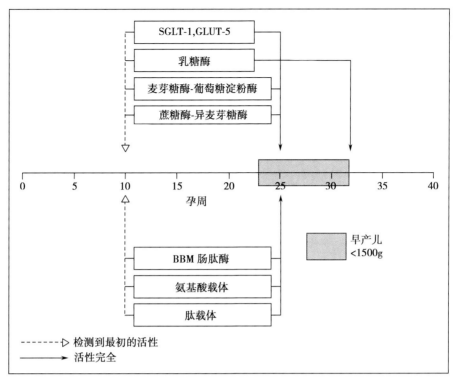

图 1　胎儿期刷状缘酶和载体的发育

葡萄糖和半乳糖、钠依赖葡萄糖载体 -1（SGLT-1）的转运系统在第 25 孕周已经充分发育好，葡萄糖载体 -5（GLUT-5）也同样如此[5]。就蛋白质消化而言，胰腺酶、胰蛋白酶、糜蛋白酶、羧基肽酶最先在第 24 孕周即出现（图 2），到第 26 孕周活性完全。胰蛋白酶原在第 24 孕周被肠激酶激活。刷状缘肽酶、氨基酸载体和肽载体在第 10 孕周开始有转运活性，到第 25 孕周活性完全[6]。在 VLBW 婴儿中，蛋白质的消化以及氨基酸与双肽的吸收功能已经具备。脂肪的消化依靠各种脂肪酶和胶粒的合成能力，相关的脂肪酶（如胃和胰脂酶）的活性最先在第 24 孕周可被检测到，其活性发育要持续到足月生后才完全成熟。在母乳喂养儿中，母乳脂肪酶（胆盐激活性脂肪酶）在生后头几周内增强了脂肪的消化[7]。淀粉的消化功能是在孕期和生后最晚发育成熟的，胰淀粉酶在第 22 孕周最先被检测到，但是一直要

晚到出生后 6 个月其活性发育才完全成熟。早产儿或足月儿都很难消化大量的淀粉，但是少量的淀粉则没有问题，因为直链淀粉和支链淀粉也可以通过水解蔗糖酶 - 异麦芽糖酶和麦芽糖酶 - 葡萄糖淀粉酶的途径被水解[8]。

虽然对早产儿而言，胃肠道的消化和吸收能力已经为出生后的外界生活做好了准备，但是其不成熟的胃肠道动力是个限制因素。肠道对大量食物的消化依赖于肠道的成熟。在孕周小于 31 周的早产儿中，接受持续的低剂量肠内喂养后，小肠常常没有产生正常的进食后肠道活动[9]。在胎龄 31 周和 35 周之间的早产儿中，大量的喂食可引起婴儿消化道的进食后活动，在禁食状态下这种活动仍然能够维持，呈现为无规律叠加的进食后活动。最后，35 周胎龄以上的婴儿，接受了大量的食物喂养后，胃肠道周期性的静止活动转而成为持续性活动。这种进食后

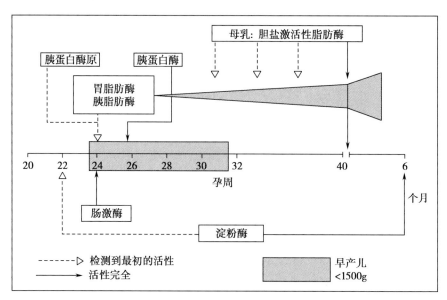

图 2 胎儿期胰腺酶、胃脂肪酶和肠激酶的发育

胃肠道动力状态是否可以通过药物得到改善,比如给予皮质醇,还有待于证实[10,11]。

总结

应该充分了解小于 35 周胎龄早产儿的胃肠道的生理功能。胃肠道的消化和吸收功能在 24 孕周后发育迅速,而此时胃肠道动力依然很低。低出生体重儿或极低出生体重儿可以喂小剂量的早产儿配方奶粉或者强化母乳。就 31 孕周以上的早产儿而言,经口喂养的数量多少已经不是主要的问题,应该更加关注宏量营养素的消化和吸收。此阶段中蛋白质能被很好地消化和吸收;碳水化合物中乳糖也能被很好地消化吸收,但是只有小剂量的淀粉可以被消化;脂肪的消化能力从 26 孕周后很快上升,如果采取母乳喂养,由于母乳中含有脂肪酶,脂肪消化的能力能够得到增强。

参考文献

1 Moxey PC, Trier JS: Development of villous absorptive cells in the human fetal small intestine: a morphological and morphometric study. Anat Rec 1979;195:463–482.

2 Owen WL, Jone AL: Epithelial cell specialisation within human Peyer's patches: an ultrastructural study of intestinal lymphoid follicles. Gastroenterology 1974;66:189–203.

3 Lentze MJ: Die Ernährung von Frühgeborenen unter 1,500 g: Enterale Voraussetzungen. Monatsschr Kinderheilkd 1986;134:502–507.

4 Menard D: Development of human intestinal and gastric enzymes. Acta Paediatr Suppl 1994;405:1–6.

5 Davidson NO, Hausman AM, Ifkovits CA, Buse JB, Gould GW, Burant CF, Bell GI: Human intestinal glucose transporter expression and localization of GLUT5. Am J Physiol 1992;262:C795–C800.

6 Adibi SA: Regulation of expression of the intestinal oligopeptide transporter (Pept-1) in health and disease. Am J Physiol Gastrointest Liver Physiol 2003; 285:G779–G788.

7 Boehm G, Bierbach U, Senger H, Jakobsson I, Minoli I, Moro G, Räihä NC: Activities of lipase and trypsin in duodenal juice of infants small for gestational age. J Pediatr Gastroenterol Nutr 1991;12: 324–327.

8 Terada T, Nakanuma Y: Expression of pancreatic enzymes (α-amylase, trypsinogen, and lipase) during human liver development and maturation. Gastroenterology 1995;108:1236–1245.

9 Bisset WM, Watt J, Rivers RP, Milla PJ: Postprandial motor response of the small intestine to enteral feeds in preterm infants. Arch Dis Child 1989;64: 1356–1361.

10 Bisset WM, Watt JB, Rivers RP, Milla PJ: Ontogeny of fasting small intestinal motor activity in the human infant. Gut 1988;29:483–488.

11 Bisset WM, Watt JB, Rivers RP, Milla PJ: Measurement of small-intestinal motor activity in the preterm infant. J Biomed Eng 1988;10:155–158.

第八节　婴儿的肠道微生态

Akihito Endo，Mimi L. K. Tang，Seppo Salminen

关键词

微生态，益生菌，益生元，健康

内容要点

- 健康的微生态能防止疾病(不仅是胃肠道疾病)，保护和促进宿主健康。
- 婴儿的微生态定植初始于母体的妊娠期。
- "原始细菌"的初始定植被天然存在的细菌和母乳中的低聚乳糖共同强化。
- 这些原始细菌直接成为后继的微生物菌群，并构成一个正常的肠内微生态环境，贯穿人的一生。
- 1~2岁时，儿童的微生态已经类似成人。
- 在婴儿早期，微生态的后继发展如果受到干扰或者破坏，今后发生感染、炎症和过敏性疾病的风险将增加。
- 在生后第1年内，肠道微生态的定植及其后受到膳食调节的影响应该受到关注。

微生态的初始建立

初始微生态的来源

新生儿的微生物菌群在出生前后从母亲处获得的，并在出生后快速繁殖，其形成的微生态与母亲的微生态、分娩方式和出生环境密切相关[1,2]。母亲的微生态由遗传

和环境因素决定。孕后期的压力和膳食习惯对分娩时的微生态有显著作用。在妊娠后第1个和第3个三个月期间，即使是正常妊娠孕妇的微生态也会发生显著的变化[3]。这种变化会在数量和质量两方面对新生儿的微生态初始定植产生影响。随后，喂养模式(配方奶喂养或者母乳喂养)和婴儿家庭环境对微生态的菌株种类组成以及各种细菌数量的后继发展发生影响。

后继的微生态

新生儿微生物菌群的建立是逐步发生和发展的。对大鼠的研究显示，新生鼠肠内最初移植的细菌(原始细菌)能调节宿主肠内上皮细胞的基因表达，导致肠内微生物环境发生改变，从而影响随后肠内菌群定植的性质。

在新生儿，初始定植的细菌包括厌氧菌、肠细菌、大肠埃希菌、乳酸杆菌和链球菌，随后其中厌氧菌属(如双歧杆菌、拟杆菌、梭状芽孢杆菌属和乳酸菌)快速增殖。尽管最近的研究结果显示，宿主之间微生态的个体差异并不如原先想象的明显，但是分子分析的结果仍然显示在双歧杆菌数量和菌株组成上，人工喂养儿和母乳喂养儿的微生态显著不同。母乳喂养儿双歧杆菌占到总粪便中微生物菌群的60%~90%，而乳酸杆菌不到1%[1,4]。在母乳喂养儿中最常见的双歧杆菌菌株是*B.breve*、*B.infantis*和*B.longue*[5]。人工喂养儿的微生态比较复杂，受配方奶的组成成分影响，例如梭状芽孢杆菌的数量较多和比例过高等。乳酸菌的组成在母乳喂养儿和配方奶喂养儿中

相似（随地区不同有所变化），有乳酸菌属如
L.acidophilus、*L.gasseri*，其中 *L.johnsonii*，最为
常见的（结果尚未发表）。随着婴儿配方奶
粉的改良，在母乳喂养儿和人工喂养儿之间
的微生态差异已经缩小。

生后 6 个月期间的肠道微生态

出生后 4~6 个月内给予母乳喂养，婴儿
可以获得母乳中的低聚糖，有助于正常微生
物菌群的构成。通过促进双歧杆菌和乳酸
菌的优势而有助于肠道微生物菌群的正常
发育，因此提高微生态强化定植的能力。母
乳本身就是微生物的丰富来源，因此母乳喂
养有助于母婴之间微生物的交换。值得注
意的是，剖宫产母亲的微生态不同于经产道
自然生产的母亲[6]。此外，在母乳喂养的过
程中，母子之间也可通过皮肤接触和暴露于
直接环境中微生物菌群交换微生物。在母
乳喂养后期，每个婴儿都形成一个动态的独
特微生物混合体，因此每个个体都有一个独
特特征的肠道微生态。断乳、引入固体食物
和抗微生物药物治疗都会中断来自母亲的
低聚糖和微生物的供给，从而影响肠道微生
态的发育。

对生后 10 个月期间健康婴儿的菌群进
行分子分析的结果显示，生后几天的细菌系
谱单一随后逐渐发展成比较复杂而多样化
的系谱，到生后 6 个月时菌群成员种类有双
歧杆菌属、瘤胃球菌属、肠球菌属、梭状芽孢
杆菌属和肠杆菌属[1-4]。双歧杆菌属和瘤胃
球菌属菌株在肠道微生物菌群中占主导地
位，在很长时间内呈高水平稳定表达。在一
项在 6 个月婴儿中进行的研究结果显示，与
人工喂养儿相比，母乳喂养儿有较高的双歧
杆菌水平和较低的梭状芽孢杆菌数[14]。不
断发展的改良配方奶能缩小这些差异[7]。

婴儿期的正常微生态是以大量的革兰
阳性菌群和显著的双歧杆菌属优势（主要
是 *B.longum*、*B.breve* 和 *B.infantis*）为特征的。
在营造双歧杆菌为主导的正常肠道环境方
面，乳酸菌可能发挥了重要的作用。婴儿期
的正常微生态建立是非常重要的，因为它为
今后的健康肠道微生态奠定了基础。

出生 6 个月以后婴儿的肠道微生态

出生 6 个月后，微生物菌群开始变得更
多样化[1,6,9]。有些研究报道了出生后 1 年
内微生物菌群的发展（图 1）。断乳将引起

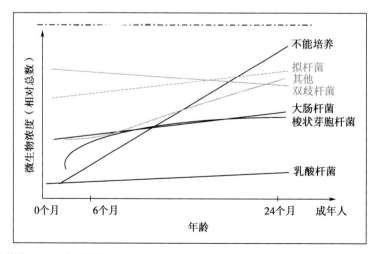

图 1 由依靠培养菌和不依靠培养菌的研究提供的肠道微生态菌群组成的相对变化，双歧杆菌的数量受膳
食、益生菌和益生元影响

微生态的改变,包括大肠埃希菌、肠球菌、拟杆菌属和厌氧的革兰阳性菌数量的上升以及肠杆菌的下降。此时,母乳喂养儿和人工喂养儿之间的差异已经消失。

虽然儿童(16个月~7岁)的双歧杆菌和肠杆菌水平依然高于成人,但是除此之外1~2岁儿童的肠道微生态已和成人相似。这种向成人微生态模式的转变可能同儿童的湿疹发生有关[9]。对于肠道淋巴组织的正常发育而言,肠道微生态具有重要作用。同样,对于肠道的黏膜屏障等作用,肠道微生态也是至关重要的。

免疫发育

新生儿肠道微生物定植对正常免疫功能发育是必需的,后者对调理肠内炎症反应和口服耐受诱导很重要。胃肠道黏膜上的免疫系统被各种各样的抗原(包括微生物和食物抗原)不断接触,这种抗原刺激对于肠道淋巴组织的发育非常重要,促进了针对病原抗原的防御反应和无害的抗原性保存低反应两个对立功能的建立和完善。在无菌环境下长大的老鼠不能发展口服耐受和持续的Th2-介导的抗体反应[11],这种免疫缺陷能被重组肠道微生物菌群来纠正,但是这种效果仅发生在新生儿期[11]。动物实验表明,宫内暴露可以导致子代微生态的改变,并且与生后24月龄时的喘息性支气管炎的发生率呈负相关[10]。

在出生后第1年内肠道的微生物菌群是如何随着婴儿的膳食变化而发生改变,同时这种改变又是如何影响肠道免疫发展的,这是一个重要的问题。对于在母乳喂养期前后的宿主微生态变化,目前尚存在不同看法。正常肠道微生态的菌株很可能通过分子识别模式刺激局部的和全身的免疫反应,例如Toll样受体能够向宿主传递抗炎症反应刺激,并且通过与宿主细菌相互作用来诱导免疫耐受。值得注意的是,儿童时期以双歧杆菌为主的肠道微生态环境可能产生较成人更多的抗炎因子,成人的肠道菌群则产生更多的前炎性因子。一个正常的微生态环境需要一个复杂的微生物菌群来维护,从而具备有效的抗致病原和抗炎症的能力。

肠道功能

肠道微生态的缺失或不足会导致肠屏障功能不足,微生态也可能影响其他的肠道功能。在断乳前,人工喂养儿比母乳喂养儿有较好的酵解复杂碳水化合物的能力,可能与人工喂养儿的肠道存在较多种类的微生物菌群有关,断乳以后,这些差异消失。与人工喂养儿比较,母乳喂养儿肠道中能够降解黏蛋白的微生物菌群建立比较迟缓,但是到6~9个月之间时两组的水平都上升了。6个月以后,由胆固醇转化到粪固醇的功能开始呈现,而且断乳以后,氨水平、酚水平、β-葡萄糖苷酶和β-葡萄糖醛酸苷酶活性增加。β-葡萄糖醛酸苷酶活性在人工喂养儿中通常较高。

正常微生态的维持和调节

在生命早期建立的正常肠道微生态必须在整个生命过程中得到维持。疾病引起的微生态偏离能通过膳食调节(如使用益生菌或益生元)得到恢复和平衡。益生菌的定义是可以通过口服途径获得,宿主健康有利的活菌。益生菌是类似健康婴儿肠道微生态的一些微生物菌群,通常被认为是安全的[12]。益生元是一些低聚糖,能促进一些有维持健康功能的微生物增殖。当然,益生元有效的前提是这些菌株已经在肠内存在。精心设计的益生菌和益生元组合可能提供建立和维持正常微生态的最佳方法,因为这些组合可以模拟母婴之间在肠道微生物和低聚糖方面的平衡关系,为新生儿提供合理的微生态的环境。

不同的益生菌株有其明显的独特作用[9]，各种益生菌株的作用不尽相同，因此一种益生菌株在临床应用前，必须先评估其个体特性。此外，不同的益生菌在使用的时间掌握方面也是重要的，对益生菌预防过敏性疾病的随机临床试验结果进行荟萃分析后发现，围生期使用益生菌有明显效果，但是出生后再使用则无效[13]。上述结果表明，在围生期使用益生菌预防过敏性疾病的必备条件。各种益生菌具有各自独特的作用，基因组学的研究进一步证明了此点。

同样，各种具有益生元作用的低聚糖也有修饰微生物菌群的不同特性，虽然大多数益生元的组成成分显示能增强双歧杆菌微生物菌群，但是对其独特的作用需要更详细的研究。在母乳中发现多种具有益菌保护作用的低聚糖（母乳低聚糖），表现出促进婴儿肠道健康的作用。有报道称，在特殊的情况下联合使用了低聚半乳糖和低聚果糖，结果显示低聚果糖能提高人体肠道内一些不知名的细菌的数量，从而对婴儿产生潜在的不利影响。因此，在评价一个益生菌或益生元的临床使用价值时，其安全性和临床效果必须首先得到验证。

总结

● 健康人的肠道正常微生态是有代谢活性的，并为宿主提供一个重要的防御机制。它的微生态发生偏离和多种疾病状态有关。母乳中的低聚半乳糖和微生物以及通过环境接触定植婴儿肠道的菌群都具有促进益菌保护的效应。

● 需要更多的详细研究来探讨婴幼儿出生后第一年内的肠道微生态以及后继微生物菌群的变化和后果。

● 婴儿期微生态的最初定植对后期健康具有至关重要的作用。双歧杆菌在这个过程中具有关键的作用。

● 母婴接触对初始微生物菌群的发展有重要的作用，这种接触在出生前提供了微生物的初始定植，在出生时提供了引入其他环境微生物的机会，并且在出生后继续通过母乳喂养促进微生态的发展。

● 出于治疗和预防疾病的目的，各种对微生态发育产生影响的益生菌和益生元的临床应用价值应该得到进一步的评价。

参考文献

1　Rautava S, Luoto R, Salminen S, Isolauri E: Microbial contact during pregnancy, intestinal colonization and human disease. Nat Rev Gastroenterol Hepatol 2012;9:565–576.

2　Jost T, Lacroix C, Braegger CP, Chassard C: New insights in gut microbiota establishment in healthy breast fed neonates. PLoS One 2012;7:e44595.

3　Koren O, Goodrich JK, Cullender TC, Spor A, Laitinen K, Bäckhed HK, Gonzalez A, Werner JJ, Angenent LT, Knight R, Bäckhed F, Isolauri E, Salminen S, Ley RE: Host remodeling of the gut microbiome and metabolic changes during pregnancy. Cell 2012;150:470–480.

4　Koenig JE, Spor A, Scalfone N, Fricker AD, Stombaugh J, Knight R, Angenent LT, Ley RE: Succession of microbial consortia in the developing infant gut microbiome. Proc Natl Acad Sci USA 2011;108(suppl 1):4578–4585.

5　Favier CF, Vaughan EE, de Vos WM, Akkermans AD: Molecular monitoring of succession of bacterial communities in human neonates. Appl Environ Microbiol 2002;68:219–226.

6　Cabrera-Rubio R, Collado MC, Laitinen K, Salminen S, Isolauri E, Mira A: The human milk microbiome changes over lactation and is shaped by maternal weight and mode of delivery. Am J Clin Nutr 2012;96:544–551.

7　Rinne MM, Gueimonde M, Kalliomäki M, Hoppu U, Salminen SJ, Isolauri E: Similar bifidogenic effects of prebiotic-supplemented partially hydrolyzed infant formula and breastfeeding on infant gut microbiota. FEMS Immunol Med Microbiol 2005;43:59–65.

8　Jost T, Lacroix C, Braegger C, Chassard C: Assessment of bacterial diversity in breast milk using culture-dependent and culture-independent approaches. Br J Nutr 2013;110:1253–1262.

9　Nylund L, Satokari R, Nikkilä J, Rajilić-Stojanović M, Kalliomäki M, Isolauri E, Salminen S, de Vos WM: Microarray analysis reveals marked intestinal microbiota aberrancy in infants having eczema compared to healthy children in at-risk for atopic disease. BMC Microbiol 2013;13:12.

10　Nermes M, Niinivirta K, Nylund L, Laitinen K, Matomäki J, Salminen S, Isolauri E: Perinatal pet exposure, faecal microbiota, and wheezy bronchitis: is there a connection? ISRN Allergy 2013; 2013:827934.

11 Sudo N, Sawamura S, Tanaka K, et al: The requirement of intestinal bacterial flora for the development of an IgE production system fully susceptible to oral tolerance induction. J Immunol 1995; 159:1739–1745.

12 van Loveren H, Sanz Y, Salminen S: Health claims in Europe: probiotics and prebiotics as case examples. Annu Rev Food Sci Technol 2012;3:247–261.

13 Tang ML, Lahtinen SJ, Boyle RJ: Probiotics and prebiotics: clinical effects in allergic disease. Curr Opin Pediatr 2010; 22:626–634.

14 Azad MB, Konya T, Maughan H, Guttman DS, Field CJ, Chari RS, Sears MR, Becker AB, Scott JA, Kozyrskyj AL; CHILD Study Investigators: Gut microbiota of healthy Canadian infants: profiles by mode of delivery and infant diet at 4 months. CMAJ 2013;185:385–394.

（王卫平）

第二章 健康儿童的营养

第一节 母乳喂养

Kim F. Michaelsen

关键词

母乳喂养,母乳,哺乳,有益健康,早产儿,艾滋病,母婴传播

内容要点

● 母乳喂养提供给婴儿最佳营养。
● 母乳喂养对婴儿健康生长发育和降低后期疾病风险有着显著的促进作用。
● 应该尽量给予婴儿纯母乳喂养6个月,并且持续母乳喂养至12个月或更长时间。
● 多数人群中的母乳喂养时间显著低于推荐量,健康专业人员在保护、促进和支持母乳喂养起着重要的作用。

简介

母乳喂养提供给婴儿最佳营养,且对母婴还有许多营养之外的益处[1-5]。因此,世界卫生组织和儿科学会建议,给予婴儿纯母乳喂养至少6个月[1,2]。在发达国家,持续母乳喂养12个月或更长的喂养方式得到普遍推荐。在高感染率的人群中的研究结果显示,母乳喂养至生后第2年或更长时间可以显著降低发病率和死亡率,因此世界卫生组织建议持续母乳喂养24个月或更长。在大多数国家,纯母乳喂养和持续母乳喂养时间均非常短,因此需要强调保护、促进和支持母乳喂养,通过公共健康平台倡导并从健康保健系统得到支持。需要强调的是,全球范围内,每年因不适宜的母乳喂养可能导致超过80万的死亡人数[5]。

母乳中的营养成分

母乳所含的热量和牛奶相同,但许多重要的营养素,如蛋白质、钠、钾、镁和锌的含量较牛奶低得多,通常只有牛奶含量的1/3~1/2(表1)。这反映了婴儿的生长速度相对较慢,因此提供生长所需的营养需求也较低。母乳中脂肪含量和牛奶相近,但乳糖含量要高得多。母乳中除了营养素外,还含有许多其他具有重要功能的物质,包括激素、生长因子、低聚糖、免疫相关物质如抗体(sIgA)、白细胞(B淋巴细胞和T淋巴细胞、中性粒细胞和巨噬细胞)、核苷酸和细胞因子。这些非营养物质都参与了母乳喂养对婴儿健康产生的短期和长期作用。

对母婴健康的积极作用

母乳喂养对婴儿期健康和发育有显著的促进作用,且对儿童期和成年期健康也有一些促进作用[1,2,6]。但是,在这些研究中很

表 1　成熟母乳和牛奶中宏量营养素和热量的平均含量

营养成分	成熟母乳（≥14 天）	所占热量百分比（%）	牛奶	所占热量百分比（%）
蛋白质	1.0g/100g	6	3.4g/100g	21
其中酪蛋白	0.4g/100g （占总蛋白质的 40%）	2.4	2.8g/100g （占总蛋白质的 80%）	17
脂肪	3.8g/100g	52	3.7g/100g	51
乳糖	7.0g/100g	42	4.6g/100g	28
矿物质	0.2g/100g	–	0.8g/100g	–
热量	66kcal/100g	100	65kcal/100g	100

摘自 Koletzko[13]

难排除一些混杂因素,如在发达国家中选择母乳喂养的母亲通常受过良好教育,且她们的孩子患病的危险性也较低。不管如何,母乳喂养的积极作用已有令人信服的证据。

母乳喂养最有证据的作用就是预防感染性疾病,特别是对腹泻和呼吸道感染[1],这是发展中国家非母乳喂养儿高死亡率的主要原因,其死亡率要数倍高于母乳喂养儿。在发达国家,母乳喂养儿患腹泻的风险只有非母乳喂养儿的 1/3[2]。母乳中所含的抗体和其他免疫物质对肠道黏膜提供的被动保护作用可以来解释这些差异,但是还有证据显示母乳喂养还能够直接促进婴儿的免疫系统功能。同样有证据显示母乳喂养对远期的健康和发育有促进作用[1,2,6],可能是由于母乳喂养对儿童免疫系统发育的影响,一些免疫相关性疾病(如哮喘、1 型糖尿病、肠道炎性疾病和一些儿童癌症)在母乳喂养儿中的发病率低于主要采取配方乳的人工喂养儿。在发达国家和发展中国家的许多研究中都发现母乳喂养对后期认知功能具有轻微的但是具有统计学意义的促进作用[6]。这个促进作用可能和母乳具有 n-3 脂肪酸和 n-6 脂肪酸的最佳比值以及含有长链多不饱和脂肪酸和 DHA 有关。母乳喂养儿在生后几个月内增重较快,但

在 12 个月时要比人工喂养儿稍微瘦些和矮些[7,第一章第一节]。这也是世界卫生组织基于母乳喂养儿的生长资料又编制了一套新的全球生长标准的主要原因[8,9,第四章第一节]。研究结果显示,这种不同的生长模式可能是母乳喂养儿在成人期罹患非传染性疾病(包括肥胖)的风险相对较低的重要原因之一。

母乳喂养同样对母亲的生理和健康有关。从全球的角度来看,最重要的作用是对排卵的抑制作用以及哺乳期停经,这对较少使用避孕药的人群而言,这些作用能扩大其生育的年龄间隔,从而对婴儿和幼儿健康具有促进作用。母乳喂养同样对母亲健康有促进作用。母乳喂养诱导母体贮存脂肪的利用,这样有助于减少过多的身体脂肪堆积。有研究显示,持续母乳喂养时间累计超过 12 个月以上的母亲中,罹患乳腺癌、卵巢癌、2 型糖尿病和风湿性关节炎的风险明显降低[2]。

母乳喂养潜在的不良作用

艾滋病传播

母乳喂养能导致艾滋病的母婴传播。在发达国家,不建议 HIV 阳性母亲进行母乳喂养。但是在感染性疾病发病率和婴儿死亡率很高的发展中国家,如果母亲接受抗

逆转录病毒药物治疗,建议母乳喂养12个月。2010年联合国组织更新了对HIV和婴儿喂养的指南[10],明确提出只有替代喂养是可接受的、可行的、可支付的、可持续的和安全的前提下,才可以禁止母乳喂养。

高钠血症性脱水

如果分娩后1~2周内母亲泌乳有困难又没有其他液体喂婴儿时,婴儿就有发生高钠血症性脱水的危险,病情严重的话会导致惊厥、脑损伤和死亡[11]。应该在母乳喂养初期通过监测和指导来预防高钠血症性脱水的发生,监测婴儿体重下降和尿排出量,一旦出现脱水症状则给予其他液体。

环境污染物

因为环境污染物尤其是脂溶性污染物在母体中的积聚现象,母乳中环境污染物的含量要比牛奶或婴儿配方奶粉高[1]。有些研究显示母体血中高水平的污染物与对婴儿健康和发育的不良影响有关。但是,很难区分污染是通过宫内暴露还是通过母乳喂养引起的。虽然,已经公认母乳喂养的积极作用大大超过其潜在的不良影响,但是减少孕妇和乳母在环境和饮食的污染物还是很重要的。

母亲药物治疗

乳母服用的大多数药物都会分泌到乳汁中。不过,只有少数药物是禁忌的。如果母亲服用过抗癌药、放射性药物、安非他命或他汀类药物,应停止母乳喂养[2]。母亲安全用药的信息参见LactMed网站[12]。

母乳喂养支持

母乳喂养的开始和持续时间会受到许多因素影响:文化观念、母亲的理念、朋友和家属的态度。健康专业人员在教育和支持母亲采用母乳喂养方面扮演了重要的角色。传统医院常规将母亲和婴儿分开、定期喂哺、提供其他饮料,都会对母乳喂养率产生

负面作用,这也是联合国儿童基金会和世界卫生组织在1992年发起爱婴医院倡议的原因。通过成功母乳喂养十步法(表2)来培训医务人员已在许多地区有效提高了母乳喂养率。健康专业人员同样需要得到培训来学习解决分娩后头几天的常见问题,比如婴儿的姿势、乳头疼痛和吸吮困难等。为阻止市场销售婴儿配方奶粉的负面影响,世界卫生组织要求市场销售的母乳替代品采用国际食品法典(见本章第三节)。

表2　世界卫生组织/联合国儿童基金会:成功母乳喂养十步法

- 有书面的母乳喂养政策和所有健康保健人员的常规交流
- 培训所有健康保健人员掌握完成这项政策的必要技巧
- 告知所有孕妇有关母乳喂养的优点和技术
- 帮助母亲在生后半小时内开始母乳喂养
- 示范给母亲看如何进行母乳喂养和保持乳汁分泌,即使她们和婴儿分开时
- 除了母乳外,不给婴儿任何其他食品或液体,除非有医学指征
- 母婴同室——也就是,允许母亲和婴儿一天24小时在一起
- 鼓励按需哺乳
- 不给母乳喂养儿任何人造乳头或橡皮乳头(也叫安慰奶头)
- 鼓励建立母乳喂养支持小组,并将刚从医院和诊所出来的母亲介绍给本小组

早产儿的母乳喂养

对早产儿来说,母乳喂养特别重要,因为母乳对不成熟的胃肠道有保护作用,能够减少发生坏死性小肠结肠炎的风险。早产儿需要较高的蛋白质供应,通过添加合适的母乳添加剂应该能够满足需要(见第三章第十四节)。如果母亲不能提供母乳喂养,应该考虑提供捐赠的母乳,可以从个体捐赠者也可以从母乳库中获得。如果使用捐赠者

母乳,需要经过某些程序,包括测试、储存和巴氏消毒[9]。

总结

● 母乳喂养儿较少罹患感染性疾病和大多数免疫相关性疾病,比如哮喘、糖尿病和肠道炎性疾病;对认知发展有轻微促进作用;对非传染性疾病如肥胖有预防作用。

● 母亲进行母乳喂养可导致哺乳期停经和扩大生育的年龄间隔时间,这对较少使用避孕药的人群很重要,并且能够降低乳房癌、卵巢癌和2型糖尿病发生的风险。

● 用母乳喂养早产儿能保护其不成熟的肠道,降低坏死性小肠结肠炎发生的危险。如果母亲不能给早产儿提供母乳,应该考虑给早产儿提供捐赠的母乳。

参考文献

1　Agostoni C, Braegger C, Decsi T, Kolacek S, Koletzko B, Michaelsen KF, Mihatsch W, Moreno LA, Puntis J, Shamir R, Szajewska H, Turck D, van Goudoever J: Breast-feeding: a Commentary by the ESPGHAN Committee on Nutrition. J Pediatr Gastroenterol Nutr 2009;49:112–125.

2　Section on Breastfeeding: Breastfeeding and the use of human milk. Pediatrics 2012;129:e827–e841.

3　Lawrence RA, Lawrence RM (eds): Breastfeeding: A Guide for the Medical Profession, ed 7. Philadelphia, Elsevier Mosby, 2011.

4　Hale TW, Hartmann PE: Textbook of Human Lactation, ed 1. Amarillo, Hale Publishing, 2007.

5　Black RE, Victora CG, Walker SP, Bhutta ZA, Christian P, de Onis M, Ezzati M, Grantham-McGregor S, Katz J, Martorell R, Uauy R; Maternal and Child Nutrition Study Group: Maternal and child undernutrition and overweight in low-income and middle-income countries. Lancet 2013; 382:427–451.

6　Horta BL, Victora C: Long-term effects of breastfeeding: a systematic review. Geneva, WHO, 2013. http://apps.who.int/iris/bitstream/10665/79198/1/9789241505307_eng.pdf.

7　Dewey KG, Peerson JM, Brown KH, Krebs NF, Michaelsen KF, Persson LA, Salmenpera L, Whitehead RG, Yeung DL: Growth of breast-fed infants deviates from current reference data: a pooled analysis of US, Canadian, and European data sets. WHO Working Group on Infant Growth. Pediatrics 1995;96:495–503.

8　WHO: Child growth standards. 2014. http://www.who.int/childgrowth/en/.

9　Turck D, Michaelsen KF, Shamir R, Braegger C, Campoy C, Colomb V, Decsi T, Domellöf M, Fewtrell M, Kolacek S, Mihatsch W, Moreno LA, van Goudoever J: World Health Organization 2006 child growth standards and 2007 growth reference charts: a discussion paper by the Committee on Nutrition of the European Society for Pediatric Gastroenterology, Hepatology, and Nutrition. J Pediatr Gastroenterol Nutr 2013; 57:258–264.

10　WHO: Guidelines on HIV and infant feeding. Geneva, WHO, 2010. http://whqlibdoc.who.int/publications/2010/9789241599535_eng.pdf.

11　Pelleboer RA, Bontemps ST, Verkerk PH, van Dommelen P, Pereira RR, van Wouwe JP: A nationwide study on hospital admissions due to dehydration in exclusively breastfed infants in the Netherlands: its incidence, clinical characteristics, treatment and outcome. Acta Paediatr 2009;98:807–811.

12　Drugs and Lactation Database (LactMed). http://toxnet.nlm.nih.gov/cgi-bin/sis/htmlgen?LACT.

13　Koletzko B (ed): Kinder- und Jugendmedizin, ed 13. Berlin, Springer, 2007.

（徐　秀）

第二节 人工喂养

Berthold Koletzko

关键词

婴儿配方奶粉,成长奶粉,豆奶粉,水解蛋白奶粉,增稠配方奶粉

内容要点

- 对于不能得到完全母乳喂养的婴儿,婴儿配方奶粉可以是母乳的替代品。
- 婴儿配方奶粉必须满足婴儿从单一食品中获得所有营养的需求,并满足高质量和安全标准。
- 婴儿配方奶粉的适用性,应该通过和健康纯母乳喂养儿生长状况的比较来评价。
- 粉状配方奶粉不是无菌产品,可能含有病原菌,比如阪崎肠杆菌属。粉状配方奶粉喂养应该新鲜冲调。

婴儿配方奶粉

母乳喂养是婴儿喂养的最佳方式,对儿童健康具有多种益处[1]。因此,应该积极支持、促进和保护母乳喂养。基于现阶段的科学知识,不能进行母乳喂养的婴儿(或不应接受母乳喂养,或得不到母乳的)应该接受婴儿配方奶来作为母乳替代品[2,3]。配方奶粉必须能满足婴儿从单一食品中获得所有营养的需求,在生命的最关键期获得按照每公斤体重计算的相对高能量摄入。因此,婴儿奶粉需要有特别高的质量和安全标准[4]。婴儿配方奶粉的成分应该满足营养的特别

需求,能促进健康婴儿的正常生长和发育。营养良好乳母的乳汁组成成分是婴儿配方奶粉成分的指南,单凭主要营养成分的相似度来评价婴儿配方奶粉的安全性和营养价值是不够的[3]。婴儿配方奶粉的成分是否合理应该通过观测配方奶粉喂养儿的体格生长(如生长模式)、生化指标(如血浆一些指标)和功能指标(如免疫反应),并且与健康的纯母乳喂养儿进行比较来做出判断[3]。

联合国粮农组织(FAO)和世界卫生组织(WHO)已经修订了食品法典中的国际婴儿配方奶粉组成成分指南[5],在很大程度上遵从了欧洲儿童胃肠肝病营养学会(ESPGHAN)国际专家组提出的建议[3](表1)。

婴儿配方奶粉中可选的营养成分

如果有足够的证据表明添加的营养成分具有可靠的安全性和营养价值,通常都是可以被接受添加的。

食品法典认为,婴儿配方奶粉中是否添加长链多不饱和脂肪酸(DHA)和花生四烯酸是非限定性的可选营养成分,然而最近专家建议在婴儿配方奶粉中添加DHA和花生四烯酸成为一种常规内容[6,7],而且欧洲食物安全委员会(EFSA)新近建议在欧洲的所有婴儿配方奶粉应含有20~50mg DHA/100kcal[8]。

近年来,有许多婴儿配方奶粉上市,包括添加了有益于婴儿健康的活细菌(益生作用),不能消化的低聚糖(益生元)以及益生菌和益生元组合(合生元)的成分。

ESPGHAN 根据系统文献回顾,认为目前使用的添加益生菌和(或)益生元的配方奶粉不会影响健康婴儿的正常生长或者产生其他不良作用[9]。然而,现有的研究资料尚不足以证明添加益生菌和益生元的配方奶粉值得推荐常规使用。特别需要强调的是,各种益生菌和益生元的成分存在着很大的不同。因此,每一种配方奶粉的安全性和临床作用应该个体化评估,而不能从其他产品的资料中随意推测。

增稠剂,如淀粉或角豆胶已被添加到婴儿配方奶粉,市场上称之为"抗反流力士"或"抗胃反流"配方奶粉。ESPGHAN 建议这些增稠剂只局限在增稠配方奶粉中添加使用,对于大多数只有中度吐奶和反流、但生长良好的婴儿而言,这种增稠配方奶粉并不需要[10]。然而,对有显著吐奶和生长迟缓的婴儿,使用增稠配方奶粉有助于减少能量和营养素的丢失。

婴儿大豆蛋白配方奶粉

基于牛奶或其他动物乳以及其他营养成分(包括分离的大豆蛋白)的婴儿配方奶粉都适合婴儿喂养[5]。大豆蛋白的消化吸收率和生物效价均较牛奶蛋白低,因此大豆蛋白配方奶粉需要添加一些游离氨基酸。和牛奶配方奶粉相比,大豆蛋白配方奶粉需要较高的蛋白质含量(表1)。由于高含量的植酸会降低某些营养素的生物利用度,植物雌激素(异黄酮)会导致动物的免疫功能改变,虽然这些成分的长期影响尚不清楚,但需要进一步关注其潜在危险[11]。大豆蛋白奶粉并没有预防食物过敏和增加食物耐受性的功效[12]。有学者认为大豆蛋白配方奶粉只适用于某一特定情况,例如完全乳糖不耐受(半乳糖血症)、超过6月龄的牛奶蛋白过敏婴儿,或者由于家庭宗教信仰的需要(如要求素食或犹太饮食)[11]。

表 1　ESPGHAN 国际专家组推荐的婴儿配方奶粉必要组成成分

成分	单位	最低量	最高量
热量	kcal/100ml	60	70
蛋白质	g/100kcal		
牛奶蛋白		1.8[a]	3.0
分离大豆蛋白		2.25	3.0
水解牛奶蛋白		1.8[b]	3.0
脂质			
总脂肪	g/100kcal	4.4	6.0
亚油酸	g/100kcal	0.3	1.2
α- 亚麻酸	mg/100kcal	50	n.s.
亚油酸 /α- 亚麻酸比值		5 : 1	15 : 1
月桂酸 + 肉豆蔻酸	占总脂肪酸百分比 %	n.s.	20
全式脂肪酸	占总脂肪酸百分比 %	n.s.	3
芥子酸	占总脂肪酸百分比 %	n.s.	1

续表

成分	单位	最低量	最高量
碳水化合物	g/100kcal		
总碳水化合物		9.0	14.0
维生素			
维生素 A	gRE/100kcal[d]	60	180
维生素 D_3	g/100kcal	1	2.5
维生素 E[e]	mg-TE/100kcal	0.5	5
维生素 K	μg/100kcal	4	25
硫胺素	μg/100kcal	60	300
核黄素	μg/100kcal	80	400
烟酸[f]	μg/100kcal	300	1500
维生素 B_6	μg/100kcal	35	175
维生素 B_{12}	μg/100kcal	0.1	0.5
泛酸	μg/100kcal	400	2000
叶酸	μg/100kcal	10	50
维生素 C	mg/100kcal	10	30
生物素	μg/100kcal	1.5	7.5
矿物质和微量元素			
铁（牛奶蛋白和水解蛋白配方）	mg/100kcal	0.3[g]	1.3
铁（分离大豆蛋白奶粉）	mg/100kcal	0.45	2.0
钙	mg/100kcal	50	140
磷（牛奶蛋白和水解蛋白配方）	mg/100kcal	25	90
磷（大豆蛋白奶粉）	mg/100kcal	30	100
钙/磷比值	mg/mg	1∶1	2∶1
镁	mg/100kcal	5	15
钠	mg/100kcal	20	60
氯	mg/100kcal	50	160
钾	mg/100kcal	60	160
锰	μg/100kcal	1	50
氟	μg/100kcal	n.s.	60
碘	μg/100kcal	10	50
硒	μg/100kcal	1	9

成分	单位	最低量	最高量
铜	μg/100kcal	35	80
锌	mg/100kcal	0.5	1.5
其他物质			
胆碱	mg/100kcal	7	50
肌醇	mg/100kcal	4	40
左旋肉碱	mg/100kcal	1.2	n.s.

n.s.= 尚无明确定义

a 非水解牛奶蛋白的婴儿配方奶粉所含蛋白质为 1.8~2.0g/100kcal,蛋白质含量的测定应是对真正蛋白质〔(总氮 – 非蛋白氮)× 6.25〕的检测。

b 牛奶水解蛋白配方奶粉的蛋白含量 <2.25g/100kcal 应该要有临床检查

c 婴儿配方奶粉中应避免含有蔗糖和果糖成分。

d 以视黄醇当量表示(RE)。1mgRE=3.33IU 维生素 A=1mg 全式视黄醇。视黄醇含量必须由确定的视黄醇提供,任何类胡萝卜素含量都不应该包含在维生素活性的计算和确定量中。

e 以 1mg α-TE(α- 维生素 E 当量)=1mg D-α- 维生素 E。维生素 E 含量必须至少有 0.5 α-TE/g 多不饱和脂肪酸(PUFA),在配方奶粉中维生素 E 最小当量和双键脂肪酸数量的适合等值遵循如下:0.5mg α-TE/g 亚油酸(18:2n-6);0.75mg α-TE/g α- 亚麻酸(18:3n-3);1.0mg α-TE/g 花生四烯酸(20:4n-6);1.25mg α-TE/g 二十碳五烯酸 EPA(20:5n-3);1.5mg α-TE/g DHA(22:6n-3)。

f 烟酸指的是已确定的烟酸。

g 在有婴儿缺铁性贫血高危风险的人群中,可能需要由国家权威部门来制订超过 0.3mg/100kcal 这个最低水平的铁含量。

水解蛋白婴儿配方奶粉

治疗牛奶蛋白过敏婴儿的配方奶粉包括完全水解蛋白奶粉或氨基酸奶粉,是用于特殊医疗目的,而非用于健康儿童。然而,使用部分(适度)水解蛋白甚或完全水解蛋白的预防过敏性配方奶粉已经问世,用于有过敏或过敏性皮炎家族史的健康婴儿。有研究显示部分水解蛋白配方奶粉对过敏尤其是过敏性皮炎有远期的预防作用[13]。因此,对有过敏或过敏性皮炎家族史的婴儿如果不能完全母乳喂养,建议在生后前 4~6 个月使用水解蛋白婴儿配方奶粉[14]。

婴儿配方奶粉的准备、贮藏和调配

粉状配方奶粉不是无菌产品,可能含有病原菌,比如阪崎肠杆菌属,在奶粉准备过程中如果大量繁殖,可能引起严重感染,特别是对早产儿和足月新生儿[15]。因此建议,粉状配方奶粉在每次喂奶时应新鲜调配,并在 2 小时内喂养。已调配好但没有用完的奶粉应该丢弃。在医院和日托中心应该有准备和调配配方奶粉的书面指南,配制实施的情况应该受到监测。鼓励在产房的健康新生儿中使用无菌的液体配方奶粉。

较大婴儿配方奶粉(follow-up formula)

食品法典已对成长奶粉(也称为较大婴儿配方奶粉,follow-on formula)的内容作了规定,是指适用于 6 月龄及以上的婴儿和幼儿期间,在逐渐丰富的多样化断乳膳食中的一种液体食物[16]。根据这个定义,成长奶粉的内容应该随着年龄增长对营养需求的变化进行适当调整,如增加铁含量、降低蛋白质含量等。现行的食品法典中对成长奶粉的标准是在 1987 年修订的,并不能体现最新的科学研究结果。因此,国际专家组对现有的研究证据做了回顾分析,陈述了 6~12 个月婴儿的特殊营养需求,并对较大婴儿成长奶粉的必要组成成分提供指南[17](表 2)。

表 2　国际专家组和早期营养委员会推荐的成长奶粉的必要组成成分[17]

成分	单位	最低量	最高量	指导上限量
热量	kcal/100ml	60	70	
蛋白质	g/100kcal			
牛奶蛋白		1.7[a]	2.5[a]	
分离大豆蛋白		2.1[a]	2.5[a]	
脂质	g/100kcal			
总脂肪	g/100kcal	4.0	6.0	
亚油酸	mg/100kcal	0.3		1.4
α- 亚麻酸	mg/100kcal	50	n.s.	
亚油酸 /α- 亚麻酸比值		5 : 1	15 : 1	
月桂酸 + 肉豆蔻酸	占脂肪百分比 %	n.s.	20	
全式脂肪酸	占脂肪百分比 %	n.s.	3	
DHA	占脂肪百分比 %[b]	n.s.	1.0[a]	
芥子酸	占脂肪百分比 %	n.s	1	
磷脂	mg/l00kcal			550
碳水化合物	g/100kcal			
总碳水化合物		9.0	14.0	
维生素				
维生素 A	μg-RE/100kcal[c]	60	180	
维生素 D_3	μg/100kcal	1	4.5[a]	
维生素 E	mg α-TE/100kcal[d]	0.5[e]		5
维生素 K	μg/100kcal	4		27
硫胺素	μg/100kcal	60		300
核黄素	μg/100kcal	80		500
烟酸[f]	μg/100kcal	300		1500
维生素 B_6	μg/100kcal	35		175
维生素 B_{12}	μg/100kcal	0.1		1.5
泛酸	μg/100kcal	400		2000

续表

成分	单位	最低量	最高量	指导上限量
叶酸	μg/100kcal	10		50
维生素 C	mg/100kcal	10		70
生物素	μg/100kcal	1.5		10

n.s.= 尚无明确定义

[a] 数据来自食品法典中规定的婴儿配方奶粉和特殊医学用途婴儿配方奶粉的标准（CODEX ATAN 72/1981）（5）

[b] DHA（22:6n-3）含量至少应和二十碳五烯酸（20:5n-3）含量一样高。

[c] 以视黄醇当量表示（RE）。1μgRE=3.33IU 维生素 A=1μg 全式视黄醇。视黄醇含量必须由确定的视黄醇提供，任何类胡萝卜素含量都不应该包含在维生素活性的计算和确定量中。

[d] 维生素 E 含量必须至少有 0.5mg α-TE/g 多不饱和脂肪酸（PUFA），在配方奶粉中维生素 E 最小当量和双键脂肪酸数量的适合等值遵循如下：0.5mg α-TE/g 亚油酸（18:2n-6）；0.75mg α-TE/g α- 亚麻酸（18:3n-3）；1.0mg α-TE/g 花生四烯酸（20:4n-6）；1.25mg α-TE/g 二十碳五烯酸 EPA（20:5n-3）；1.5mg α-TE/g DHA（22:6n-3）。

[e] 1mg α-TE=1mg D-α- 维生素 E 当量。

[f] 烟酸指的是已确定的烟酸。

幼儿成长奶粉

当将婴儿成长奶粉继续用于喂养 1 岁以后的幼儿而没有出现不良后果时，这增加了人们对 1~3 岁幼儿使用适宜的配方奶粉方面的关注。对已接受质量丰富和营养平衡膳食的幼儿而言，这些配方奶粉不是必须符合幼儿的所有营养需求。然而，很多幼儿对关键营养素如铁、碘、维生素 D、α-亚麻酸和 DHA 的摄入量不足[7]。强化营养素的幼儿成长奶粉应该成为有助于改善营养供给的牛奶替代品，但是它的组成成分应该不低于牛奶的营养成分，例如钙的含量至少和牛奶相似、避免添加过高的糖含量以及过多的调味品以避免干扰味觉偏好的正常发育。

总结

● 婴儿配方奶粉是母乳的替代品，必须满足很高的质量和安全性标准。

● 婴儿配方奶粉的组成成分应遵循以科学为依据的最新指南。

● 特殊婴儿配方奶粉如大豆蛋白配方奶粉、增稠配方奶粉应该在特定指征下使用。

● 有研究显示，水解蛋白配方奶粉能降低远期食物过敏和过敏性皮炎的风险，对有过敏家族史的婴儿在生后 4~6 个月内不能进行完全母乳喂养时，建议使用水解蛋白配方奶粉。

● 婴儿成长配方奶粉有潜力能提供和年龄相符的营养素需求，如较高的铁和较低的蛋白质含量。

● 1~3 岁幼儿成长配方奶粉是不需要满足幼儿的全部营养需求，因为其已开始接受高质量的平衡膳食，但是成长配方奶粉可能改善关键营养素的供给量。如果使用幼儿成长奶粉，其组成成分不应低于牛奶，并避免加入过高的糖含量和调味品。

参考文献

1 ESPGHAN Committee on Nutrition; Agostoni C, Braegger C, Decsi T, Kolacek S, Koletzko B, Michaelsen KF, Mihatsch W, Moreno LA, Puntis J, Shamir R, Szajewska H, Turck D, van Goudoever J: Breast-feeding: a commentary by the ESPGHAN Committee on Nutrition. J Pediatr Gastroenterol Nutr 2009;49:112–125.

2 WHO: Global strategy for infant and young child feeding. Geneva, WHO, 2003.

3 Koletzko B, Baker S, Cleghorn G, Neto UF, Gopalan S, Hernell O, Hock QS, Jirapinyo P, Lonnerdal B, Pencharz P, Pzyrembel H, Ramirez-Mayans J, Shamir R, Turck D, Yamashiro Y, Zong-Yi D: Global standard for the composition of infant formula: recommendations of an ESPGHAN coordinated international expert group. J Pediatr Gastroenterol Nutr 2005;41:584–599.

4 Koletzko B, Shamir R, Ashwell M: Quality and safety aspects of infant nutrition. Ann Nutr Metab 2012;60:179–184.

5 Codex Alimentarius Commission: Standard for infant formula and formulas for special medical purposes intended for infants. CODEX STAN 72/1981. Rome, Codex Alimentarius Commission, 2007, pp 1–21.

6 Koletzko B, Boey CCM, Campoy C, Carlson SE, Chang N, Guillermo-Tuazon MA, Joshi S, Prell C, Quak SH, Rusli Sjarif D, Supapannachart S, Yamashiro Y, Osendarp S: Current information and Asian perspectives on long-chain polyunsaturated fatty acids in pregnancy, lactation and infancy. Systematic review and practice recommendations from an Early Nutrition Academy workshop. Ann Nutr Metab 2014;65:49–80.

7 EFSA Panel on Dietetic Products, Nutrition and Allergy: Scientific opinion on nutrient requirements and dietary intakes of infants and young children in the European Union. EFSA J 2013;11:3408.

8 EFSA Panel on Dietetic Products, Nutrition and Allergy: Scientific opinion on the essential composition of infant and follow-on formulae. Parma, EFSA, 2014.

9 Braegger C, Chmielewska A, Decsi T, Kolacek S, Mihatsch W, Moreno L, Piescik M, Puntis J, Shamir R, Szajewska H, Turck D, van Goudoever J: Supplementation of infant formula with probiotics and/or prebiotics: a systematic review and comment by the ESPGHAN Committee on Nutrition. J Pediatr Gastroenterol Nutr 2011;52:238–250.

10 Aggett PJ, Agostoni C, Goulet O, Hernell O, Koletzko B, Lafeber HL, Michaelsen KF, Milla P, Rigo J, Weaver LT: Antireflux or antiregurgitation milk products for infants and young children: a commentary by the ESPGHAN Committee on Nutrition. J Pediatr Gastroenterol Nutr 2002;34:496–498.

11 Agostoni C, Axelsson I, Goulet O, Koletzko B, Michaelsen KF, Puntis J, Rieu D, Rigo J, Shamir R, Szajewska H, Turck D: Soy protein infant formulae and follow-on formulae: a commentary by the ESPGHAN Committee on Nutrition. J Pediatr Gastroenterol Nutr 2006;42:352–361.

12 Osborn DA, Sinn J: Soy formula for prevention of allergy and food intolerance in infants. Cochrane Database Syst Rev 2006;4:CD003741.

13 von Berg A, Filipiak-Pittroff B, Kramer U, Hoffmann B, Link E, Beckmann C, Hoffmann U, Reinhardt D, Grubl A, Heinrich J, Wichmann HE, Bauer CP, Koletzko S, Berdel D: Allergies in high-risk schoolchildren after early intervention with cow's milk protein hydrolysates: 10-year results from the German Infant Nutritional Intervention (GINI) study. J Allergy Clin Immunol 2013;131:1565–1573.

14 Koletzko B, Bauer CP, Brönstrup A, Cremer M, Flothkötter M, Hellmers C, Kersting M, Krawinkel M, Przyrembel H, Schäfer T, Vetter K, Wahn U, Weissenborn A: Säuglingsernährung und Ernährung der stillenden Mutter. Aktualisierte Handlungsempfehlungen des Netzwerks Gesund ins Leben – Netzwerk Junge Familie, ein Projekt von IN FORM. Monatsschr Kinderheilkd 2013;161:237–246.

15 Agostoni C, Axelsson I, Goulet O, Koletzko B, Michaelsen KF, Puntis JW, Rigo J, Shamir R, Szajewska H, Turck D, Vandenplas Y, Weaver LT: Preparation and handling of powdered infant formula: a commentary by the ESPGHAN Committee on Nutrition. J Pediatr Gastroenterol Nutr 2004;39:320–322.

16 Codex Alimentarius Commission: Codex standard for follow-up formula. CODEX STAN 156/1987. Rome, Codex Alimentarius Commission, 1987, pp 1–9.

17 Koletzko B, Bhutta ZA, Cai W, Cruchet S, El Guindi M, Fuchs GJ, Goddard EA, van Goudoever JB, Quak SH, Kulkarni B, Makrides M, Ribeiro H, Walker A: Compositional requirements of follow-up formula for use in infancy: recommendations of an international expert group coordinated by the Early Nutrition Academy. Ann Nutr Metab 2013;62:44–54.

18 Ernährungskommission der Deutschen Gesellschaft für Kinder und Jugendmedizin (DGKJ); Böhles HJ, Fusch C, Genzel-Boroviczény O, Jochum F, Kauth T, Kersting M, Koletzko B, Lentze MJ, Mihatsch WA, Przyrembel H, Wabitsch M: Zusammensetzung und Gebrauch von Milchgetränken für Kleinkinder. Monatsschr Kinderheilkd 2011;159:981–984.

（徐 秀）

第三节 母乳代用品营销

Neelam Kler, Naveen Gupta, Anup Thakur

关键词

母乳,婴儿的乳类替代品,母乳代用品营销的国际法典,市场,配方奶粉,千年发展目标

内容要点

- 母乳是保证婴儿正常生长发育的最佳营养来源。对于不能得到母乳喂养的婴儿,婴儿配方奶粉提供了一个可替代的营养来源。
- 特别在贫困地区的人群中,通过对婴儿进行纯母乳喂养 6 个月并持续母乳喂养,有望降低儿童死亡率〔千年发展目标(MDG)4〕和促进母亲健康(MDG5)。
- 母乳代用品营销的国际守则的问世是为了促进母乳喂养,并确保母乳替代品的合理使用。
- 政府和非政府组织需要监测母乳替代品营销国际守则的执行情况并通报任何的违规行为。
- 健康保健工作人员应通过提供咨询、婴儿生前和生后的哺乳支持等途径促进母乳喂养。

简介

据 WHO 估计,母乳喂养(纯母乳喂养 6 个月并持续母乳喂养至 2 岁)每年可以使 150 万婴儿免于死亡[1]。19 世纪时,全球几乎都是母乳喂养,直到第一个商业母乳替代品问世[2]。从那以后,人工喂养成为可替代母乳喂养的方式。不久,各国母乳喂养率显著下降,并导致在发展中国家的儿童中因腹泻和感染招致的死亡率上升。在 19 世纪后期到 20 世纪,配方奶粉公司的大量广告是导致母乳喂养率急剧下降的主要原因之一。在 20 世纪 70 至 80 年代之间,母乳喂养率(特别是在发达国家中年龄较长并受过良好教育的母亲中)再次上升。配方奶粉公司随即便来到发展中国家积极寻找新市场,公司通过给健康工作者礼品和其他激励手段加强配方奶粉喂养的宣传推广。在发展中国家,由于配方奶粉调配不当,导致因营养不良、腹泻和肺炎所致的死亡率显著上升[3]。

国际守则

在 1981 年 5 月 21 日第 34 次世界健康组织(WHA)大会上修订了第四版母乳代用品营销的国际守则(以下简称“国际法典”),作为保护和促进婴幼儿合适喂养的最低要求[4]。国际守则由 WHO 和联合国儿童基金会联合各国政府、非政府组织和婴儿食品工业商共同发展而来。旨在保护母亲和健康工作者免受来自母乳替代品生产商的商业压力。国际守则规定禁止向母亲或健康机构(除专业研究外)提供免费样品,因为这会对母乳喂养产生负面影响。它也禁止利诱健康工作者,因为这会使健康工作者更容易去促销某一特定产品而对使其对母乳喂养持有消极态度(表 1)。这个国际守则以 118 票对 1 票(美国),3 票弃权(阿

根廷、日本和韩国）获得通过。到 1996 年世界健康组织大会，所有 191 个成员国均确认对国际守则的支持以及落实国际守则及执行相关的决议。到 1997 年，有 17 个国家将全部或绝大部分国际守则的规定作为法律要求。采用国际守则标志着国际共识的发展。国际守则中也包括伦理问题以及奶瓶和奶嘴的营销规则。即使在国际守则实施 30 年以后，有关国际守则的执行情况、监测和遵守情况依然还是一个问题，这主要反映出管理方面的薄弱[5]。

表 1　母乳代用品营销的国际守则[4]

条目概要
– 配方奶粉产品不能作广告或其他形式的推广活动
– 生产商或营销商不得向母亲提供免费的产品样品
– 生产商或营销商不得向母亲发放任何礼品或其他商品
– 健康保健机构不得陈列展示配方奶粉
– 健康保健机构不得使用由生产商或营销商提供或支付的专业服务代表
– 健康工作者应该鼓励和保护母乳喂养
– 健康专业人员应该提供有关产品的科学和事实信息
– 不应向健康工作者展示有暗示或误导人工喂养优于母乳喂养观点的信息
– 不得向健康工作者或他们的家庭成员提供任何促进产品销售的资料或经济诱惑
– 健康工作者不得向母亲或其家庭成员提供婴儿配方奶粉的样品
– 产品应该提供必要信息的标签
– 标签应该表明母乳喂养的优越性，并提供配方奶粉调配的合适方法
– 标签或容器不得用任何照片或文字来美化婴儿配方奶粉的使用
– 标签应注明配方奶粉的成分、组成、贮藏条件、批号和该产品的食用有效期
– 通过 WHO 组织的个别和集体行动，依靠各国政府监测法典的落实情况

国际守则的违规行为

自 1981 年法典制订以来，在发达和发展中国家报道了有大量的国际守则违规行为。在发展中国家四个城市（达卡、德班、曼谷和华沙）对孕妇和婴儿小于 6 月龄的母亲进行随机多级抽样，调查结果令人失望：在曼谷，有 26% 的母亲收到来自公司的母乳替代品的免费样品[6]；在乌干达对母亲和健康工作者的一项调查中也报道了大量的违规行为；2008 年，在巴基斯坦，427 名健康工作者中有 70% 的人员不知道自己国家母乳喂养的法律，有 80% 的人员不知道国际守则；12% 的人员接受来自制药公司的资助参加培训课程或出席会议[7]。在法规较弱的国家，配方奶粉销售情况相对更高，例如在菲律宾和印度所见的两国之间差异。在印度，广告受到婴儿奶粉替代品法规[8]的严格控制，5 月龄婴儿的母乳喂养率是 46%。相反，在法规相对较弱的菲律宾，母乳喂养率比印度低 3 倍[9]。在发达国家，市场营销往往比发展中国家更为微妙[10]。在发达国家中，母乳喂养率最低的是英国（4 月龄时 7%），在那里公司用于广告的花费比健康部门用于促进母乳喂养的花费高 10 倍。有趣的是，在英国有 20% 的母亲在婴儿 4~6 月龄时断母乳，她们认为配方奶粉比母乳更好、更有营养。

监测国际法典执行的情况

通过监测提供的资料有助于国际组织如世界卫生组织和联合国儿童基金会和各国政府执行国际守则，并在国内停止特别的违规行为。违规行为的报道证明了在婴儿食品和配方奶粉市场上需要进行透明、独立和有效的控制。政府应该确保一贯的监控策略，包括调查、观察和信息记录。监测的最基本内容包括：熟悉国际守则的要点和本国政府的措施,获得当地母乳替代品的使用资料,详细记录公司和品牌名称以及使用婴儿配方奶粉的医院或诊所,描述性的产品壁报、展台等,并向合适的机构报告违规行为。

现在单独靠自愿者行动已不足以落实母乳替代品国际守则。健康专业人员和母乳喂养组织呼吁出台更严格的法规。在这个国际守则执行下,生产商提供的资料不应暗示或误导人工喂养等同于母乳喂养或优于母乳喂养的观点。

对发病率和死亡率的影响

许多研究报道,在发展中国家,母乳代用品的使用增加了婴儿发病率和死亡率。最近的一项荟萃分析显示,在 0~5 月龄的婴儿中,非母乳喂养儿的腹泻死亡率风险远高于纯母乳喂养儿(相对危险:10.52),也高于 6~23 月龄的母乳喂养儿(相对危险:2.18)[11]。早期开始母乳喂养至关重要,一项来自加纳的研究显示,产后 24 小时母乳喂养的婴儿死亡率要比产后 1 小时母乳喂养高 2 倍。在发达国家,纯母乳喂养对死亡率没有明显影响,但能显著降低某些疾病在近期和远期的发病率。母乳喂养失败导致婴儿期胃肠道疾病、急性中耳炎和急性下呼吸道感染的风险增加;在较大儿童中,肥胖、高胆固醇、高血压、1 型和 2 型糖尿病的发生率风险增加。来自最近的一项荟萃分析显示,配方奶粉喂养儿的负面情绪如内疚、愤怒、没有安全感和失败感的发生频率要高于母乳喂养儿[12]。足月小样儿易患肥胖和

代谢问题如高血压和糖尿病,在这群婴儿中,母乳喂养能够通过防止加速生长而起到预防这些疾病发生的保护作用[13]。

使用母乳代用品的条件

在一定环境中,配方奶粉喂养显然是有必要的,如母亲正在接受细胞毒性的药物治疗或不愿母乳喂养。因为 HIV 可以通过母乳传播,在 1985 年建议 HIV 感染的母亲使用母乳代用品喂养。这种做法导致资源匮乏国家的婴儿死亡率增加,因为那儿无法进行安全的配方奶粉喂养。因此,2010 年 WHO 指南建议,除非能够获得可行的、负担得起的、可持续且安全的配方奶粉喂养,HIV 感染的母亲应该采取纯母乳喂养婴儿 6 个月并同时接受抗病毒治疗[14]。

总结

● 母乳是小于 6 月龄婴儿的最佳营养来源。

● 特别在发展中国家,由于卫生条件和卫生设施差的缘故,人工喂养会增加婴儿死亡率。

● 人工喂养会增加某些疾病在近期和远期的发病率,包括感染、过敏、肥胖和生活方式相关疾病。

● 在所有国家都必须监测母乳替代品国际法典的执行情况。通过向孕妇解释母乳喂养的优点和促进产后早期母乳喂养,健康保健专业人员能起到非常重要的作用。

参考文献

1 WHO: Infant and young child nutrition. Geneva, WHO, 1993. EB93/17.

2 Palmer G: The industrial revolution in Britain: the era of progress? In Palmer G (ed): The Politics of Breastfeeding. London, Pinter & Martin, 2009, pp 205–207.

3 Jelliffe DB, Jelliffe EF: Feeding young infants in developing countries: comments on the current situation and future needs. Stud Fam Plann 1978;9: 227–229.

4 World Health Assembly: Resolutions of the Executive Board at its sixty-seventh session and of the thirty-fourth World Health Assembly on the International Code of Marketing of Breast-Milk Substitutes. Resolution EB67.R12 Draft International Code of Marketing of Breast-

Milk Substitutes. Geneva, WHO, 1981.

5 Forsyth S: Three decades of the WHO code and marketing of infant formulas. Curr Opin Clin Nutr Metab Care 2012; 15:273–277.

6 Taylor A: Violations of the international code of marketing of breast milk substitutes: prevalence in four countries. BMJ 1998;316:1117–1122.

7 Salasibew M, Kiani A, Faragher B, et al: Awareness and reported violations of the WHO International Code and Pakistan's national breastfeeding legislation: a descriptive cross-sectional survey. Int Breastfeed J 2008;3:24.

8 The Infant Milk Substitutes, Feeding Bottles and Infant Foods (Regulation of Production, Supply and Distribution) Act, 1992, as Amended in 2003 (IMS Act). http://www.gujhealth.gov.in?images/pdf/infant-milk-substitution2003.pdf (accessed July 30, 2013).

9 Sobel HL, Iellamo A, Raya RR, et al: Is unimpeded marketing for breast milk substitutes responsible for the decline in breastfeeding in the Philippines? An exploratory survey and focus group analysis. Soc Sci Med 2011;73:1445–1448.

10 Coutsoudis A, Coovadia HM, King J: The breastmilk brand: promotion of child survival in the face of formula-milk marketing. Lancet 2009;374:423–425.

11 Lamberti LM, Fischer Walker CL, Noiman A, et al: Breastfeeding and the risk for diarrhea morbidity and mortality. BMC Public Health 2011;11(suppl 3): S15–S27.

12 Lakshman R, Ogilvie D, Ong KK: Mothers' experiences of bottle-feeding: a systematic review of qualitative and quantitative studies. Arch Dis Child 2009;94: 596–601.

13 Singhal A, Lucas A: Early origins of cardiovascular disease: is there a unifying hypothesis? Lancet 2004;363:1642–1645.

14 Ip S, Chung M, Raman G, et al: A summary of the Agency for Healthcare Research and Quality's evidence report on breastfeeding in developed countries. Breastfeed Med 2009;4(suppl 1):S17–S30.

（徐 秀）

第四节　辅助食品

Mary Fewtrell

关键词

辅助食品喂养,婴儿,母乳喂养

内容要点

● 世界卫生组织对辅助食品的定义是指除了母乳以外的任何食物或液体。然而,很多婴儿在出生后几周内就接受母乳替代品喂养,因此其他权威机构建议辅助食品这个专用名词应该是指除了母乳或婴儿配方奶以外的任何食物或液体。

● 添加辅助食物是为了满足婴儿营养和发育的需求。婴儿添加辅助食品不应早于 17 周龄,但也不应迟于 26 周龄。

● 重要的是确保辅助食品能提供足够的热量密度(至少 25% 来自脂肪)以及优质的蛋白质、铁和锌。在不同环境中达到这个目标的策略是各不相同的。

简介

世界卫生组织对辅助食品的定义是指除了母乳以外的任何食物或液体。这个定义意味着婴儿配方奶和成长奶粉(母乳替代品,HMS)属于辅助食品,这将会导致困惑,因为许多婴儿在出生后的前几周都接受母乳替代品。其他权威机构(欧洲儿童胃肠肝病营养学会 ESPGHAN[1])建议辅助食品这

个专用名词应该是指除了母乳或婴儿配方奶以外的任何食物或液体。

为了营养和发育的需求,在生后第 1 年的第 2 个阶段应添加辅助食品,并能完成从母乳喂养到家庭食物的转变。从营养的角度看,随着年龄的增长,母乳逐渐难以满足宏量和微量营养素的需求;同时从发育的角度来看,婴儿需要锻炼及发展咀嚼能力并开始显示对其他食物(而不是乳类)的兴趣。

目前,世界卫生组织建议开始添加辅助食品的年龄应该基于纯母乳喂养最佳持续时间的考虑。然而,因为母乳替代品被世界卫生组织定义为辅助食品,因此很难将这个建议应用到人工喂养的婴儿中。在 2001 年通过系统回顾[2]和专家讨论[3]后,世界卫生组织建议婴儿应该纯母乳喂养 6 个月,虽然此点与目前许多国家实施的从 3~4 个月开始添加辅助食品的做法相差很多。

添加辅助食品的时间

有关辅助食品添加的各种建议和实践大多没有循证依据,而且每个国家各不相同。婴儿的胃肠道和肾功能大约在 4 个月左右发育成熟,使其能消化一些辅助食品。从神经发育情况来看,婴儿安全摄取辅助食品的必要运动能力的范围,通常在 4~6 个月期间建立。目前普遍认为添加辅助食品不应早于 17 周龄,因为过早添加辅助食品可能会导致以后儿童期肥胖、呼吸道症状和湿疹发生的危险性增加。世界卫生组织建议在添加辅助食品前应给予纯母乳喂养 6 个月[3],这是通过对 20 个有关纯母乳喂养最

佳持续时间研究进行系统回顾分析的基础上得出的结论[2]。在这些研究中对接受纯母乳喂养 6 个月和纯母乳喂养 3~4 个月的母亲和婴儿情况进行了对比分析（2012 年更新的资料）[4]。在缺乏干净的饮用水或缺乏安全富有营养的辅助食品情况下，纯母乳喂养 6 个月是一种理想喂养模式，然而这个建议在经济发达地区并没有达成共识。虽然许多国家已采纳了世界卫生组织的新建议，但是其他一些国家依然建议添加辅助食品的时间为生后 4~6 个月。ESPGHAN 营养委员会建议婴儿辅助食品的添加不应早于17 周龄，但也不应迟于 26 周龄[1]。来自欧洲儿童胃肠肝病营养学会营养委员会的一个述评也得出结论：在欧盟国家中，健康足月儿在 4~6 个月添加辅食是安全的，不会对健康产生不良影响[5]。

膳食内容

目前，大多数喂养指南中提出的辅助食品添加期间逐渐引入不同食物的种类是基于当地文化因素和食物可获得的情况，而不仅仅是科学依据。在发展中国家，其焦点依然是提供足够的营养以支持生长和发育，而在一些较富裕地区，更重要的可能是营养平衡和避免摄入过多。对辅助食品添加期间的营养建议是基于这样的理念，母乳喂养已经不能充分满足 6 个月后婴儿对热量、蛋白质和微量营养素的需求。

热量

生后第一年对热量需要量较高。膳食中的脂肪含量是决定其热量密度的重要因素，不应低于热量摄入的 25%，如果食欲不佳、婴儿反复感染或喂养次数减少，可能需要更高的比例。不应过早引入脱脂牛奶，因为会降低膳食的热量密度。至于何时引入低脂牛奶，需要考虑婴儿摄入的其他膳食内容以及他们的生长情况而定。在儿童肥胖发病率高的国家，在相对较早的年龄阶段让儿童习惯低脂食品可能有所裨益。

铁和锌

在添加辅助食品的年龄阶段，母乳喂养儿中 90% 以上的铁需要量必须由辅助食品来提供。为达到这个水平可以使用多种方式补给，包括使用强化铁的断乳食品、强化铁的婴儿配方奶、天然富含高生物价值铁的食品（如肉或者铁补充剂）。在不同环境下，最合适的补给方式各不相同。同样的策略可以充分应用到对锌的足量补充上，此点在锌缺乏常见的发展中国家特别重要。牛奶含铁量极低，普遍建议在婴儿 12 个月以前不应将牛奶作为主要的饮料。

盐和糖

在婴儿期摄入盐过多可能和以后发生高血压的危险性有关[6]。而且，婴儿如果习惯了咸的口味会影响以后的食物偏好。因此建议不在辅助食品中添加盐。同样，糖和龋齿的发生有关。应该限制糖的食用，尽早形成良好的牙齿保健习惯。

麸质

与以往的研究结果不同，来自两个最近的随机研究结果显示，在辅食添加的年龄段添加麸质不会增加乳糜泻的发生风险。同时，这两项研究还得出结论：在添加麸质时，发生乳糜泻的风险也不受母乳喂养的影响[7,8]。

素食

如果给予婴儿素食者的膳食，其膳食包括足够的奶量（大约 500ml/d）和奶制品是很重要的。在婴儿期不鼓励给予严格的素食膳食，因为会有发生影响神经发育的 B_{12} 缺乏症的危险。

过敏

一些食物，包括鸡蛋、鱼、坚果类和海产品是潜在的过敏原。然而，目前没有证据显示婴儿延迟摄入这类食物能降低食物过敏发生的风险[6]。如果在 3~4 个月前添加固体食物可能增加食物过敏的风险,但是有些过敏原延迟添加同样也会增加过敏的风险[9]。而且,从膳食中剔除鱼类和鸡蛋可能产生不利于营养的后果。

味觉和食物的接受性

儿童天生倾向喜爱高热量食物,偏好甜味和咸味,拒绝新食物。然而,这些天生倾向可能被早期饮食的体验和喂养实践所修改。营造一个充满情感和良好互动的喂养模式,以期保障儿童的适宜膳食和饮食行为的养成;在此基础上还要通过父母的榜样作用引导儿童身体力行,在家中总是供给丰富的蔬菜和水果,适度控制不健康零食,鼓励儿童尝试摄入水果和蔬菜,然后尽量多吃水果和蔬菜[10]。显然,父母亲在建立良好的饮食习惯中扮演了一个重要的角色。

总结

● 所有婴儿的辅助食品添加均不应早于 17 周,但也不应迟于 26 周。

● 确保辅助食品提供足够的热量密度(最少有 25% 来自脂肪)很重要,同时膳食中应包含优质蛋白质、铁和锌。在不同环境下实现这个目标的措施各不相同。

● 辅食添加时期对养成儿童良好的饮食习惯和食物偏好非常重要。不要在辅食中添加糖和盐。

参考文献

1　Agostoni C, Decsi T, Fewtrell MS, et al; ESPGHAN Committee on Nutrition: Complementary feeding: a commentary by the ESPGHAN Committee on Nutrition. J Pediatr Gastroenterol Nutr 2008; 46:99–110.

2　Kramer MS, Kakuma R: Optimal duration of exclusive breastfeeding. Cochrane Database Syst Rev 2002;1: CD003517.

3　WHO: The optimal duration of exclusive breastfeeding. Report of an Expert Consultation. Geneva, WHO, 2001.

4　Kramer MS, Kakuma R: Optimal duration of exclusive breastfeeding. Cochrane Database of Syst Rev 2012;8: CD003517.

5　EFSA Panel on Dietetic Products, Nutrition and Allergies (NDA): Scientific opinion on the appropriate age for introduction of complementary feeding of infants. EFSA J 2009;7:1423. http://www.efsa.europa.eu/de/efsajournal/doc/1423.pdf.

6　Geleijnse JM, Hofman A, Witteman JC, Hazebroek AA, Vankenburg HA, Grobbee DE: Long-term effects of neonatal sodium restriction on blood pressure. Hypertension 1997;29:913–917.

7　Vriezinga SL, Auricchio R, Bravi E, et al: Randomized feeding intervention in infants at high risk for celiac disease. N Engl J Med 2014;371:1304–1315.

8　Lionetti E, Castellaneta S, Francavilla R, et al: Introduction of gluten, HLA status, and the risk of celiac disease in children. N Engl J Med 2014;371:1295–1303.

9　Prescott SL, Smith P, Tang M, Palmer DJ, Huntley SJ, Cormack B, Heine RG, Gibson RA, Makrides M: The importance of early complementary feeding in the development of oral tolerance: concerns and controversies. Pediatr Allerg Immunol 2008;19:375–380.

10　Blissett J: Relationships between parenting style, feeding style and feeding practices and fruit and vegetable consumption in early childhood. Appetite 2011; 57:826–831.

（徐　秀）

第五节　早期营养与过敏预防

Sibylle Koletzko

关键词

诱导耐受,致敏,过敏原回避,母乳喂养,特应性皮炎

内容要点

- 生后最初几个月的抗原接触可影响机体对食物过敏原的耐受和致敏。
- 营养干预可以降低出现过敏症状的风险,尤其是可减少有阳性过敏家族史的儿童出生后第一年发生特应性皮炎以及对牛奶蛋白过敏的几率。
- 生后前 4 个月纯母乳喂养,5 月龄之后无论是否存在过敏高风险,对于健康婴儿而言,应该积极推荐逐步添加多种固体食物。
- 母亲妊娠期及哺乳期间采用回避食物过敏原饮食不能降低婴儿过敏风险,不予推荐。母亲饮食中含鱼类可能降低后代过敏风险。
- 7 月龄后延迟添加某些过敏原对儿童过敏无预防作用,不予推荐。鱼类应在 6 月龄后添加。
- 有一定的证据表明,给予母亲和(或)婴儿补充添加某些益生菌及配方奶中益生元组合可能减少过敏的高风险,尤其是儿童湿疹。由于存在产品的异质性、研究设计以及目标人群的差异,因此尚无法就补充的时间和周期进行推荐。

简介

　　婴儿早期接触过敏原可能诱导对过敏原的耐受,但也可能致敏及发生过敏症状。营养干预的目的在于降低过敏风险,应在婴儿早期开始。甚至可能开始于母亲妊娠最后一周的饮食。食物预防过敏的数据来自观察性队列研究,描述了其作用并形成假说,通过对照干预研究证实了食物干预与过敏预防的关系。已有的数据不足以证明母亲妊娠期及哺乳期饮食回避有利于减少婴儿过敏高风险。生后前 4 月龄纯母乳喂养可减少过敏,之后继续母乳喂养同时添加固体食物。有过敏家族史而且无法进行纯母乳喂养的婴儿,应用水解蛋白的婴儿配方奶可以减少过敏反应发生的风险。推迟添加辅助食品并没有明确的益处。

妊娠期及哺乳期母亲避免过敏

　　有人提出妊娠期母亲对食物过敏原回避可能是减少婴儿过敏风险的策略,但是现有的数据并不支持这种说法[1]。母亲进食后数小时,母乳中就可能含有来自这些食物如牛奶、鸡蛋、小麦和其他食物中的抗原。人乳中的牛奶蛋白含量比牛奶中牛奶蛋白含量低 100 000 倍,而且与母亲的抗原吸收量无关。这些存在于人乳中的少量的抗原是否诱导致敏或耐受尚不清楚。在一项随机对照试验中,并没有发现哺乳期妇女回避牛奶和鸡蛋饮食能够减少 5 岁以下的儿童过敏性疾病的发生风险[2]。而

母亲的饮食回避存在引起某些营养成分供应不足的风险。由于缺乏证据,不推荐母亲妊娠期及哺乳期采取饮食回避以预防婴儿过敏。但有些证据显示母亲妊娠和哺乳时进食鱼类可以降低后代过敏性疾病的风险[3]。

母乳喂养

由于营养、免疫学以及心理学上的益处,母乳喂养被认为最适于出生后不久的婴儿。由于伦理学上的考虑不可能进行母乳喂养的随机试验,纯母乳喂养和部分母乳喂养可能存在的预防过敏的效果尚未进行合理地评估。采取纯母乳喂养的母亲和人工喂养的母亲在教育、社会经济因素、吸烟、养宠物、添加其他辅助食品和许多其他可能影响过敏性疾病发生率的因素等方面有显著的差别。因果倒置的情况在非随机试验中可能具有非常重要的影响,例如具有高遗传倾向或在出生后最初的几个月表现出特应性症状婴儿的母亲可能倾向于延长纯母乳或完全母乳喂养。

一组为促进母乳喂养在白俄罗斯共和国进行的随机临床试验[4]和一项母乳喂养对后代过敏影响的荟萃分析结果支持了纯母乳喂养 3 个月或更长时间对婴儿期特应性皮炎的发生具有保护性效应[5]。

水解蛋白配方奶喂养婴儿

在一些干预试验中,常常用非随机抽样的母乳喂养儿作为对照组,来评价适度水解或深度水解蛋白配方奶与普通牛奶配方的区别。所有已经发表的随机试验都是以具有高特应性风险的婴儿作为研究对象,这些婴儿的父母一方或兄弟姐妹曾经患有过敏或是父母双方都患有过敏,或者他们的脐带血 IgE 水平升高或有其他的表现。因此研究的结果并不能推广至没有特应性表现的

父母所生的婴儿。某些试验还包括额外的共同干预,如母亲饮食或环境控制或推迟添加辅助食品。

最近针对这些研究的考科兰综述(Cochrane review)的结果表明,非常有限的证据显示水解配方奶比普通牛奶配方更有利于减少婴儿及儿童时期过敏及婴儿牛奶过敏的发生[6]。在这项分析中,许多高质量的研究结果由于失访率超过 20% 而被剔除在外。由于这种和其他的原因,考科兰综述的结果备受批评,研究结论也受到一个国际过敏专家组的质疑[7]。

德国婴儿营养干预(GINI)研究是目前这一领域中最大的一项双盲、随机、对照干预试验,也是唯一的非企业基金而由政府资助的研究项目[8,9]。这项试验观察出生后 4 个月内婴儿的喂养方式,及其对具有过敏高危因素婴儿预防的影响,除了对母乳喂养进行评估以外,对三种水解配方奶粉和牛奶配方进行了比较评估。在各种特应性表现(特应性皮炎、哮喘、胃肠道表现、过敏性鼻炎、荨麻疹)中,水解配方奶只能减少特应性皮炎发生的风险。与牛奶配方相比较,深度水解酪蛋白配方和适度水解乳清配方奶粉能显著减少特应性皮炎的发生。深度水解乳清配方则无效果。上述配方奶粉的效果在 1 岁内表现出来并延续至 10 岁(图 1)。对哮喘、过敏性鼻炎或致敏类型无显著影响。

婴儿喂养中除牛乳以外的其他蛋白来源

对婴儿不推荐使用未处理的哺乳动物乳蛋白,包括未加工的绵羊、水牛、马或山羊奶,或未加工的大豆或大米奶,因为它们的成分不适宜作为婴儿的主要食物来源。而且对于可疑或已证实有牛奶蛋白过敏的婴儿不推荐用这些乳类,因为可能存在过敏原交叉反应的风险。最近的一项考科兰

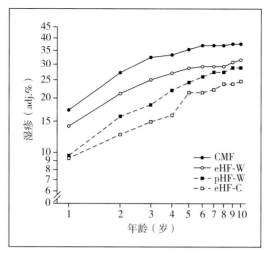

图 1　对 988 名出生后 4 个月分别喂养 4 种配方奶粉中 1 种的婴儿随访至 10 岁,父母报告、医生诊断的特应性皮炎的累计发病率(完成方案分析)。结果根据以下内容校正:性别、出生时 BMI、父母教育程度、出生时兄弟姐妹情况、研究地区、妊娠和(或)婴儿前 4 个月母亲吸烟情况、婴儿 1 岁内家中是否有有毛宠物、母亲分娩时年龄。CMF= 牛乳配方;pHF-W= 适度水解乳清蛋白配方;eHF-W= 深度水解乳清蛋白配方奶粉;eHF-C= 深度水解酪蛋白配方[9]

综述表明,使用大豆蛋白的婴儿配方粉并不能减少包括食物过敏在内的过敏发生的风险[10]。还没有证据支持除了水解牛奶蛋白配方以外其他蛋白配方具有过敏预防的作用。

辅助食品

　　大多数有关辅助食品的调查数据是通过大队列研究得到的。在出生后 3 个月内过早添加固体食物可能会增加湿疹及食物过敏的风险。然而将引入固体食物时间推迟至出生 6 个月以后,未见防止过敏的效果,甚至可能增加其他过敏性疾病的风险[11]。这种结果也见于对其他过敏原性食物如鸡蛋、牛乳、鱼和小麦的研究[12-14]。多样性辅食添加可能有利于减少过敏风险[15]。因此

建议在出生后 17 周以前不宜加入辅助食品,但不能晚于出生后 26 周,不管有无家族过敏史[16,17]。

益生菌和益生元

　　最近有一项对 7 个妊娠母亲补充益生菌对儿童特应性湿疹的随机双盲安慰剂对照临床试验的荟萃分析[18],研究结论是乳酸杆菌可以降低后代湿疹风险,但不同益生菌混合制剂无此效果。

　　一些研究观察了单纯补充益生菌或加入到婴儿配方奶中补充的效果。新近 WAO 的重要综述表明,目前还没有证据显示在预防和治疗过敏中益生菌的价值[19]。

　　同样,考科兰综述指出婴儿配方奶中加入某些益生元组合具有一定减少婴儿期湿疹的作用[20]。不过由于研究的异质性和目标人群的差异,尚无法进行普遍性推荐以减低过敏风险。

总结

● 母亲妊娠和哺乳期间饮食回避无过敏预防效果,不予推荐。

● 生后 4 个月纯母乳喂养,之后继续母乳喂养并逐步添加固体食物,推荐给所有婴儿。

● 低感染风险婴儿,不应早于 17 周或晚于 26 周添加固体食物,除非有遗传性过敏风险者。

● 如果有家族过敏史的婴儿 4 个月内需使用婴儿配方奶,应使用水解蛋白配方。

● 其他乳类配方(绵羊、水牛、马或山羊奶)以及大豆或大米蛋白,无过敏预防效果,不予推荐。

● 尚未确定益生菌和益生元在过敏预防中的作用。

参考文献

1　Kramer MS, Kakuma R: Maternal dietary antigen avoidance during pregnancy or lactation, or both, for preventing or treating atopic disease in the child. Cochrane Database Syst Rev 2006; 3:CD000133.

2　Björkstén B: Allergy prevention: interventions during pregnancy and early infancy. Clin Rev Allergy Immunol 2004;26:129–138.

3　Dotterud CK, Storrø O, Simpson MR, Johnsen R, Øien T: The impact of pre- and postnatal exposures on allergy related diseases in childhood: a controlled multicentre intervention study in primary health care. BMC Public Health 2013;13:123.

4　Kramer MS, Chalmers B, Hodnett ED, Sevkovskaya Z, Dzikovich I, Shapiro S, et al: Promotion of Breastfeeding Intervention Trial (PROBIT): a randomized trial in the Republic of Belarus. JAMA 2001;285:413–420.

5　Kramer MS: Breastfeeding and allergy: the evidence. Ann Nutr Metab 2011; 59(suppl 1):20–26.

6　Osborn DA, Sinn J: Formulas containing hydrolysed protein for prevention of allergy and food intolerance in infants. Cochrane Database Syst Rev 2006;4: CD003664.

7　Høst A, Halken S, Muraro A, Dreborg S, Niggemann B, Aalberse R, et al: Dietary prevention of allergic diseases in infants and small children. Pediatr Allergy Immunol 2008;19:1–4.

8　von Berg A, Koletzko S, Grübl A, Filipiak-Pittroff B, Wichmann HE, Bauer CP, et al: The effect of hydrolyzed cow's milk formula for allergy prevention in the first year of life: the German Infant Nutritional Intervention Study, a randomized double-blind trial. J Allergy Clin Immunol 2003;111:533–540.

9　von Berg A, Filipiak-Pittroff B, Kramer U, Hoffmann B, Link E, Beckmann C, et al: Allergies in high-risk schoolchildren after early intervention with cow's milk protein hydrolysates: 10-year results from the German Infant Nutritional Intervention (GINI) study. J Allergy Clin Immunol 2013;131:1565–1573.

10　Osborn DA, Sinn J: Soy formula for prevention of allergy and food intolerance in infants. Cochrane Database Syst Rev 2004;3:CD003741.

11　Zutavern A, Brockow I, Schaaf B, von Berg A, Diez U, Borte M, et al: Timing of solid food introduction in relation to eczema, asthma, allergic rhinitis, and food and inhalant sensitization at the age of 6 years: results from the prospective birth cohort study LISA. Pediatrics 2008;121:e44–e52.

12　Nwaru BI, Takkinen HM, Niemelä O, Kaila M, Erkkola M, Ahonen S, et al: Timing of infant feeding in relation to childhood asthma and allergic diseases. J Allergy Clin Immunol 2013;131:78–86.

13　Koplin JJ, Osborne NJ, Wake M, Martin PE, Gurrin LC, Robinson MN, et al: Can early introduction of egg prevent egg allergy in infants? A population-based study. J Allergy Clin Immunol 2010;126: 807–813.

14　Kull I, Bergström A, Lilja G, Pershagen G, Wickman M: Fish consumption during the first year of life and development of allergic diseases during childhood. Allergy 2006;61:1009–1015.

15　Nwaru BI, Takkinen HM, Kaila M, Erkkola M, Ahonen S, Pekkanen J, et al: Food diversity in infancy and the risk of childhood asthma and allergies. J Allergy Clin Immunol 2014, Epub ahead of print.

16　Agostoni C, Decsi T, Fewtrell M, Goulet O, Kolacek S, Koletzko B, et al: Complementary feeding: a commentary by the ESPGHAN Committee on Nutrition. J Pediatr Gastroenterol Nutr 2008;46: 99–110.

17　Greer FR, Sicherer SH, Burks AW: Effects of early nutritional interventions on the development of atopic disease in infants and children: the role of maternal dietary restriction, breastfeeding, timing of introduction of complementary foods, and hydrolyzed formulas. Pediatrics 2008;121:183–191.

18　Doege K, Grajecki D, Zyriax BC, Detinkina E, zu Eulenburg C, Buhling KJ: Impact of maternal supplementation with probiotics during pregnancy on atopic eczema in childhood: a meta-analysis. Br J Nutr 2012;107:1–6.

19　Fiocchi A, Burks W, Bahna SL, Bielory L, Boyle RJ, Cocco R, et al: Clinical Use of Probiotics in Pediatric Allergy (CUPPA): a World Allergy Organization Position Paper. World Allergy Organ J 2012;5:148–167.

20　Osborn DA, Sinn JK: Prebiotics in infants for prevention of allergy. Cochrane Database Syst Rev 2013;3:CD006474.

（王晓川）

第六节　幼儿、学龄前和学龄期儿童

Hildegard Przyrembel

关键词

食品为基础的膳食指南,饮食习惯,食物偏好,选择食物,进食技能,餐次

内容要点

- 幼儿和儿童应该参与家庭进餐。
- 不需要提供特殊的商品化食物以满足幼儿的特别营养需要。根据方便原则来决定对这种食物的取舍。
- 以食物为基础的儿童膳食指南应该明确列出基本的食物组、进食的大致数量、并根据当地习惯提供基本食谱。
- 只有在出现临床指征时才给予营养素保健品和强化食品。
- 无或低热量饮料可以在进餐时一起食用。

简介

1~12岁的年龄段包括了不同的发育阶段。幼儿期间随着运动能力的发育,虽然有些幼儿还在接受部分母乳喂养,但是开始加入家庭膳食并可以学习自己进食。食物偏好往往会在生后第1年内逐渐养成,并在父母亲、同胞和玩伴的影响下会改变。学龄前和学龄期儿童增加了家庭外的社交活动,因此对食物和进餐有了更多的选择机会[1]。

为儿童设计的健康膳食应该基于科学和实践的基础上。衡量营养摄入适宜性的科学标准通过以下条件来制订,包括维持正常生长发育需要的热量和各种营养素的推荐摄入量以及适宜膳食对儿童期慢性疾病的预防作用[2];实践标准是指地区或国家的膳食习惯、食品可获得性和食物价格以及儿童的味觉偏好。

已经制订了一些以食物为基础的儿童膳食指南。有一个被称为是理想混合膳食(OptimiX)范例[3,4],是由德国人设计的。这样的指南即使在不同的饮食习惯、进餐安排和当地基础食品的情况下也很容易实行。这些膳食指南的基本内容是利用当地常见的可获得食品在家庭制作的食物,但是离开家后的食品是由即刻食用的产品和许多儿童喜欢的食品(如"快餐"和甜品)搭配组成。

儿童膳食和喂养的原则

在考虑儿童对热量和其他营养素的需求、饮食偏好以及健康等方面的基础上,以食物为基础的膳食指南提供对食物的选择、膳食搭配和进餐模式的建议(包括各种食谱)。主要食物组的内容是高密度营养素食物,包括:谷类和其他淀粉类食品(面包、意大利面、土豆等);蔬菜、豆类和水果;奶和奶制品;肉、家禽、鸡蛋和鱼(富含脂肪的);脂肪和植物油。

上述这份食物组是OptimiX的一部分,提供了≥90%的热量摄入量和100%的所有微量营养素[3,4](表1)。此外,低于10%的热量摄入由"可耐受"食物组提供,多指高热量低营养素食物。这些食物不应禁止

表1　不同年龄每天足够食物摄入量

年龄（岁）	1	2~3	4~6	7~9	10~12
总能量, kcal/d	850	950	1250	1600	1900
推荐食物（≥90%的热量摄入）					
大份量					
饮料, ml/d	600	700	800	900	1000
蔬菜, g/d	120	150	200	220	250
水果, g/d	120	150	200	220	250
土豆、意大利面、米粉、谷类, g/d	100	120	150	180	220
中份量					
奶、奶制品, ml或g/d	300	330	350	400	420
肉、肉制品, g/d	30	35	40	50	60
蛋类, 个/周	1~2	1~2	2	2	2~3
鱼, g/周	25	35	50	75	90
小份量					
麦淇淋、油、黄油, g/d	15	20	25	30	35
可耐受食物（≤10%的热量摄入）					
蛋糕、甜食、果酱、糖等, 最大量 kcal/d	85	95	125	160	190

摘自 Kersting 等和 Alexy 等根据最新膳食参考值修订的 2013 年修订版[3]

而应该给予满足（例如满足一些儿童对甜食的偏好），并允许其在食谱中灵活搭配。可以根据膳食指南的指导建议，在食物组中选择食物的数量，例如可选择等同钙含量的奶酪（100ml 奶相当于 15g 干奶酪和 30g 软奶酪）来替代牛奶或者奶制品。表1所列的供应量不需要每天都满足，关键是每周的平均量能够达到要求。儿童每天的摄入量有波动是正常的，每天热量摄入量的差异可达均值的 50%。而且，不爱动的小婴儿要比爱动的大婴儿吃得少，男童要比同龄女童吃得多。从一开始就应该允许儿童决定他们想要吃的量，不要强迫他们一定要吃完盘中食物。这可以使他们吃得有饱足感，且有助于避免营养过剩和超重。

膳食搭配的建议

OptimiX 指南提供的热量摄入量中有 53% 来自复合碳水化合物；33% 热量来自脂肪，大部分是植物油（占总能量的百分比：饱和脂肪酸为 10%；单不饱和脂肪酸 15%；多不饱和脂肪酸 7%）；14% 热量来自蛋白质，其中一半来自动物蛋白、一半来自植物蛋白。能量密度大约为 70kcal/100g，膳食纤维密度为 17g/1000kcal，水密度约为 1.2g/kcal。幼儿最适合的脂肪摄入量尚不清楚，它应该不少于热量的 25%[2,5,6]。蛋白质来源反映出国家和文化具有的独特膳食习惯，而植物蛋白质能够提供绝大部分的蛋白质摄入。以植物蛋白质为主的膳食习惯中，为补偿各种蛋白质的必需氨基酸不足，食用的植物性食品应多样化。不含任何动物蛋白质的完全素食者膳食不适合幼儿。

餐次和进餐模式

只要有可能,儿童应和其他人一起进餐且有规定的时间,避免吃零食。在不同餐次中摄入的基本食物和耐受食物是不同的,但是所有餐次加在一起能提供一个足够的营养素和热量摄入总量。幼儿比年长儿童需要更多的餐次。在不同国家和不同家庭中,每天进餐时间以及进餐类型(包括热的和冷的)各不相同。冷餐和热餐都应该和饮料一起食用。冷餐大多数由面包、谷类、奶制品和生的水果和蔬菜组成,这样除了保证大剂量的维生素 C 和叶酸的摄入外,还提供了日常所需的碳水化合物、纤维素和钙的大半摄入量。热餐基本主食是土豆、米粉或意大利面、蔬菜和沙拉,配以肉或鱼作为补充,在 1 周内不需要每天都吃。热餐提供了大量维生素和矿物质的摄入,如维生素 B_6 和维生素 B_{12}、镁、磷和碘。

食物选择

虽然加工食品和强化食物品种繁多且食用方便,但这类食物不应该是一个健康幼儿的必需膳食组成。然而在富含营养的食物稀少的地区,采取强化食物或补充剂还是需要的,特别是针对铁、碘、锌和钙而言。家常制作的幼儿食品应该是无盐的。可以选择低盐的各类加工食品。

面包和谷类 面包和谷类(对米粉和意大利面也一样)应该优先选择全谷物产品,它含有一定量的 B 族维生素、镁、铁、纤维、蛋白质和不饱和脂肪酸。年幼儿童能够较好地接受全谷物和细加工食品的混合物。

蔬菜和水果 如果生吃,应该短暂煮沸一下,且所用的水要尽可能少,以减少维生素、矿物质的直接丢失(如胡萝卜素、植物固醇、多酚)。选择水果、豆类和蔬菜的基本原则就是选择当季产品,当然对特别不喜欢的食物也可以有更多的变通。对一些稀少的水果可用水果汁替代。

牛奶和奶制品 是所有儿童膳食中必不可少的,它是钙、其他矿物质和维生素的来源。从 2 岁开始,可用脱脂奶制品替代全脂奶制品。

肉和肉制品 对幼儿和小年龄儿童特别重要,因为它是优质铁和锌的来源。而且它们还提供优质蛋白质和重要的 B 族维生素。应该优先选择低脂产品。血红素铁也能提高植物性食品中铁的吸收。

鱼 是碘和长链 n-3 脂肪酸的重要来源,应该至少 1 周吃 1 次。许多孩子只吃炖的和油煎的鱼,这样烹调的鱼可能脂肪含量高。

为了提高所吃脂肪的质量,在摄入的可见和"不可见"脂肪总量中至少有一半应该来自植物油,优先选择单不饱和脂肪酸和多不饱和脂肪酸含量高的植物油,这些植物油含有一些 - 亚麻酸(油菜籽、大豆、亚麻子)和丰富的维生素 E。这些植物油基本上不含反式脂肪酸。完全食用低脂食品将进一步减少饱和脂肪酸和反式脂肪酸的总摄入量。

饮料 应该选择用杯给幼儿喝,饮料应是不含热量或低热量的(水或不甜的植物茶或水果茶)。奶不应被认为是饮料,应该是食物。水果汁含有维生素和矿物质,但是,如果不稀释的话,含糖量可能很高(>10%的重量)。以水果为原料的饮料和可口可乐饮料同样通常含有大量的糖,而且不适合解渴。含糖饮料有被过度消费的趋势,这会导致热量摄入过多,最终导致超重[7~9]。

总结

● 建议幼儿(1~3 岁)的膳食应该逐渐

接近于年长儿童、青春期儿童和成年人；由脂肪提供的热量应从大于 40% 下降到 30% 左右。

- 儿童应该被允许（在一定限度内）从

一组基本食物组中选择他们吃的食物种类和数量。

- 应该在一定程度上尊重儿童对味道的喜好。

参考文献

1　Young EM, Fors SW, Hayes DM: Associations between perceived parent behaviors and middle school student fruit and vegetable consumption. J Nutr Educ Behav 2004;36:2–8.

2　Gidding SS, Dennison BA, Birch LL, Daniels SR, Gilman MW, Lichtenstein AH, Rattay KT, Steinberger J, Stettler N, van Horn L; American Heart Association: Dietary recommendations for children and adolescents: a guide for practitioners. Pediatrics 2006;117:544–559.

3　Kersting M, Alexy U, Clausen K: Using the concept of Food Based Dietary Guidelines to develop an Optimized Mixed Diet (OMD) for German children and adolescents. J Pediatr Gastroenterol Nutr 2005;40:301–308.

4　Alexy U, Clausen K, Kersting M: Nutrition of healthy children and adolescents according to the Optimised Mixed Diet concept. Ernährungsumschau 2008;3:169–177.

5　Agostoni C, Decsi T, Fewtrell M, Goulet O, Kolacek S, Koletzko B, Michaelsen KF, Moreno L, Puntis J, Rigo J, Shamir R, Szajewska H, Turck D, van Goudoever J; ESPGHAN Committee on Nutrition: Complementary feeding: a commentary by the ESPGHAN Committee on Nutrition. J Pediatr Gastroenterol Nutr 2008;46:99–110.

6　Hilbig A, Kersting M: Effects of age and time on energy and macronutrient intake in German infants and young children: results of the DONALD study. J Pediatr Gastroenterol Nutr 2006;43:518–524.

7　Kranz S, Smiciklas-Wright H, Siega-Riz AM, Mitchell AD: Adverse effect of high added sugar consumption on dietary intake in American preschoolers. J Pediatr 2005;146:105–111.

8　Ludwig DS, Peterson KE, Gortmaker SL: Relation between consumption of sugar-sweetened drinks and childhood obesity. Lancet 2001;357:505–508.

9　Welsh JA, Cogswell ME, Rogers S, Rockett H, Mei Z, Grummer-Strawn LM: Overweight among low-income preschool children associated with the consumption of sweet drinks: Missouri, 1999–2002. Pediatrics 2005;115:e223–e229.

（徐　秀）

第七节 青春期营养

Rehana A. Salam, Zulfiqar A. Bhutta

关键词

青春期少年,营养,青春期健康

内容要点

- 青春期少年(10~19岁)占全球人口的1/5,在任何国家都被认为是健康的年龄组群体,即将进入劳动力大军并为提升国民经济产值做出贡献。
- 青春期是非常关键的时期,这个时期体格快速生长,心理、性器官和认知发育日趋成熟,因此青春期儿童营养的需求远高于生命周期的其他阶段。
- 青春期的营养干预需与青春期儿童个体发育的水平相适应,满足需求并提供可及的实施平台。
- 青春期的营养研究重点在于把握有效的干预环节,包括健康教育和保健体系,以此实现长期可持续的功效。

简介

青春期少年(10~19岁)占全球人口的1/5,在任何国家都被视为是健康的年龄组群体,即将进入劳动力大军并为提升国民经济产值作出贡献。世界上有12亿青春期少年,90%生活在低收入和中等收入国家(LMICs),占这些国家总人口的19%,而在发达国家,青春期少年占人口比例的12%[1]。

青春期是非常关键的时期,这个时期体格快速生长,心理、性器官和认知发育日趋成熟,因此青春期儿童营养的需求远高于生命周期的其他阶段。儿童期和青春期的健康饮食对适宜的生长发育非常重要,因此理想的营养是实现生长潜力的前提,营养不良可能导致生长不良和发育迟缓。而且,健康饮食还有助于预防与膳食相关的慢性疾病,如肥胖症、2型糖尿病、心血管疾病、肝肺肾疾病、癌症和骨质疏松症[2,3]。特别强调青春期营养干预措施需与每个青春期儿童发育的个体水平相适应,满足需求并提供可及的实施平台。

本章节将回顾儿童青春期营养不良和青春期饮食行为的发展趋势及其影响因素以及促进健康饮食习惯形成、预防肥胖症方面的干预措施和实施平台。

青春期营养的发展趋势

20世纪80年代至今,许多国家中的儿童及青春期少年的超重和肥胖发病率逐年上升。目前许多低收入和中等收入国家(LMICs)面临双重的营养不良问题,一方面是新出现的超重和肥胖症,另一方面仍然存在生长迟缓和其他微量营养素缺乏的高发生率。据2011年的统计数据估计,在小于5岁的儿童中有43 000 000名体重超重,比1990年估计的28 000 000名增加了54%。据估计,在非洲超重的发病率从1990年的4%上升到2011年的7%,在亚洲发病率相对低些(2011年为5%),而其实际受影响的儿童人数高过非洲(分别为17 000 000和12 000 000)[4]。从全球来看,发展中国家的儿童肥胖发生率持续上升,而发达国家则逐渐处于平稳期[5,6]。这些数据非常惊人,需要引起立即的关注,因为儿童期超重与许多疾病发生的近期或者远期风险相关,包括高胆固醇、甘油三酯和血糖,2型糖尿病、高血压、成人肥胖症等[7,8]。早期预防非常关键,有证据表明,一旦儿童肥胖症发生将极难逆转,可能将持续到成人期。青春期营养的重要性还体现在其他方面,怀孕的青春期少女的营养是令人担忧的,虽然孕期需要增加营养,但她们常常得不到足够和适宜的营养供给。由于生理、社会经济和行为等因素的影响,青春期少女怀孕可能造成许多不良后果,包括低出生体重、早产、贫血和产后体重超重[9,10]。最近,作为改善妇幼健康的一种方式,发展中国家已开始关注青春期营养,随着时间的推移青春期营养的干预效果将不断地扩大和改善,从而促进未来的人类健康。

青春期的饮食模式和行为受到诸多因素的影响,包括同伴的影响、父母的榜样、获得食物的可及性、对食品的偏好、食物的价格、购买的便利性、个人和文化信仰、大众媒体的宣传和对身体形象的追求。这些因素大致可以分类如下:①个人因素,包括态度、信仰、食物偏好、自我效能信念和生理变化;②环境因素,包括家庭、朋友、同伴网络、学校、快餐店、社会和文化规范;③宏观系统的因素,包括获得食物的可及性、食物成品、食品物流系统、大众媒体和广告。

青春期营养干预

青春期营养的干预措施有多种,包括健康教育、健康促进、行为和心理咨询等,这些措施可以通过膳食、体育活动或生活方式的途径进行个体水平的干预,也可以结合家庭/父母支持共同开展。这些干预措施可以在学校,也可以在社区的健康保健中心开展。有证据显示,通过膳食、体育活动或生活方式支持开展的健康教育、健康促进、心理和行为咨询等干预措施都能有效地降低儿童和青少年的BMI值并减少肥胖的发生。然而就个体而言,不是所有的干预措施都是有效的,因为在一个多因素干预的项目中,很难对每个个体都有针对性[11]。以学校为基地开展的营养教育干预措施能有效地预防并减少儿童肥胖发生的风险,在青春期儿童中通过增加水果和蔬菜摄入量能降低超重和肥胖发生率[12,13]。证据还表明,在部分人群中采取教育和环境相结合的方式开展以学校为基地的营养和体育活动,干预效果更为理想[12,13]。有研究显示,鼓励家长参与以学校为基地的肥胖干预项目也很重要,这对儿童行为的养成具有积极的作用。各种家长参加干预的方式(包括在饮食和体育活动方面的家庭理念和家长榜样)几乎都是有效的。

不过家长参加的实际贡献值仍然不确定[14]。然而,有些研究结果表明,在体重相关的健康干预项目中,有家长参与能更有效降低儿童和青春期少年的BMI值;有家长参与的干预项目持续时间更长,可能获得更大的成功[15],针对家庭的干预项目更容易解决能量摄入和食物选择的问题[16]。有氧运动对儿童和青春期少年的非高密度脂蛋白胆固醇的影响尚不明确;然而,它可以减少儿童和青春期少年的身体脂肪百分比,并提高有氧代谢的能力[17]。

青春期孕妇的营养干预主要涉及均衡饮食以及进食适量的铁、叶酸、钙和锌的教育;同时向低收入阶层的青春期孕妇提供食物,确保她们有适当的孕期体重增加和足够营养素摄入。通过多学科团队合作、个体化教育和咨询、家庭访视、小组支持和讨论等方式对青春期孕妇进行营养干预,将对母婴的出生结局产生积极作用[18]。

干预的实施和挑战

有证据显示，包括营养干预在内的各种青春期健康促进措施都有其潜在优势；然而，这些干预措施在可行性、延伸性和持续性方面常常面临挑战，需要仔细斟酌。至今为止，针对儿童和青春期少年营养干预的有效途径是以学校为基地的实施平台以及随后以家庭和社区为基地的实施平台。目前，针对青春期少年需求所设计、在保健中心实施的干预项目所进行的评估非常少。应努力利用卫生部门的已有设施来满足青春期少年的健康和营养需求。提供营养教育和咨询的健康保健工作人员至关重要，他们应该全面了解青春期少年的体格生长和心理发育。健康专业人员应接受培训，并有足够时间来判断一个青春期少年的生理成熟度和认知发育水平，从而决定他的个体营养需求和在咨询时提供充分的信息的教育方式。其他部门（包括民间社会团体、宗教机构和社会大众）也应该努力联合起来，对青春期少年的健康和营养需求有积极的回应，发挥积极的作用。

1995 年，世界卫生组织（WHO）、联合国国际儿童基金（UNICEF）和联合国人口活动网络（UNFPA）共同组织了一个研究小组，旨在制订青春期儿童健康和发展计划。从那时开始，对青春期儿童的干预项目以及初级健康保健和服务的有效性评估工作持续展开。当今青春期儿童比以往更处于一个弱势群体的地位，他们暴露于营养风险、有害的酒精消费、性病传播、面对其他新的挑战（如社交媒体等），因此针对他们的干预项目变得越来越重要[19-22]。

总结

● 青春期儿童营养干预的有效措施包括学校课程（针对健康饮食习惯、体育运动和身体形象）、改善学校食品供应的营养品质、家长和教师的参与和培训。

● 在国家层面上，政府应该主导对青春期少年进行健康和营养状况分析，并制订适当的策略促进干预项目的实施和延伸。

● 青春期的营养研究重点在于把握有效的干预环节，包括健康教育和保健体系，以此实现长期可持续发展的功效。

参考文献

1　Cappa C, Wardlaw T, Langevin-Falcon C, Diers J: Progress for children: a report card on adolescents. Lancet 2012;379: 2323–2325.

2　Fagot-Campagna A, Pettitt DJ, Engelgau MM, Burrows NR, Geiss LS, Valdez R, Beckles GLA, Saaddine J, Gregg EW, Williamson DF: Type 2 diabetes among North American children and adolescents: an epidemiologic review and a public health perspective. J Pediatr 2000; 136:664–672.

3　Freedman DS, Dietz WH, Srinivasan SR, Berenson GS: The relation of overweight to cardiovascular risk factors among children and adolescents: the Bogalusa Heart Study. Pediatrics 1999;103:1175–1182.

4　UNICEF, WHO, World Bank: Levels and trends in child malnutrition. Joint child malnutrition estimates. New York, UNICEF; Geneva, WHO; Washington, World Bank; 2012.

5　Rokholm B, Baker JL, Sørensen TI: The levelling off of the obesity epidemic since the year 1999: a review of evidence and perspectives. Obes Rev 2010;11: 835–846.

6　Nichols MS, de Silva-Sanigorski AM, Cleary JE, Goldfeld SR, Colahan A, Swinburn BA: Decreasing trends in overweight and obesity among an Australian population of preschool children. Int J Obes 2011;35:916–924.

7　Koplan JP, Liverman CT, Kraak VI: Preventing childhood obesity: health in the balance – executive summary. J Am Diet Assoc 2005;105:131–138.

8　Lloyd LJ, Langley-Evans SC, McMullen S: Childhood obesity and risk of the adult metabolic syndrome: a systematic review. Int J Obes 2012;36:1–11.

9　Hediger ML, Scholl TO, Schall JI: Implications of the Camden Study of adolescent pregnancy: interactions among maternal growth, nutritional status, and body composition. Ann NY Acad Sci 1997;817:281–291.

10　Strobino DM, Ensminger ME, Kim YJ, Nanda J: Mechanisms for maternal age differences in birth weight. Am J Epidemiol 1995;142:504–514.

11　Waters E, de Silva-Sanigorski A, Hall BJ, Brown T, Campbell KJ, Gao Y, Armstrong R, Prosser L, Summerbell CD: Interventions for preventing obesity in children. Cochrane Database Syst Rev 2011;12:CD001871.

12　Silveira JA, Taddei JA, Guerra PH, Nobre MR: Effectiveness of school-based nutrition education interventions to prevent and reduce excessive weight gain in children and adolescents: a systematic review (in English, Portuguese). J Pediatr (Rio J) 2011;87:382–392.

13 Van Cauwenberghe E, Maes L, Spittaels H, van Lenthe FJ, Brug J, Oppert JM, De Bourdeaudhuij I: Effectiveness of school-based interventions in Europe to promote healthy nutrition in children and adolescents: systematic review of published and 'grey' literature. Br J Nutr 2010;103:781–797.

14 Van Lippevelde W, Verloigne Mt, De Bourdeaudhuij I, Brug J, Bjelland M, Lien N, Maes L: Does parental involvement make a difference in school-based nutrition and physical activity interventions? A systematic review of randomized controlled trials. Int J Public Health 2012;57:673–678.

15 Niemeier BS, Hektner JM, Enger KB: Parent participation in weight-related health interventions for children and adolescents: a systematic review and

16 Golley RK, Hendrie GA, Slater A, Corsini N: Interventions that involve parents to improve children's weight-related nutrition intake and activity patterns – what nutrition and activity targets and behaviour change techniques are associated with intervention effectiveness? Obes Rev 2011;12:114–130.

17 Kelley GA, Kelley KS: Effects of aerobic exercise on non-high-density lipoprotein cholesterol in children and adolescents: a meta-analysis of randomized controlled trials. Prog Cardiovasc Nurs 2008;23:128–132.

18 Nielsen JN, Gittelsohn J, Anliker J, O'Brien K: Interventions to improve diet and weight gain among pregnant adolescents and recommendations for future research. J Am Diet Assoc 2006;106:1825–1840.

meta-analysis. Prev Med 2012;55:3–13.

19 Sawyer SM, Afifi RA, Bearinger LH, Blakemore S-J, Dick B, Ezeh AC, Patton GC: Adolescence: a foundation for future health. Lancet 2012;379:1630–1640.

20 Viner RM, Ozer EM, Denny S, Marmot M, Resnick M, Fatusi A, Currie C: Adolescence and the social determinants of health. Lancet 2012;379:1641–1652.

21 Catalano RF, Fagan AA, Gavin LE, Greenberg MT, Irwin CE Jr, Ross DA, Shek DT: Worldwide application of prevention science in adolescent health. Lancet 2012;379:1653–1664.

22 Patton GC, Coffey C, Cappa C, Currie D, Riley L, Gore F, Degenhardt L, Richardson D, Astone N, Sangowawa AO, et al: Health of the world's adolescents: a synthesis of internationally comparable data. Lancet 2012;379:1665–1675.

（徐　秀）

第八节 妊娠期和哺乳期的营养

Lenka Malek，Maria Makrides

关键词

妊娠期，哺乳期，孕期体重增加，孕期和哺乳期营养需要量，补充剂

内容要点

- 孕妇在妊娠期体重增加的适宜程度是由孕前 BMI 值决定的。
- 遵循政府制订的指南配制的膳食，能够满足大多数孕期和哺乳期妇女的基本营养素需求。
- 普遍建议围孕期补充叶酸以预防神经管缺陷。在不同国家也建议孕期和哺乳期补充碘、孕期补充铁。对素食者、多胎妊娠和有营养素缺乏症的妇女可能需要额外补充营养素。
- 孕期应避免摄入酒精和利斯特菌病高致病风险的食物，并限制咖啡因的摄入量。

简介

母亲在孕前到哺乳期的营养状态都会对婴儿的健康和发育产生近期和长期的作用[1]。孕期和哺乳期对许多营养素的需求量增加，因此需要一些膳食的调整来适应。然而，此时母体内激素的变化导致适应性的生理调整，有助于满足母体和胎儿对营养的共同需求，从而没有必要为"两个人"的需要而大量进食。

就孕前体质指数（BMI）值正常的妇女

而言，在能量需求的增加方面，孕早期可以忽略不计，孕中期需要平均额外增加 1.4MJ/d（335kcal/d），孕后期增加 1.9MJ/d（450kcal/d），哺乳期增加 2.0~2.1MJ/d（275~500kcal/d）。孕前 BMI 值不同，能量需求也各不相同，超重和肥胖妇女的需求量较低，低体重妇女需求量则较高。

评估孕妇在孕期的体重增加是否适宜的推荐值也根据孕前 BMI 值而定（表 1）[2]。应该在整个孕期监测体重增加态势，以达到合适体重增加的目标。不建议在孕期通过膳食调整来预防体重增加或实现减肥，因为这样可能导致必需营养素摄入不足，从而对胎儿生长发育不利。由于孕期储存的脂肪转而用于哺乳所需，因此产后哺乳的妇女有望将体重快速恢复至孕前状态。

在大多数国家，怀孕和哺乳期妇女只要遵循政府制订的膳食指南，并且每天额外补充一些核心食物组的食物就可以满足绝大部分的营养需求[3,4]，详见表 2 的举例。

本节的其余部分将针对孕期和哺乳期期间可能出现的特定情况以及某些特殊的营养素进行概述。

叶酸

现已证明，通过围孕期补充叶酸能够使首次神经管缺陷（NTDs）发生率降低 72%，再次发生率降低 68%[5]。增加叶酸摄入预防 NTDs 的关键期是在神经管闭合以前，神经管闭合通常发生在受孕后 28 天。假设需要 3 周时间才能提高血清叶酸浓度至充足量，那么叶酸的补充至少应该在孕前 1 个月

表 1　2009 年医学研究院推荐的单胎和双胎孕期体重增加值[2]

孕前 BMI 值分类	单胎		双胎孕期体重总增加值
	体重总增加值	孕中期和孕晚期的体重增加平均率（范围）或体重增加	
低体重（<18.5）	28~40lb	1.0（1.0~1.3）lb/ 周	–
	12.5~18kg	0.51（0.44~0.58）kg/ 周	–
正常体重（18.5~24.9）	25~35lb	1.0（0.8~1.0）lb/ 周	35~54lb
	11.5~16kg	0.42（0.35~0.50）kg/ 周	17~25kg
超重（25.0~29.9）	15~25lb	0.6（0.5~0.7）lb/ 周	31~50lb
	7~11.5kg	0.28（0.23~0.33）kg/ 周	14~23kg
高（≥30.0）	11~20lb	0.5（0.4~0.6）lb/ 周	25~42lb
	5~9kg	0.22（0.17~0.27）kg/ 周	11~19kg

表 2　推荐成年妇女、孕妇和哺乳期妇女对核心食物组每天摄入的最少频次

食物组	摄入量举例	妇女	孕妇	哺乳期妇女
粮食（谷物）类食品，主要是全麦和（或）高谷物纤维系列	– 1 片面包 – 1/2 中等份的卷状或普通面包 – 1/2 杯煮熟的米饭、通心粉、面条或其他谷物 – 2/3 杯麦片 – 1/2 杯煮熟的粥 – 1/4 杯牛奶什锦早餐 – 3（35g）脆面包 – 1 块松饼，英式小松饼	6	+2.5	+3
蔬菜和豆类	– 1/2 杯煮熟的绿色或橙色蔬菜 – 1/2 杯煮熟的干豆或罐装豆 – 1 杯绿叶蔬菜或生蔬菜沙拉 – 1/2 杯甜玉米 – 1/2 中等份的土豆或其他含淀粉蔬菜 – 1 个中等大小的番茄	5	无变化	+2.5
水果	– 1 中等块（如，苹果、香蕉） – 2 小块（如杏、猕猴桃） – 1 杯切碎水果或罐装水果（不加糖）或只是偶尔 – 1/2 杯果汁（不加糖） – 30g 干果（如，4 个杏干，1.5 汤匙葡萄干）	2	无变化	无变化
奶、酸奶、奶酪和（或）其替代品，大多数含脂肪少	– 1 杯（250ml）奶 – 1/2 杯不加糖的蒸发奶 – 40g（2 片或 4 小方块）硬奶酪，如切达奶酪 – 1/2 杯乳酪 – 3/4 杯（200g）酸奶	2.5	+1	+1

续表

食物组	摄入量举例	妇女	孕妇	哺乳期妇女
奶、酸奶、奶酪和(或)其替代品,大多数含脂肪少	– 1 杯豆类、大米或其他谷类饮料,每 100ml 至少强化 100mg 钙 下面的替代品含有和奶、酸奶或奶酪等量的钙: – 100g 带皮杏仁 – 60g 沙丁鱼,水罐装的 – 1/2 杯(100g)罐装带骨的粉色鲑鱼 – 100g 老豆腐(因钙含量不同,需检查标签)			
瘦肉和家禽、鱼、蛋、坚果和种子、豆类	– 65g 煮熟的红瘦肉(~90-100g 生肉) – 80g 煮熟的瘦禽肉(~100g 生禽肉) – 100g 煮熟的鱼片(~115g 生鱼)或 1 小罐鱼 – 2 个大鸡蛋 – 1 杯(150g)煮熟或罐装豆类(最好不加盐) – 170g 豆腐 – 30g 坚果、瓜子、花生或杏仁酱或芝麻酱、或其他坚果或种子酱	2.5	+1	无变化

适合年龄在 19~50 岁的妇女,改编自澳大利亚膳食指南[3]

开始并持续服用至少到受孕后 1 个月,尽管通常建议叶酸补充需 3 个月。

对低风险妇女(例如,没有 NTDs 家族史,没有抗惊厥用药史)建议每天补充叶酸剂量为 400~500g,有 NTDs 个人史和近亲有 NTDs 的妇女建议每天补充叶酸 4000~5000g。天然叶酸和叶酸强化剂见表 3。

碘

甲状腺素合成需要碘,碘是胎儿和婴儿正常生长和大脑发育必不可少的微量元素。严重碘缺乏(ID)对胎儿产生的主要影响包括流产、死胎、先天畸形以及增加围产期和婴儿死亡率以及克汀病发生率[6]。世界上几乎所有国家已实行用碘盐来积极预防碘缺乏,有些国家只有不到 20% 的家庭能获得碘盐,世界卫生组织和联合国儿童基金会建议对怀孕和哺乳期妇女补充碘剂。

在有些国家人群中存在轻、中度的碘缺乏,虽然其可能造成的功能性损害尚未明确,但是许多国家已经建议孕前、孕期和哺乳期妇女每天补充碘剂 150g/d。

在有些国家有碘强化食品,包括强化碘的面包,碘也存在于一些天然食品中(见表 3),由于地理位置和环境因素(如土壤中的碘浓度)的原因,天然食品中碘含量会有很大的不同。孕期和哺乳期应避免摄入海带和海藻产品,因其碘含量差异非常大。

铁

为支持胎儿生长、胎盘组织发育和红细胞数量增加,在孕中期和孕后期的铁需要量会增加。为满足增加的铁需要量,肠道铁吸收率提高,至孕期达到峰值,绝大部分铁传递发生在这个时期。孕期铁充足,母体有足够的铁传递给胎儿,才能满足生后开始 6 个月婴儿的铁需要量。在哺乳期母体的铁需要量下降,当恢复月经时,铁需要量增加到怀孕前的水平。

来源于动物的血红素铁的吸收率要高

表 3　关键营养素的动物来源、植物来源及强化食品

	动物来源	植物来源	强化食品(在某些国家可获得)
叶酸	水煮鸡蛋黄	绿叶蔬菜、橙子、橙汁、葡萄、草莓、覆盆子、蓝莓、葡萄干、酵母酱(马麦酱、蔬菜调味酱)、豆类、花生、芝麻、芝麻酱、葵花籽	面包、早餐麦片、调味饮料(如美禄)、牛奶、大豆饮料、果汁
碘	鱼/海产品、奶、酸奶、奶酪、鸡蛋	海藻、其他来源的含量少	面包、碘盐
铁	肉类、家禽、鱼/海产品(血红素铁)、鸡蛋(非血红素铁)	煮熟的豆类(鹰嘴豆、小扁豆、肾豆和利马豆)、全谷面包和谷类、坚果、种子、水果干和绿叶蔬菜(非血红素铁)	早餐麦片,调味饮料(如美禄、非血红素铁)
钙	奶、奶酪、酸奶、带骨鱼(如鲑鱼、沙丁鱼)、鱼酱、蟹肉	苋菜、谷类食品、绿叶蔬菜、杏仁、巴西坚果、芝麻、芝麻酱、大豆、老豆腐、水果干	大豆、燕麦、大米、坚果饮料、豆酸奶、豆腐、早餐麦片、果汁或蔬菜汁、调味饮料(如美禄)、面包、可吃油酱
维生素 D	鱼油、蛋黄	蘑菇	人造黄油、牛奶、奶粉、豆类饮料、酸奶、奶酪、鸡蛋、早餐麦片、橙汁
维生素 B_{12}	肉类、家禽、鱼或海产品、奶、奶酪、酸奶、鸡蛋	无	大豆饮料、素食汉堡、素肉(豆类制品)和酵母提取物(如马麦酱)
锌	肉类、家禽、蛋、奶、奶酪、酸奶、煮熟的海产品(特别是牡蛎)	全麦面包和谷物、豆类、糙米、豆制品(如豆腐、豆豉)、坚果、种子	早餐谷物

于来源于植物的非血红素(表 3)。进餐时,同时食用肉类蛋白质或富含维生素 C 食品(如柑橘类水果/果汁、草莓、猕猴桃、番茄和花椰菜)可以提高非血红素铁的吸收率。抑制血红素铁和非血红素铁的膳食成分包括豆类和谷物中的钙、锌、磷。茶叶和咖啡中的多酚类物也会抑制非血红素铁的吸收,这对于每天将茶和咖啡作为其饮食一部分的素食者而言有特别的意义。

虽然所有国家通常不推荐在孕期常规补充铁剂,但世界卫生组织建议每天口服铁剂(30~60mg 铁元素)作为产前保健的一部分内容,以降低低出生体重、母亲贫血和铁缺乏的风险。在孕妇贫血率大于 40% 的地区建议每天补充铁元素 60mg,当临床诊断为贫血时建议补充铁元素 120mg[7]。

钙

胎儿和婴儿的骨骼发育和矿化需要钙,母亲分泌乳汁也需要钙。为满足胎儿钙的需要量,母亲骨骼中的钙会释放,同时肠道钙吸收率增加。母体传递给胎儿的钙绝大部分发生在孕后期。在哺乳期,来自母亲骨骼的钙通过母乳传递给婴儿。这种母体中骨骼重吸收机制与膳食的钙摄入没有直接关系,且是可以完全逆转的,在母乳喂养停止后 6~12 个月内骨密度重新恢复正常。

孕期和哺乳期的钙推荐摄入量为,成年妇女 1000mg、青春期少女 1300mg。通过每天摄入 3~4 次富含钙的食品(每次摄入量大

概为 300mg 钙元素）得到满足。钙的膳食来源详见表 3。如果奶制品摄入量不足或其他来源的钙摄入量不足时,应该采用钙补充剂。

维生素 D

维生素 D 在调节钙磷代谢的机制中起着重要作用。孕期维生素 D 缺乏会导致新生儿钙和骨骼的代谢平衡受损、先天性佝偻病和骨折。皮肤暴露在日光的 UVB 射线下能合成维生素 D_3,充足的日光照射能提供大多数人体每天所需的维生素 D 需要量。维生素 D 也可以从一些有限的天然食物中获得,在有些国家或者可以从各种强化食品中获得（表 3）。

深肤色的妇女和日照有限的人群合成的维生素 D 的能力有限,在维生素 D 缺乏的高危妇女中应该进行 25- 羟维生素 D 水平的筛查,并根据需要补充维生素 D 制剂。

多胎妊娠

除了出现与单胎妊娠母亲一样的适应性生理变化外,多胎妊娠的母亲还会出现血浆容量和基础代谢率增加以及碳水化合物代谢的抵抗[8]。需要摄入较多的蛋白质、钙、铁和叶酸以支持胎儿和胎盘的生长,并满足母亲新陈代谢增加的需要。

素食者的饮食

素食者的膳食内容各不相同,因此首先需要了解在素食者膳食中哪些食物是被排除的,据此判断哪一类营养素因此可能摄入不足。维生素 B_{12} 是只来源于动物性食物的一种必需营养素,因此饮食中动物食品少或没有动物食物可能会导致维生素 B_{12} 低下。孕期和哺乳期维生素 B_{12} 缺乏会引起巨幼红细胞贫血和婴儿神经损伤。为避免

维生素 B_{12} 缺乏,需要摄入一些动物性食物或维生素 B_{12} 强化食物,或者服用维生素 B_{12} 补充剂。

还需要保证有足够的铁、锌、钙和蛋白质的摄入。素食者的蛋白质来源包括奶制品、豆类、谷类、坚果和种子。素食者的铁、锌、钙来源见表 3。

鱼中的汞含量

鱼是健康饮食中的重要组成部分。它提供长链 ω-3 脂肪酸,是蛋白质和矿物质（包括碘）的优质来源。汞是存在于自然环境并会在鱼中积聚的一种神经毒素。在孕期和哺乳期间,鱼的摄入量应遵循国家政府制订的推荐量,通常建议每周进食汞含量低的鱼 / 贝壳类 2~3 次,避免或限制摄入含汞量高的鱼类（食肉的深海鱼）[9,10]。罐装鱼通常含汞量较低,因为罐装鱼通常都是小鱼和幼鱼。

草药茶和草药补充剂

没有足够的证据支持在孕期或哺乳期需要摄入草药茶或草药补充剂。大多数草药制剂缺乏有效性和安全性的检测验证,有些草药可能对胎儿或婴儿发育有害。

李斯特菌病

李斯特菌病是一种罕见的严重感染性疾病,由于食用了李斯特单核细胞增生菌污染的食物而引起。李斯特菌会传递给胎儿导致流产、早产或死胎。通过避免摄入高风险的食物和采取简单的食物卫生和食物安全步骤,可降低李斯特菌病发生的风险。避免摄入利斯特菌污染的高风险食物,包括冷冻的熟食如冷熟鸡、冷加工的肉类、预处理过的冷沙拉、生海产品、软装冰激淋、未经巴氏消毒的奶制品、软或半软奶酪。

咖啡因（咖啡、茶和咖啡因软饮料）

咖啡因可以通过胎盘传递给胎儿或者通过母乳传递给婴儿。如果每天摄入200~300mg咖啡因，相当于饮用2~3杯咖啡，不会产生不良影响。不建议饮用能量饮料，因其含有高浓度的咖啡因。

酒精

酒精通过胎盘传递给胎儿或者通过母乳传递给婴儿。酒精摄入量没有安全底限，建议孕期和哺乳期避免饮酒，母乳中酒精含量能反映母体血液中酒精浓度。一般而言，身材中等的妇女饮用 10g 酒精（1 份标准饮用量）后，需要 2 小时才能将血液中酒精浓度恢复到零的水平。因此，想要饮酒的妇女在喝酒前应先进行母乳喂养或将母乳挤出。

总结

● 孕期营养对母亲和婴儿都有非常重要的近期和远期影响。

● 遵循政府制订的膳食指南，摄入多种食物通常能够满足孕期增加的营养需要量。

● 摄入叶酸补充剂以预防 NTD 的措施已经得到广泛推荐。

● 有更多的国家和地区对其他一些营养素（如碘和铁）制订了专门的指南。

参考文献

1　Osmond C, Barker DJP: Fetal, infant, and childhood growth are predictors of coronary heart disease, diabetes, and hypertension in adult men and women. Environ Health Perspect 2000;108:545–553.

2　Institute of Medicine (US) and National Research Council (US) Committee to Reexamine IOM Pregnancy Weight Guidelines; Rasmussen K, Yaktine A (eds): Weight Gain during Pregnancy: Reexamining the Guidelines. Washington, National Academies Press, 2009.

3　National Health and Medical Research Council: Australian Dietary Guidelines. Canberra, National Health and Medical Research Council, 2013.

4　US Department of Agriculture, US Department of Health and Human Services: Dietary Guidelines for Americans, 2010, ed 7. Washington, US Government Printing Office, 2010.

5　De-Regil LM, Fernández-Gaxiola AC, Dowswell T, Peña-Rosas JP: Effects and safety of periconceptional folate supplementation for preventing birth defects. Cochrane Database Syst Rev 2010; 10:CD007950.

6　Hetzel BS: Iodine deficiency disorders (IDD) and their eradication. Lancet 1983;2:1126–1129.

7　WHO: Guideline: daily iron and folic acid supplementation in pregnant women. Geneva, WHO, 2012.

8　Goodnight W, Newman R; Society of Maternal-Fetal Medicine: Optimal nutrition for improved twin pregnancy outcome. Obstet Gynecol 2009;114:1121–1134.

9　Food Standards Australia New Zealand: Mercury in fish. 2011. www.foodstandards.gov.au/consumer/chemicals/mercury/Pages/default.aspx.

10　US Food and Drug Administration, US Environmental Protection Agency: What you need to know about mercury in fish and shellfish: advice for women who might become pregnant, women who are pregnant, nursing mothers, young children. 2004. www.fda.gov/food/resourcesforyou/consumers/ucm110591.htm.

（徐　秀）

第九节　素食者的膳食

Claire T. McEvoy,Jayne V. Woodside

关键词

素食者的膳食,严格素食者的膳食,营养素缺乏症

内容要点

- 精心搭配的混合素食者的膳食(含奶和蛋类)可以为儿童各阶段的生长发育提供足够的能量、蛋白质和营养素。
- 非常严格或不平衡的素食者膳食会导致婴儿和儿童的生长不良和严重营养素缺乏。
- 如果遵循非常严格的素食者膳食,儿童面临营养素缺乏的危险非常高,特别是能量、蛋白质、必需脂肪酸、维生素 B_{12}、维生素 D、铁、钙和锌的缺乏。
- 提供膳食来源的营养素替代食品,或者在有临床指征的情况下采取膳食补充剂,都是调整素食者膳食缺陷的有效方法。

简介

婴儿、儿童和青春期少年素食者中,维持生长和发育达到理想状态的营养素摄入需要量和非素食者别无二致(见第四章第三节)。如果儿童素食者的膳食能够根据各发育阶段的特点得到适宜的搭配和平衡,就可以满足其生长发育所需所有营养素的需求。素食主义通常的表现是饮食模式多样性高、范围广,以其对动物性食物的限制程度不同而异(表1)。半素食者和乳(蛋)素食者的膳食包含奶制品、蛋和(或)鱼,比较容易满足所有生命阶段所需的营养素供给量。然而,如果在儿童期主要采取严格素食者的膳食,就有营养素缺乏的高风险,特别是能量、蛋白质、n-3 脂肪酸、维生素 B_{12}、维生素 D、钙、铁和锌的缺乏。

与杂食者相比,素食者往往会摄入较少的饱和脂肪酸和较高的纤维素和微量营养素[1]。成人中素食者膳食对健康的有益之处在于较低的肥胖发生率、降低心血管和糖尿病的发生风险[2],但是这种益处并不见于儿童素食者之中,虽然严格素食者的儿童比杂食同伴要瘦小一些[3]。

儿童保健临床医师的主要任务是评估素食者膳食的质量,判断是否存在营养素缺乏的风险,并提供膳食营养教育和家庭咨询以确保满足儿童生长发育所需的营养供给。对于家长为严格素食者的儿童,可能应该推荐一位有资质的营养师并提供膳食补充剂。本节将概述素食者儿童最常见的营养问题。

生长发育

母乳喂养婴儿完全从母乳中获取营养,母乳的成分与母亲的饮食密切相关。非母乳喂养的素食者婴儿,可食用大豆配方婴儿奶粉,并因此导致摄入比人乳高的植物雌激素。然而,目前尚无证据显示摄入较高的植物雌激素会对人类发育、生殖或内分泌功能有任何不良作用,因此肾功能正常的足月婴儿可以安全使用大豆配方奶粉[4]。临床医

表 1　素食种类以及和儿童相关的营养素

素食	描述	儿童相关的主要营养素
半素食	禁食红肉;也可能禁食家禽;通常可以吃鱼	铁
不禁食鱼的素食	禁食红肉和家禽,但可以吃鱼和贝类	铁、锌
不禁食乳/蛋的素食	禁食所有肉类、鱼类和家禽;通常可以食用奶、奶制品和蛋类	铁、锌、n-3 脂肪酸
严格素食	禁食所有动物性食物;强调植物性食物、谷类、豆类、坚果、种子和植物油	能量、蛋白质、维生素 B_{12}、锌、维生素 D、钙、n-3 脂肪酸
生食	一种极端的素食类型,强调有机、家庭种植或野生食物,生的或天然状态;通常包括 80% 重量份额的生植物	不适合儿童
水果素食	一种极端的素食类型,禁食所有动物性食物和活的植物性食物;主要是生食;70%~80% 来源于水果,包括一小部分豆类、面包、豆腐、坚果和种子	不适合儿童
长寿食	极端的饮食加工过程,通过 10 级水平变得更加严格;通过这 10 级水平食物品种逐渐减少;在最后一级水平,只吃谷物(糙米)	不适合儿童

师应该知道,大多数市售大豆配方奶粉中含有动物来源的维生素 D_3,这对严格素食者而言不能接受,但是对禁忌母乳喂养的婴儿而言,也许是最佳的替代选择。由于铁的生物利用率较低、维生素含量不足和矿物质浓度过高等原因,家庭制作的奶制品(大豆奶、大米奶和果仁奶)不适合生后第一年的婴儿食用[5]。

素食者婴儿的断乳指南和非素食婴儿相似。常规监测体重很重要,可以确保充足的能量和蛋白质摄入以满足正常生长的需要。与杂食者儿童相比,素食者儿童的膳食所含能量较低、膳食纤维较高,会导致婴儿在摄入少量的食物后即较早出现饱腹感[5]。对素食者婴儿的断乳食品而言,能量密度高的优质食物来源包括:全脂奶制品、豆泥/豆腐、豆酸奶、捣碎的鳄梨和添加油脂的蔬菜泥、果仁软黄油(富含能量),这些食物可以在一岁以后逐渐引入添加。

如果能接受牛奶,可在一岁以后开始食用。如果是严格素食者婴儿,此时可以开始食用强化的全脂豆奶,并持续补充母乳或大豆配方奶粉,或者含有充足蛋白质和能量的其他食品。

为了满足理想的生长发育所需,素食者幼儿和年长儿童面临的主要挑战是确保能够摄入足够的能量、蛋白质、维生素和矿物质。素食者儿童的生长速率与杂食者儿童相似,不过严格素食者儿童相对更瘦小些[6]。但是,严格素食者儿童的身高指标还可能在正常值范围内,到 10 岁通常会出现追赶生长现象[1]。

能量充足的素食者膳食也能提供足量蛋白质以支持儿童最佳生长发育。然而植物蛋白的生物价值低于动物蛋白,严格素食者儿童摄入的蛋白质量要比杂食者儿童高 1.3 倍才能满足所有必需氨基酸的需要量[1,6]。如果在饮食中能摄入各种植物蛋白(大豆蛋白、根茎类植物蛋白、豆类、坚果、种子和谷物)就能够完全满足儿童营养所需[1]。

素食者儿童的特殊营养问题

必需脂肪酸

长链(n-3)必需脂肪酸、二十碳五烯酸(EPA)和二十二碳六烯酸(DHA),主要来源于海洋性食物,对儿童的免疫、认知和视网膜发育有重要作用。与杂食者母亲相比,严格素食者母亲的乳汁中 DHA 水平较低[7]。处于哺乳期的素食或严格素食者母亲和儿童应摄入足量的植物性 - 亚麻酸(如亚麻籽和油菜油)如表 2 所示,它们能在体内转换成 DHA/EPA,虽然转换率较低。当严格素食者儿童的饮食摄入不足和(或)血清 DHA 水平低下时,应该考虑添加严格素食服用的 DHA 补充剂(如藻类 DHA 补充剂)。

维生素 B_{12}

维生素 B_{12} 只来源于动物性食物,对婴儿神经、认知和大脑发育非常重要。缺乏时会导致巨幼红细胞贫血、神经发育延迟,严重情况下还会产生不可逆的脑损伤。对于母乳喂养儿而言,如果母亲存在维生素 B_{12} 摄入不足,可能导致其出生时体内储备有限,应该接受维生素 B_{12} 补充剂(0.5~0.5g/d)[5,6]。对于严格素食者儿童而言,如果不补充如表 2 所示的强化食品,将面临维生素 B_{12} 缺乏的高风险。

维生素 D

深色皮肤的儿童、生活在北方地区(日照时间少)的儿童以及纯母乳喂养儿都特别易患维生素 D 缺乏症[5,8]。维生素 D 的优质膳食来源包括脂肪多的鱼类、蛋黄和强化食品(表 2)。适用于严格素食者的食物强化了来自酵母的维生素 D_2,其吸收率可能不及常用于强化食品的维生素 D_3(来源于羊毛脂,羊毛)[9]。

钙

通常情况下,接受乳类的素食者儿童能够得到足够的钙摄入量,但在严格素食者儿童中钙摄入量低于推荐量。在素食者膳食中钙的优质来源如表 2 所示。钙的生物利用度受食物中的植酸(常见于高纤维谷物、豆类和种子中)和草酸(常见于水果、蔬菜、豆类和谷物)含量的抑制干扰。除了摄入钙强化的豆制品外,严格素食者儿童应该定期

表 2 儿童素食者食物来源的营养问题

营养	主要食物来源	注意事项
n-3 脂肪酸	鱼油(EPA/DHA);磨碎的亚麻籽;亚麻籽油;菜籽 / 油菜籽油;熟豆类;豆腐;核桃;核桃油	严格素食者可能需要额外补充剂
维生素 B_{12}	乳制品;蛋;家禽;鱼;强化谷物;强化酵母;强化豆奶;	严格素食者可能需要额外补充剂
维生素 D	强化乳制品;蛋黄;富含脂肪的鱼;强化谷物;强化豆奶;强化素食人造黄油	婴儿需要额外补充剂;严格素食儿童及青少年可能需要额外补充剂
钙	乳制品;绿叶蔬菜(西兰花,卷心菜,萝卜,紫甘蓝,白菜);强化豆制品(牛奶,酸奶,豆腐,豆豉);强化谷物;无花果干;杏仁;芝麻酱	草酸磷 / 植酸将降低生物利用度;当摄入减少时肠吸收增加;严格素食者可能需要额外补充剂
铁	动物制品(奶、鱼,家禽);熟豆类、豆腐、豆豉;豆类蔬菜;南瓜籽,腰果,葵花籽,芝麻;强化谷物;烤马铃薯(带皮)	维生素 C、维生素 A(醇)和胡萝卜素可以增强非血红素铁的吸收;植酸、单宁、多酚和大豆蛋白可以抑制非血红素铁的吸收
锌	豆类(熟,烤),豆腐,强化素食肉制品;烤豆,扁豆,南瓜子,腰果,葵花籽;强化谷物;麦胚;熟豌豆	植酸将降低生物利用度

食用低草酸绿色蔬菜如白菜、嫩圆白菜叶和甘蓝,这些蔬菜的钙生物利用度较高(49%~61%)[10]。

铁

虽然素食者儿童的铁储存较低,但其缺铁性贫血的临床发病率并没有比杂食者儿童更高[11]。建议素食者儿童的铁摄入量要高 1.8 倍[10],因为植物源性铁(非血红素铁)的生物利用度较低。植酸、大豆蛋白和多酚/单宁能抑制铁的吸收,而一些营养素(包括维生素 C/维生素 A 和胡萝卜素)可以提高非血红素铁的吸收。应该鼓励素食者儿童摄入多元的非血红素铁(表 2)和维生素 C 以促进铁的吸收。一些食物制备方法如在煮以前浸泡豆子、发酵大豆蛋白(如味噌和豆豉)能降低这些食物的植酸含量,提高铁的利用率[10]。

锌

儿童缺锌会导致生长不良和味觉敏感度受损[11,12]。素食者膳食中锌的主要来源包括谷物,不过因其植酸含量高而降低了锌的生物利用度[10]。在素食者儿童和杂食者儿童中,锌摄入量的差异可以忽略不计的[11]。不过,素食者儿童摄入的锌中植酸比例非常高,这增加了锌营养缺乏的风险,特别在快速的生长发育期[11,12]。除了锌摄入不足的时间延长可使肠道锌吸收适应性地提高外,其他有关边缘性锌缺乏对儿童生长发育的影响所知甚少[11]。锌的优质植物来源见表 2。

总结

● 素食者的膳食能够为儿童提供充足的营养以满足维持正常生长发育的需求。素食者膳食的种类繁多,而许多父母亲总是希望和孩子分享他们的饮食方式,然而一些过于严格的饮食方式限制了营养的食物摄入来源,从而造成婴幼儿的生长不良。

● 为了达到营养平衡以支持每一阶段儿童的发育,素食者儿童膳食的多样性至关重要。如果日常不能获得某些食物或食物种类,应该鼓励素食者儿童在素食限制范围内寻求替代的营养来源,如果出现临床指征时建议服用营养素补充剂。

● 严格素食者的婴儿和儿童面临能量、蛋白质和其他营养素缺乏的高风险,一旦这些情况发生,应该转介营养师进行必要的营养评估和家庭咨询。

● 需要进一步研究来评价儿童期素食者膳食对健康的益处和风险。

参考文献

1 Messina V, Mangels AR: Considerations in planning vegan diets: children. J Am Diet Assoc 2001;101:661–669.

2 McEvoy CT, Temple N, Woodside J: Vegetarian, low-meat diets and health: a review. Public Health Nutr 2012;15:2287–2294.

3 Sabaté J, Wien M: Vegetarian diets and childhood obesity prevention. Am J Clin Nutr 2010;91:1525S–1529S.

4 American Academy of Paediatrics: Soy protein-based formulas: recommendations for use in infant feeding (RE9806). Paediatrics 1998;101:148–153.

5 Mangels AR, Messina V: Considerations in planning vegan diets: infants. J Am Diet Assoc 2001;101:670–677.

6 Van Winckel M, Vande Velde S, De Bruyne R, Van Biervliet S: Vegetarian infant and child nutrition. Eur J Pediatr 2011;170:1489–1494.

7 Sanders TA, Reddy S: Vegetarian diets and children. Am J Clin Nutr 1994;59(suppl):1176S–1181S.

8 National Institute for Health and Clinical Excellence (NICE): Public health guidance PH11. Maternal and child nutrition. 2008. http://www.nice.org.uk/PH11 (accessed 21 May, 2013).

9 Armas LAG, Hollis BW, Heaney RP: Vitamin D$_2$ is much less effective than vitamin D$_3$ in humans. J Clin Endocrinol Metab 2004;89:5387–5391.

10 American Dietetic Association, Dietitians of Canada: Position of the American Dietetic Association and Dietitians of Canada: vegetarian diets. J Am Diet Assoc 2003;103:748–765.

11 Hunt J: Bioavailability of iron, zinc and other trace minerals from vegetarian diets. Am J Clin Nutr 2003;78:633S–639S.

12 Gibson RS: content and bioavailability of trace elements in vegetarian diets. Am J Clin Nutr 1994;59:1223S–1232S.

(徐　秀)

第三章 疾病和特殊情况下儿童的营养问题

第一节 原发性和继发性营养不良

Lubaba Shahrin，Mohammod Jobayer Chisti，Tahmeed Ahmed

关键词

原发性营养不良，继发性营养不良，治疗，预防

内容要点

- 5岁以下死亡儿童中，1/3是由营养不良导致的；营养不良亦可导致存活人群智力受损；
- 原发性营养不良主要存在于发展中国家，由低出生体重、食物缺乏、频发感染以及环境性肠病等多因素共同导致；
- 继发性营养不良继发于基础疾病，基础疾病可直接影响生长发育，或通过抑制食欲、降低营养物质吸收等间接作用导致；
- 大多数原发性营养不良的儿童可以通过家庭管理得到有效治疗，如建议父母喂养合适的食物、强调持续母乳喂养、合理添加辅食及微量元素、定期驱虫、确保家庭饮食安全等；
- 重度急性营养不良和有并发症的患儿需要住院治疗，没有并发症的患儿给予居家饮食治疗；

- 继发性营养不良要以治疗吸收不良、感染等原发疾病为原则。

简介

适合且足够的营养能确保良好的身体发育和认知发育。营养不良的定义是偏离正常的营养状态；理论上可分为营养不足或营养过剩（超重和肥胖）。任何原因导致的营养素缺乏都会造成营养不良。营养不足是一个很宽泛的概念，从宫内生长发育障碍、低出生体重、发育迟缓、消瘦/体重过轻，到微量营养素缺乏等。亚健康的饮食摄入、代谢性应激、吸收不良以及营养需求增加都是导致营养不足的原因。它包括相对年龄体重不足（低体重），相对年龄身高不足（生长迟缓）或相对身高体重不足（消瘦）和（或）缺乏维生素和矿物质（微量元素性营养不良）。营养不足可因无法获得合适食物而发生，亦可继发于因基础疾病而导致的饮食摄取及吸收障碍。低中等收入国家中，生长发育迟缓、消瘦、低体重等营养不良状态比营养过剩更为普遍。尽管对于营养不良的定义还未达成广泛共识，WHO将其定义为：营养不良是指营养物质、能量供给与确保机体生长发育、维持具体功能需求之间的细胞失衡状态[1]。

儿童原发性营养不良多见于低、中等收入国家。家庭食品不安全、贫困、妇女在怀孕期间营养不良、胎儿宫内发育迟缓、低出生体重、较差的母乳喂养、辅食添加不当、频繁发生的传染性疾病、水质差、环境卫生和个人卫生差等因素是导致原发性营养不良的原因。全球大多数儿童营养不良都属于原发性，虽然世界上有足够的食物来供给所有人口，可悲的是我们仍然可见饥饿和营养不良肆虐着许多国家，这主要是因为不平等以及不平等带来的营养性食物获得不平衡。因此可见，社会因素是导致原发性营养不良的关键，而非生物医学因素。例如水质差、环境卫生和个人卫生，越来越被认为是引起"环境性肠病"的罪魁祸首，最终导致患儿生长发育障碍[2]。儿童反复暴露于环境中的病原体，导致小肠细菌定植。小肠黏膜炎症细胞增加，炎性浸润使肠绒毛扭曲、破坏，继发营养素吸收障碍，最终导致营养不良。慢性炎症过程可抑制 IGF-1 的产生，干扰正常生长激素轴，导致线性生长迟缓[3]。

与原发性营养不良相反，继发性营养不良继发于基础疾病，因基础疾病对生长发育限制的直接作用，或通过抑制食欲、降低营养物质吸收的间接作用导致。基础疾病可通过释放 TNF-α 等炎性介质引起食欲缺乏；也可通过作用于机体分解代谢过程而影响营养状态。感染性疾病通过减少营养物质的吸收或降低其生物利用度，增加营养及能量的消耗以及消耗生长发育所需营养物质而导致营养不良。大面积烧伤患者，因分解代谢增加、厌食、大量血浆蛋白从皮肤创面丢失而导致营养不良。克罗恩病的营养素丢失、先天性心脏病的能量消耗都可导致营养不良。发达国家中，继发性营养不良是营养不良的主要原因，如果没有及早发现或及早治疗，继发性营养不良将增加感染的风险、延迟伤口或烧伤创面的愈合，对整体治疗造成不良影响。表 1 列出了导致继发性营养不良的常见情况，但不是所有病因都在发达国家中很常见。

表 1　导致儿童继发性营养不良的疾病及状态

感染性病因	非感染性病因
腹泻、痢疾、持续性腹泻（持续≥14 天）	低出生体重
反复发作的急性呼吸道感染	烧伤
结核	染色体异常（如 21-三体综合征）；唇腭裂
肠道寄生虫	食物过敏（如牛奶蛋白过敏）
麻疹	消化道及肝脏疾病：炎症性肠病（溃疡性结肠炎、克罗恩病）、乳糜泻、慢性肝脏疾病
疟疾	呼吸道疾病：纤维囊性化、支气管扩张、支气管哮喘
黑热病	心血管疾病：先天性心脏病、风湿性心脏病、心内膜炎、各种原因导致的心力衰竭
人类免疫缺陷病毒感染	肾脏疾病：慢性肾病、肾小管酸中毒、肾小球肾炎、肾病综合征 内分泌疾病：糖尿病、先天性甲状腺功能低下症、先天性肾上腺皮质增生症 神经系统疾病：脑瘫、神经内分泌失调 恶性肿瘤：白血病、淋巴瘤、其他恶性肿瘤 代谢性疾病：先天性代谢缺陷、Wilson 病等

营养不良的疾病负担

2011 年全球范围内 5 岁以下儿童中，估计有 165 000 000 儿童（26%）生长迟缓（WHO 儿童生长标准年龄别身高 Z 评分≤-2），约有 1.01 亿儿童（16%）低体重（WHO 儿童生长标准年龄别体重 Z 评分≤-2），

5200 万儿童（8%）消瘦[4]。重度消瘦或重度急性营养不良（sever acute malnutrition,SAM）标准为 WHO 儿童生长标准中年龄别体重 Z 评分≤-3，全球患病率为 2.9%，大约有 1900 万儿童深受其害。5 岁以下儿童死亡原因中，生长迟缓占 14.7%，低体重占 14.4%，消瘦占 12.6%。据估计，2011 年 310 万死亡儿童中，45% 是因胎儿生长发育迟缓、生长迟缓、消瘦以及维生素 A 和锌缺乏导致的。腹泻、肺炎、疟疾、麻疹等原因造成的重度发育不良、重度消瘦、重度低体重的总体死亡风险分别是 4.1、9.4、9.7。在幸存者中，智力或认知障碍和运动发育障碍则比较常见。2 岁时的体长与儿童后期更高的认知评分有关（年龄别体长 Z 评分每改变一个单位，认知 Z 评分改变 0.17-0.19 个单位）[5]。

据 2011 年数据显示，非洲 5 岁以下儿童生长迟缓的患病率高达 36%，亚洲高达 27%，这俨然已成为一个严重的公共卫生问题。虽然在全球范围内生长迟缓的患病率是缓慢下降的，但在非洲，受其影响的儿童人口绝对数是增加的。全球 80% 的生长迟缓儿童生活在亚洲和非洲的 14 个国家中，排名前 6 位的国家分别是印度、尼日利亚、巴基斯坦、中国、印度尼西亚和孟加拉国[6]。

营养不良的病因

联合国儿童基金会制定一个概念性的框架来确定营养不良的因素或原因（图 1）。除了这些因素，其他如无计划的城市规划、环境退化、看护人的时间限制、食用有毒食物（如食品中黄曲霉毒素）等因素也应该被考虑[7]。贫困和饮食不安全限制了获得蛋白含量高、微量元素种类和生物利用度高、必需脂肪酸、低抗营养因子和高营养密度的膳食[8]。

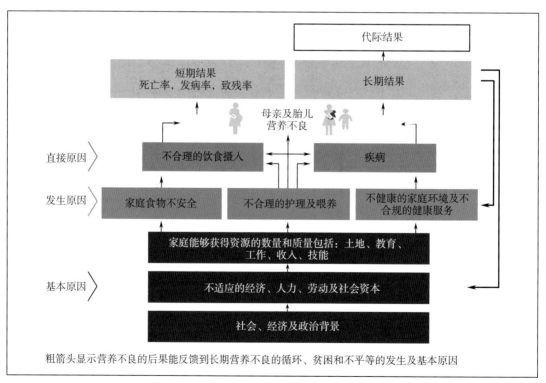

图 1 贫困、食品安全和其他潜在和直接导致孕产妇和儿童营养不良原因的关系框架图以及它们的短期和长期后果，图片来源于联合国儿童基金会[6]

营养不良的分类

基于人体测量,营养不良可分为生长迟缓,消瘦和低体重。用年龄别身高或体长评估慢性营养不良导致的生长迟缓。用年龄别身高或体长评估急性营养不良导致的消瘦。用年龄别体重评估体重急慢性营养不良综合作用导致的低体重(表 2)。

表 2　儿童营养不良的新术语

中度急性营养不良 (MAM)	–3> 相对身高体重 Z 评分 <-2
重度急性营养不良 (SAM)	上臂围 <115mm 身高别体重 Z 评分 <-3 双侧凹陷性水肿 消瘦性恶性营养不良
全球急性营养不良 (GAM)	中度急性营养不良和重度急性营养不良在人群水平患病率的总和

健康管理

营养不良的健康管理因类型不同而异,根据其可识别的病因以及严重程度。

对于原发性中度急性营养不良,推荐家庭健康管理。包括建议父母喂养合适的食物、强调持续的母乳喂养、合理添加辅食及微量元素、定期驱虫等特定营养干预措施。理想状态下,这类患儿应每天接受 25kcal/kg 体重的能量,该推荐能量摄入量超过了同龄健康儿童的摄入量,并且该类患儿的饮食应选择富含必需脂肪酸、维生素 A、锌等微量元素的动物源性食物[9]。生长迟缓不能单独依靠特定营养干预措施得以解决。为控制生长迟缓,营养干预应扩大到地区或国家一级。这些措施包括确保家庭食品和饮用水安全,适当的环境卫生和充分的个人卫生,赋予女性教育机会和权利,建立正确的生活方式、社会保障计划等。生长迟缓对

大脑发育造成的不可逆影响可能会持续到 3~4 岁后。因此,应该在早期实施营养干预措施,以纠正生长迟缓及其不良影响对认知发育的影响。生长监测及促进方案应落实在社区,每 1~3 个月评估婴幼儿及年长儿的营养状况,通过与父母沟通来促进孩子的生长发育。

重度急性营养不良增加了约 10 倍的死亡风险,因此这种情况需要特别注意。重度急性营养不良及有相关并发症的患儿应在医院接受治疗,直到他们适合继续在家中护理。并发症包括严重腹泻、痢疾、低血糖、低体温、肺炎、尿路感染、感染性疾病或儿童疾病指南综合管理中提及的任何危险迹象:不能人工或母乳喂养、呕吐出所有食物、惊厥(>1 分钟或持续 >15 分钟)、嗜睡或昏迷或正在抽搐。并发症稳定期的治疗方法如下[10]:

● 治疗低血糖:低血糖在重度急性营养不良儿童中常见,如遇患儿昏睡、昏迷或抽搐,口服或静脉滴注葡萄糖;

● 治疗和预防低体温:保暖;

● 治疗休克:吸氧、静脉补液、使用广谱抗生素;

● 治疗和预防脱水:WHO 推荐的口服补液盐(钠 75mmol/L)对于重度急性营养不良患儿来说包含过多的钠而钾不足。此类患儿应给予特殊的补液盐(ReSoMal)。严重营养不良儿童的脱水状态很难估计。所有腹泻儿童都应假定有脱水并给予以下干预措施:前 2 小时每 30 分钟给予一次 ReSoMal,5ml/kg 口服或鼻饲;随后每 10 小时给予 ReSoMal 5~10ml/(kg·h)(给予剂量应取决于患儿需求量,粪便及呕吐的丢失量)。流质食物,F-75,在补液期间交替给予,直到患儿脱离脱水状态。如果腹泻严重,WHO 推荐的口服补液盐可以使用。因严重腹泻患儿经粪便丢失的钠过多,如

若使用 ReSoMal 会产生有症状的低钠血症。严重腹泻通常被定义为大便排出量 >5ml/(kg·h)，可能是霍乱或轮状病毒感染所致。

● 治疗和预防感染：如无明显并发症，给予口服阿莫西林 15mg/kg，每日三次共 5 天。如果患儿呈现病态或有并发症，给予阿莫西林 50mg/kg，肌肉或静脉注射，每日四次共 2 天，然后口服阿莫西林 15mg/kg，每日三次共 5 天，庆大霉素 7.5mg/kg，肌肉或静脉注射，每日一次共 7 天。如果患儿 48 小时内临床状态未改善或 24 小时内情况恶化，第三代头孢菌素（如头孢曲松 50~75mg/kg，肌肉或静脉注射，每日四次）与庆大霉素一同使用。如若确定特殊病原菌感染，使用针对性的抗生素。

● 开始喂养时要谨慎：在病情稳定阶段，因为患儿生理状态脆弱以及肠道再处理大量食物的能力大为降低，因此需要谨慎喂养。应尽快在入院后开始喂养 WHO 推荐的以牛奶为基础的配方奶 F-75。其中包含能量 75Kcal/100ml 和 0.9g 蛋白 /100ml。逐渐降低喂养频率（表 3）。如果孩子厌食或经口摄入不足 80kcal/(kg·d)，再经由鼻胃管喂养。

表 3　SAM 儿童的喂养

天	频率	ml/kg（每次）	ml/kg（每天）
1、2	每 2 小时	11	130
3~5	每 3 小时	16	130
6、7	每 4 小时	22	130

● 当能量摄入 >150kcal/(kg·d)，患儿开始追赶生长。以社区为基础治疗重度急性营养不良时，如果没有即食治疗食物（ready-to-use therapeutic food，RUTF），可选用 F-100。在营养状态恢复阶段，逐渐增加喂养量，至体重迅速增加 >10g/(kg·d)。WHO 推荐的以牛奶为基础的营养恢复配方奶 F-100，每 100ml 包含 100kcal 热量和 2.9g 蛋白。能量和蛋白质浓度相当的改良粥类和家庭食物也可以使用。食欲的恢复是准备进入营养康复期的一个信号，通常在入院后 1 周左右。饮食建议逐步过渡，避免孩子突然大量进食时出现心衰表现。小于 6 月龄的重度急性营养不良婴儿，应予 F-75 开始喂养。营养恢复期，可继续使用 F-75，如果有条件应继续母乳喂养。

营养不良的社区管理

没有任何并发症的重度急性营养不良儿童可以用即食治疗食物进行社区管理。有并发症的重度急性营养不良儿童在医院接受并发症治疗时，若有食欲亦可通过即食治疗食物进行喂养治疗。一般说来，大多数重度急性营养不良患儿都可以在社区里接受治疗。以社区为基础的重度急性营养不良患儿的管理要求是：配备能够识别重度急性营养不良的训练有素的卫生工作者，为稳定期并发症患儿设立的转诊制度，配备有足够工作人员，F-75、F-100、药品和即食治疗食物（RUTF）。RUTF 具有与 F-100 相同的营养成分，但能量更高且不含任何水分，因此不会发生细菌污染，在家中仍可安全使用。标准 RUTF 由花生酱、奶粉、植物油、矿物质和维生素按 WHO 建议的标准混合，可以随身携带，不需要任何烹饪，孩子可以直接从口袋中取出食用。使用本地食物原料生产的即食治疗食品已在一些国家开展，RUTF 使治疗成本效益更高、可持续性更好。

继发性营养不良的管理

继发性营养不良的管理，通过病史采集找出的潜在疾病、体格检查以及提示性的实验室检验是治疗的关键。如果潜在疾病没有得到妥善治疗，是不可能治愈继发性营养不良的。早产儿和低出生体重新生儿如果过度肠道喂养，患坏死性小肠结肠炎的风险增加。前 6 个月的纯母乳喂养并添加铁剂是保证此类婴儿最佳营养的一种安全方法。

轻度炎症性肠病或疾病缓解期应鼓励正常饮食，对预防或治疗营养不良起重要作用。市售的即食液体配方奶对多数炎性肠病患儿有帮助。对不能耐受肠内营养的患儿，可给予部分或完全肠外营养。

慢性肝脏疾病（CLD）患儿因呕吐、食欲差、感染、胃食管反流、腹水压迫、肝脾肿大而发生营养不良。进展型 CLD 可能需要低蛋白以预防高氨血症，应使用脂质、碳水化合物和少量蛋白质的混合食物。CLD 的另一重要特点是排泄入小肠的胆盐减少，从而导致脂肪和脂溶性维生素吸收不良。因中链甘油三酯的吸收不依赖于胆汁酸，故可选用中链甘油三酯作为脂质来源。如果可以，可选用水溶形式的脂溶性维生素（A，D，E和 K）以帮助吸收。

超过 1/3 的慢性肾病患儿中线性生长曲线受影响，可通过提供高热量、高质量的蛋白质来预防营养不良（不会引起或加重尿毒症的前提下）。

先天性心脏病患儿由于乏力、呼吸困难和反复肺部感染导致食物摄入减少。心力衰竭和呼吸运动增加导致的高代谢状态进一步增加营养需求。提供足够的能量和蛋白质而不增加过多的液体负荷是治疗的关键。

TNF-α 和肿瘤代谢产物是导致癌症患儿恶病质的主要原因。化疗、放疗、手术、感染亦可在很大程度上加重营养不良。为了满足增加的能量需求，必须调整饮食。要素饮食有时必须通过鼻饲管提供。对不能耐受大量肠内喂养的患儿，如果可以，可选择完全肠道外营养以改善营养状态。

上述潜在疾病导致的严重营养不良的疾病管理原则同原发性重度急性营养不良的管理原则相似。营养支持对继发性营养不良及原发性营养不良都是必不可少的[11]。

预防

通过预防和治疗减少营养不良可减少感染性疾病的发生，最常见的是腹泻和肺炎。在儿童营养不良疾病负担重的国家，给予营养特异性和营养敏感性的干预措施是势在必行的。仅扩大基础营养干预措施这一项，即可使 5 岁以下儿童的死亡率减少 15%，控制 20% 的生长迟缓，减少 60%以上的消瘦[12]。为了预防营养不良，应在怀孕前就注意营养状态。胎儿在宫内身长和体重增加最快的关键窗口期较短。适当的产前保健以及补充铁剂、叶酸以保证胎儿在宫内的最佳生长状态。国家免疫计划、补充维生素 A、补锌（治疗腹泻的一种方法）以及定期驱虫是预防营养不良的重要措施。

总结

● 原发性营养不良主要存在于发展中国家，其主要原因为食品不安全、贫困、产妇营养不良、喂养不当和环境性肠病；

● 必须强调以社区为基础的筛查和管理在预防和治疗原发性营养不良中的作用；

● 继发性营养不良在发达国家更为常见。若不能很好地控制基础疾病，继发性营养不良将很难治疗；

● 继发性营养不良的治疗管理应作为治疗潜在疾病的一部分。

参考文献

1 WHO: Malnutrition: the global picture. Geneva, WHO, 2000.

2 Ahmed T, Michaelsen KF, Frem JC, Tumvine J: Malnutrition: report of the FISPGHAN Working Group. J Pediatr Gastroenterol Nutr 2012;55:626–631.

3 Prendergast AJ, Rukobo S, Chasekwa B, Mutasa K, Ntozini R, et al: Stunting is characterized by chronic inflammation in Zimbabwean infants. PLoS One 2014; 9:e86928.

4 Black RE, Victora CG, Walker SP, Bhutta ZA, Christian P, et al: Maternal and child undernutrition and overweight in low-income and middle-income countries. Lancet 2013;382:427–451.

5 Fischer Walker CL, Lamberti L, Adair L, et al: Does childhood diarrhea influence cognition beyond the diarrhea-stunting pathway? PLoS One 2012;7:e47908.

6 UNICEF: Improving child nutrition. The achievable imperative for global progress. New York, UNICEF, 2013.

7 Jamison DT, Feachem RG, Makgoba MW, et al (eds): Disease and Mortality in Sub-Saharan Africa, ed 2. Washington, World Bank, 2006. http://www.ncbi.nlm.nih.gov/books/NBK2279/.

8 Liu L, Johnson HL, Cousens S, Perin J, Scott S, et al: Global, regional, and national causes of child mortality: an updated systematic analysis for 2010 with time trends since 2000. Lancet 2012;379: 2151–2161.

9 WHO: Report of Second Nutrition Guidance Expert Advisory Group (NUGAG) meeting of the Subgroup of Nutrition in the Life Course and Undernutrition – Area Acute Malnutrition. WHO, Geneva, 2011.

10 WHO: Guideline: updates on the management of severe acute malnutrition in infants and children. Geneva, WHO, 2013.

11 Fuchs GJ: Secondary malnutrition in children; in Suskind RM, Lewinter-Suskind L (eds): The Malnourished Child. New York, Vevey/Raven, 1990.

12 Bhutta ZA, Das JK, Rizvi A, Gaffey MF, et al.; Lancet Nutrition Interventions Review Group; Maternal and Child Nutrition Study Group: Evidence-based interventions for improvement of maternal and child nutrition: what can be done and at what cost? Lancet 2013;382: 452–477.

（黄 瑛）

第二节 儿童微量元素缺乏

Ali Faisal Saleen，Zulfiqar A. Bhutta

关键词

慢性营养不良,微量元素缺乏,缺铁性贫血,发展中国家

内容要点

- 发展中国家儿童中因微量元素缺乏而导致的生长发育迟缓越来越常见;
- 四种微量元素(维生素 A、锌、铁、碘)的缺乏直接或间接导致的死亡,占全球 5 岁以下儿童死亡率的 12%;
- 在资源匮乏的情况下,除缺铁可导致贫血外,维生素 A、锌、钙、核黄素、维生素 B_{12} 的缺乏亦可导致贫血;
- 6~59 月龄儿童补充维生素可使全因死亡率降低 24%,腹泻相关死亡率降低 28%;
- 1~4 岁儿童补锌可使全因死亡率降低约 9%~18%;
- 在资源匮乏的情况下,补充多种微量元素有助于生长发育及运动功能发育,减少贫血以及提高婴幼儿、学龄前儿童、学龄期儿童的锌和维生素 A 含量。

简介

据估计,全球大约有 1.78 亿儿童生长发育迟缓,5500 万儿童消瘦。其中大多数都生活在发展中国家[1,2]。多种微量元素(multiple micronutrient,MMN)缺乏导致全球

大量孕产妇及儿童死亡、低出生体重、孕产妇和儿童营养不良、消瘦、生长迟缓和发育障碍[3]。全球 5 岁以下死亡儿童中,12% 的死亡儿童伴有 5 种常见微量元素(维生素 A、维生素 D、锌、铁、碘)单独或混合缺乏。孕产妇微量元素缺乏常见,且在发展中国家具有公共卫生意义[4,5]。

全球卫生事业已经有相当大的进步。但是,在发展中国家,婴幼儿母乳喂养率低、贫困、食品不安全、喂养不恰当、孕产妇微量元素缺乏、环境卫生以及个人卫生差等因素以及肺炎、胃肠炎、热带肠病的高发生率,依然是导致儿童营养不良的重要原因[1,2]。尽管已努力减少上述因素,但收效甚微。

全球微量元素缺乏:从发展中国家的视角

发展中国家中、育龄期妇女、婴儿和儿童是微量营养素缺乏或营养不良的高风险人群。调查结果显示,4 种微量营养素(维生素 A、锌、铁、碘)直接或间接与 12% 全球 5 岁以下儿童死亡率相关[1,2]。微量元素缺乏(如铁和锌)不仅影响出生体重招致出生缺陷,也会影响儿童的生长及日后的认知能力及性功能。维生素 A 缺乏症与眼干燥症、角膜干燥、溃疡和角膜软化症有关,维生素 D 缺乏导致佝偻病和骨软化症。微量营养素缺乏直接和(或)间接影响学习和成人的生产力,成人因过早死亡及损失健康生命年而影响经济增长。其影响可用残疾调整生命年来表示(表 1)。

表 1 全球因微量元素缺乏的死亡人数及 5 岁以下儿童伤残调整寿命年（DALYs）

	死亡人数	5 岁以下死亡儿童所占百分比 %	疾病负担 1000DALYs	5 岁以下伤残儿童所占百分比 %
维生素 A 缺乏	667 771	6.5	22 668	5.3
锌缺乏	453 207	4.4	16 342	3.8
铁缺乏	20 854	0.2	2156	0.5
碘缺乏	3619	0.03	2614	0.6

从妊娠到孩子出生两岁时，即母亲怀孕到孩子两岁生日之间的 1000 天，是关注微量元素缺乏的重要时期。这个阶段是营养积累和健康生长的关键时期，不仅对个体持续有益，同时也促进社会经济生产力的发展[1]。

铁元素与贫血

缺铁性贫血（iron deficiency anemia，IDA）是最常见的营养性贫血，约占全球贫血病例的一半，并增加母婴的死亡风险[2,6]。饮食摄入铁不足，过多摄入谷类和豆类纤维，低出生体重、感染和贫困等多种危险因素都可导致 IDA。一项关于孕期妇女每日铁摄入量的循证医学报道指出：孕期妇女每日摄入足量的铁，可使婴儿低出生体重发生率降低 19%[7,8]。

有研究结果报道，大于 5 岁儿童的缺铁性贫血患儿可通过补充铁元素提高认知能力，但小于 3 岁婴幼儿的研究组中除了发现缺铁延缓大脑成熟外，大多无阳性发现[1,9,10]。人们曾质疑补充铁元素对智力发育的作用，为此 Black 等回顾分析了 7 项对 4 岁以下儿童连续补充铁剂≥8 周的随机双盲对照试验：5 项试验显示补充铁剂有助于运动能力发育，1 项试验显示有助于语言发展；但没有可信证据证实补铁有助于 27 月龄以上儿童的智力发育[8]。

同时也应重视到在资源匮乏地区，其他微量营养素（维生素 A、锌、钙、核黄素和维生素 B_{12}）的不足也会导致贫血，因而单纯补铁可能不见得能有效纠正营养性贫血。所以在资源匮乏的贫困地区，补充多种微量元素（MMN）可能会更好地解决贫血问题[5,11]。

维生素 A 缺乏

全球估计有 0.9% 的学龄前儿童（520万）患有夜盲症，约 9000 万有亚临床维生素 A 缺乏，非洲的患病率远高于其他地区[1]。眼部症状（夜盲症、眼干燥症）的临床评估和血清视黄醇生化检测是社区评估维生素 A 缺乏患病率的两个常用方法[1,2]。维生素 A 缺乏最常见于儿童时期，由以下多方面原因引起：母亲营养不良、饮食质量差、腹泻丢失维生素 A 等[12,13]。Cochrane 综述评价 43 项随机试验，结果发现 6~59 月龄儿童补充维生素 A 可使全因死亡率降低 24%，腹泻相关死亡率降低 28%[14]。另一项关于新生儿维生素 A 补充的 Cochrane 综述评价与其结果一致，与对照组相比，新生儿补充维生素 A 可将婴儿在 6 月龄时的死亡风险降低 14%[15]。由于大规模的维生素 A 补充计划的实施，许多发展中国家维生素 A 缺乏患病率已逐渐降低。

锌缺乏

超过一半的发展中国家人群中膳食锌

摄入不足的风险增加[16]。锌是维持人体正常功能的一个关键且必需的微量元素。锌缺乏将影响蛋白质合成、细胞复制和核酸代谢等生物学功能[1,16,17]。预防性补锌可减少儿童腹泻发病率,降低下呼吸道感染的严重程度。也可以促进腹泻高发人群以及锌缺乏高风险人群婴幼儿的线性生长及体重增加[18,19]。

一项系统综述结果表明:补锌可降低9%的全因儿童死亡率(RR0.91,95%CI0.82~1.01)[20]。另一分析指出补锌可显著降低18%的1~4岁儿童全因死亡率(RR0.82,95%CI0.70~0.96)[19]。但是并没有可信证据证实婴幼儿补锌可提高运动和智力发育[8,21]。

碘缺乏

全球估计约有19亿人群缺碘[1,22]。其中很大一部分只是轻度缺乏,但即使是亚临床碘缺乏也可使胎儿运动和智力发育受损、流产和胎儿生长迟缓的风险增加[2,23]。严重缺乏也可造成克汀病。轻度或中度缺碘对婴儿大脑发育的影响尚不完全明确。补碘是全球范围内降低碘缺乏患病率最具成本效益的措施。

对微量元素缺乏儿童补充两种及两种以上微量元素

多种微量元素缺乏多见于发展中国家,通常与饮食质量低下有关。大多数国家层面的微量元素补充计划着重于一次补充1或2种微量营养素。此前的研究更为简化,注重单一微量元素补充;但是在过去的10年中,MMN干预对婴儿和儿童的健康和发展的影响受到人们的关注。一项Cochrane综述分析了23项关于MMN补充的试验,结果表明补充多种微量元素可减少11%~13%的低出生体重儿和小于胎龄儿,而对贫血和

缺铁性贫血无影响[8,24]。一项荟萃分析比较了补充多种微量元素对人类免疫缺陷病毒感染患儿的干预作用,结果表明这些儿童的身长(或身高)、体重、血红蛋白水平、运动发育都有小而显著的改善。MMN显著降低呼吸道感染(26%)、腹泻(11%~18%)、发热(7%)的发生率。然而,到目前为止,多种微量元素在降低儿童死亡率方面的作用尚未明确证实[25,27]。总之,与一次补充0~2种微量营养素相比,补充多种微量元素能减轻贫血、改善儿童的生长及运动发育[25]。

孕期补充多种微量元素及胎儿预后

孕期补充多种微量元素能显著降低低出生体重儿的发生率(汇总RR0.86,95%CI0.81~0.91)、小于胎龄儿的发生率(汇总RR0.83,95%CI0.73~0.95),增加平均出生体重(平均差52.6g,95%CI43.2~62)。但是,孕母微量元素摄入不足对早产、死产、产妇或新生儿死亡率的总体风险无明显影响[11]。

儿童微量元素缺乏的干预

最近Bhutta等学者报道了通过膳食或微量元素补充剂干预微量元素缺乏人群的最佳证据[8]。鼓励母乳喂养不仅减少相关发病率,而且减少44%~45%的全因死亡率和感染相关的新生儿死亡率[1,8]。近期发表的Cochrane综述中发现,儿童补充维生素A已显示出可喜的成果:补充维生素A可减少24%的全因死亡率[14]。一项系统综述中亦表明儿童补铁可显著减少贫血的发生,改善认知发育[8,28]。儿童预防性补锌能减少腹泻和肺炎的患病率,但对死亡率没有明显的影响[21]。

总结

● 4种微量元素(维生素A、锌、铁、碘)对儿童的生长发育非常重要;

● 充足的微量元素有助于儿童生长及运动功能发育，减少贫血，改善婴幼儿、学龄前期和学龄期儿童的功能状态。

参考文献

1　Black RE, Victora CG, Walker SP, Bhutta ZA, Christian P, de Onis M, et al: Maternal and child undernutrition and overweight in low-income and middle-income countries. Lancet 2013;382:427–451.

2　Ahmed T, Hossain M, Sanin KI: Global burden of maternal and child undernutrition and micronutrient deficiencies. Ann Nutr Metab 2012;61(suppl 1):8–17.

3　Bhutta ZA, Ahmed T, Black RE, Cousens S, Dewey K, Giugliani E, et al: What works? Interventions for maternal and child undernutrition and survival. Lancet 2008;371:417–440.

4　Bhutta ZA, Rizvi A, Raza F, Hotwani S, Zaidi S, Moazzam Hossain S, et al: A comparative evaluation of multiple micronutrient and iron-folic acid supplementation during pregnancy in Pakistan: impact on pregnancy outcomes. Food Nutr Bull 2009;30(4 suppl):S496–S505.

5　Bhutta ZA, Haider BA: Maternal micronutrient deficiencies in developing countries. Lancet 2008;371:186–187.

6　WHO: Guideline: use of multiple micronutrient powders for home fortification of foods consumed by infants and children 6–23 months of age. Geneva, WHO, 2011.

7　Peña-Rosas JP, De-Regil LM, Dowswell T, Viteri FF: Daily oral iron supplementation during pregnancy. Cochrane Database Syst Rev 12;12:CD004736.

8　Bhutta ZA, Das JK, Rizvi A, Gaffey MF, Walker N, Horton S, et al: Evidence-based interventions for improvement of maternal and child nutrition: what can be done and at what cost? Lancet 2013;382:452–477.

9　Szajewska H, Ruszczynski M, Chmielewska A: Effects of iron supplementation in nonanemic pregnant women, infants, and young children on the mental performance and psychomotor development of children: a systematic review of randomized controlled trials. Am J Clin Nutr 2010;91:1684–1690.

10　Walker SP, Wachs TD, Grantham-McGregor S, Black MM, Nelson CA, Huffman SL, et al: Inequality in early childhood: risk and protective factors for early child development. Lancet 2011;378:1325–1338.

11　Ramakrishnan U, Grant FK, Goldenberg T, Bui V, Imdad A, Bhutta ZA: Effect of multiple micronutrient supplementation on pregnancy and infant outcomes: a systematic review. Paediatr Perinat Epidemiol 2012;26(suppl 1):153–167.

12　Bhutta ZA: Effect of infections and environmental factors on growth and nutritional status in developing countries. J Pediatr Gastroenterol Nutr 2006; 43(suppl 3):S13–S21.

13　Mayo-Wilson E, Imdad A, Herzer K, Yakoob MY, Bhutta ZA: Vitamin A supplements for preventing mortality, illness, and blindness in children aged under 5: systematic review and meta-analysis. BMJ 2011;343:d5094.

14　Imdad A, Herzer K, Mayo-Wilson E, Yakoob MY, Bhutta ZA: Vitamin A supplementation for preventing morbidity and mortality in children from 6 months to 5 years of age. Cochrane Database Syst Rev 2010;12:CD008524.

15　Haider BA, Bhutta ZA: Neonatal vitamin A supplementation for the prevention of mortality and morbidity in term neonates in developing countries. Cochrane Database Syst Rev 2011;10:CD006980.

16　Akhtar S: Zinc status in South Asian populations – an update. J Health Popul Nutr 2013;31:139–149.

17　Brown KH, Rivera JA, Bhutta Z, Gibson RS, King JC, Lonnerdal B, et al: International Zinc Nutrition Consultative Group (IZiNCG) technical document #1. Assessment of the risk of zinc deficiency in populations and options for its control. Food Nutr Bull 2004;25(1 suppl 2): S99–S203.

18　Imdad A, Bhutta ZA: Effect of preventive zinc supplementation on linear growth in children under 5 years of age in developing countries: a meta-analysis of studies for input to the lives saved tool. BMC Public Health 2011; 11(suppl 3):S22.

19　Brown KH, Peerson JM, Baker SK, Hess SY: Preventive zinc supplementation among infants, preschoolers, and older prepubertal children. Food Nutr Bull 2009;30(1 suppl):S12–S40.

20　Yakoob MY, Theodoratou E, Jabeen A, Imdad A, Eisele TP, Ferguson J, et al: Preventive zinc supplementation in developing countries: impact on mortality and morbidity due to diarrhea, pneumonia and malaria. BMC Public Health 2011;11(suppl 3):S23.

21　Gogia S, Sachdev HS: Zinc supplementation for mental and motor development in children. Cochrane Database Syst Rev 2012;12:CD007991.

22　Andersson M, Karumbunathan V, Zimmermann MB: Global iodine status in 2011 and trends over the past decade. J Nutr 2012;142:744–750.

23　Black RE, Allen LH, Bhutta ZA, Caulfield LE, de Onis M, Ezzati M, et al: Maternal and child undernutrition: global and regional exposures and health consequences. Lancet 2008;371:243–260.

24　Haider BA, Bhutta ZA: Multiple-micronutrient supplementation for women during pregnancy. Cochrane Database Syst Rev 2012;11:CD004905.

25　Allen LH, Peerson JM, Olney DK: Provision of multiple rather than two or fewer micronutrients more effectively improves growth and other outcomes in micronutrient-deficient children and adults. J Nutr 2009;139:1022–1030.

26　Sazawal S, Dhingra U, Dhingra P, Hiremath G, Kumar J, Sarkar A, et al: Effects of fortified milk on morbidity in young children in north India: community based, randomised, double masked placebo controlled trial. BMJ 2007;334:140.

27　Sharieff W, Bhutta Z, Schauer C, Tomlinson G, Zlotkin S: Micronutrients (including zinc) reduce diarrhoea in children: the Pakistan Sprinkles Diarrhoea Study. Arch Dis Child 2006;91:573–579.

28　De-Regil LM, Jefferds ME, Sylvetsky AC, Dowswell T: Intermittent iron supplementation for improving nutrition and development in children under 12 years of age. Cochrane Database Syst Rev 2011;12:CD009085.

（黄　瑛）

第三节　肠内营养支持

Sanja Kolaček

关键词

肠内营养,指征,配方,供给和管理,管饲

内容要点

- 对经口饮食不能满足营养需求,但肠道功能仍然保留的患儿应给予肠内营养。
- 与年龄适合的标准等密度配方(1kcal/1ml)和等渗多聚(300~350mOsm/kg)肠内营养配方,适用于大多数患者,且成本效益较高。
- 长期管饲(>6~12周)的患儿行内镜下胃造瘘术是最佳选择,因其耐受性好、并发症少。
- 肠内营养可能会出现不同的并发症,因此应严密监测并严格遵循已确认的方案。
- 当经口进食能够满足营养需求并达到和年龄相符的生长发育时,可以停止肠内营养。

简介

肠内营养(enteral nutrition,EN)是指经口或以管饲的方法将特殊配方直接注入胃、十二指肠或空肠。一般来说,肠内营养主要用于经口进食不能满足能量和营养需求,而又保留足够胃肠道功能的患儿。肠内营养也指用液体饮食治疗疾病以及每天喂养时间超过4~6小时。表1归纳了肠内营养的

指征[1,2]。临床特殊适应证见表2。和肠外营养相比,肠内营养有诸多优点,如保持胃肠道功能、花费低、易于管理和安全性高。在一些特殊临床环境中,例如ICU患者,如果仅使用肠内营养,尽管患者肠道功能健全,也可能造成营养不良,其主要原因是液体限制,诊断性操作中断喂养,肠内营养处方和(或)给予不足[3]。这类患者建议肠内营养与肠外营养相结合[1]。肠内营养的绝对禁忌证较少,如坏死性小肠结肠炎、肠穿孔、肠梗阻和严重或脓毒性的腹腔内感染。

当患儿病情稳定时,可考虑家庭肠内营养。当然进行肠内营养时应有专业团队[4],特别重要的是患儿出院前把肠内营养所需技术教给家长和患儿,如鼻胃管的放置和保护、消毒食物的准备和管理、肠内泵的管理、常见并发症的预防、识别和处理。

表1　肠道功能保留患儿肠内营养的建议指征[1,2]

经口摄入不足
　不能满足个体需求的60%~80%,长达10天以上
　残障儿童每天的喂养时间大于4~6小时

消瘦和生长发育不良
　两岁以下生长及体重增长不足>1个月
　两岁以上体重减轻或体重不增>3个月
　年龄别体重、身高别体重改变超过两个标准差
　三头肌皮褶厚度持续小于同年龄组第5百分位

治疗基础疾病
　婴幼儿代谢性疾病(半乳糖血症、原发性乳糖不耐受等),食物过敏(牛奶蛋白过敏,多种食物过敏等),克罗恩病

表 2 儿童肠内营养支持的临床指征

1 经口摄入不足
 - 吮吸和吞咽功能异常：早产儿、唇颌腭裂畸形、神经肌肉病变（如脑瘫、肌病等）
 - 上消化道先天畸形：气管食管瘘
 - 口腔肿瘤、头颈部癌症
 - 外伤和大面积面部烧伤
 - 严重的疾病：昏迷、机械通气
 - 严重的胃食管反流
 - 精神疾病：厌食、食欲缺乏、抑郁

2 影响消化和吸收的疾病
 - 囊性纤维化
 - 短肠综合征
 - 炎症性肠病
 - 食物不耐受或过敏导致的吸收不良
 - 慢性感染导致的肠炎（贾第虫病、原虫等）
 - 婴儿迁延性腹泻
 - 胰腺功能不全
 - 严重的原发性或继发性免疫缺陷
 - 慢性肝病
 - 移植物抗宿主病
 - 肠瘘
 - 肠道假性梗阻性胃肠动力障碍性疾病

3 营养需求增加和营养丢失
 - 囊性纤维化
 - 实质脏器的慢性疾病：肾、心脏、肝、肺
 - 多发性肿瘤、大面积烧伤

4 生长障碍或慢性营养不良（除上述因素以外）
 - 非脏器功能障碍
 - 饮食剥夺

5 代谢异常和先天代谢性疾病

6 原发病治疗时（克罗恩病）

肠内营养到正常经口喂养的过渡速度要慢，当经口进食能满足能量营养需求并能达到和年龄相符的生长发育时，可停止肠内营养。

肠内营养配方的特点和选择原则

肠内营养应保证能量和营养的均衡摄取，以促进与年龄相适宜的儿童生长发育。所有必需营养元素的含量需要与同年龄组健康人群的参考摄入量一致。标准儿童肠内营养配方成本效益高，可满足大多数患者的能量需求[1]，其能量密度为 1kcal/ml（标准婴幼儿肠内营养液能量密度为 0.67kcal/ml），ISO 渗透压（300~350mOsm/kg），所有蛋白质作为氮源，营养成分应符合 10 岁以下的儿童需求。除此之外，对能量需求量高或限制液体摄入量的患者可提高配方的浓度（1.3~2.0kcal/ml）。目前最新的标准配方还含有不易消化的碳水化合物（纤维素），能有效降低腹泻、便秘等肠内营养导致的胃肠道副作用[5]。如果儿童肠内营养配方不可获取，8~10 岁以上儿童可用成人配方替代[1]。多聚配方中各种宏量营养素均以完整形式提供，如果配方中的蛋白质以水解形式提供，其水解的程度能被 90% 以上对各种氮源过敏的患儿耐受，这种配方称为半要素配方或低聚体配方[6]。单聚体或要素配方是指营养成分为氨基酸、寡糖、LCTs 和 MCTs。表 3 对不同配方类型进行了比较。

除了标准肠内营养配方之外，还有为食物过敏或先天性代谢缺陷的婴幼儿、大年龄儿童专门设计的针对特殊疾病的配方，此类特殊配方剔除了一种或多种特殊营养成分。针对特定的疾病对配方做出有利的改善有待进行，比如针对胰岛素抵抗患者、因肺部疾病 CO_2 储蓄致高碳酸血症患者使用高脂配方；肾病患者使用低蛋白配方；肝性脑病患者使用缺乏特定氨基酸的配方。最近一项关于肠内营养配方中添加抗炎因子（反式生长因子 -β）或特殊营养成分（如谷氨酰胺，精氨酸和 n-3 脂肪酸）的研究表明，若在配方中提高该类物质的剂量，可能发挥免疫调节作用。但是，这些配方对于儿童患者的有效性及安全性缺乏对照实验研究，所有声称"有效"的配方都应审慎评估[7]。

表3　儿童及成人肠内营养配方的比较

	多聚体配方	低聚体配方	单聚体配方
蛋白质含量,g/L	30~80	20~50	19.5~25
氮的来源	多肽	短肽	氨基酸
碳水化合物含量,g/L	90~200	100~200	81~146
脂肪含量,g/L	20~90	5~20	35
能量密度,kcal/L	1~2	0.67~1.7	0.67~1
渗透压,mosm/L	300	300~500	300~600
优点	适口,便宜	低过敏原性,易吸收	无过敏原性,免疫调节
缺点	需要肠道完整,过敏原性	口感苦,价格高	渗透压高,价格高

选择肠内营养的配方时应考虑到以下因素:①营养素和能量的需要量,并根据患者的年龄和身体状况进行调整;②食物不耐受或过敏史;③肠道功能;④配方给予的部位和途径;⑤配方本身的特点,如渗透压、黏滞度、营养密度;⑥口味偏好;⑦价格。

肠内营养的管理

肠内营养注入的部位

肠内营养可以通过胃和近端小肠两个部位注入。这两个部位中,胃内注入营养更方便,抗菌性强,喂养量更大,对渗透压的耐受性更好,腹泻和倾倒综合征的发病率更低。其降低腹泻和倾倒综合征发病率的原因如下:①能刺激正常的消化和激素分泌;②能保留胃酸屏障;③管道更易植入;④胃作为一个容器能缓慢释放营养素。幽门后注入(近端小肠灌注)常用于需要气管吸痰患者、胃轻瘫、胃排空障碍患者。但是关于两种喂养方式的研究结果是互相矛盾的,无论在成人还是儿童,往往都未显示出确凿的结果[8,9]。

肠内喂养的途径

如果预期肠内营养的时间比较短(<6~12周),最好是通过鼻胃管(NG管)或鼻肠管给予,但是如果肠内营养持续的时间较长,则推荐采用胃造瘘或空肠造瘘,它们可以在内镜引导下放置,快捷、价廉且并发症低[10,11]。

在不同材料的管子中,聚氯乙烯管(PVC)是最不适合的,因为聚氯乙烯管能向含有脂类的营养液中释放有毒物质邻苯二甲酸,当放置的时间超过4~6天时,管道变得僵硬,损伤上消化道[8]。硅或聚氨酯管更适合,且能安全放置数周。NG管的长度应为鼻尖到脐的距离。可通过向管道内注入空气后胃部听诊,并测量抽出内容物的pH(应小于4),新生儿应小于5,以此来检查管道是否植入胃内。当出现以下情况时应进行影像学检查:①抽出内容物的pH>5;②抽不出内容物;③在NG管插入的过程中患者出现持续的咳嗽,烦躁不安、不适或声嘶[8,12,13]。

肠内营养的给予方式

肠内营养给予的方式有间断、持续、间断和持续喂养相结合三种。间断喂养(推注式)更符合生理状况,能刺激周期性的激素峰以及规律的胆囊排空。如果经口喂养,还有助于养成年龄相适应的饮食习惯,促进口腔进食技能发育。但对因严重腹泻和肠道严重损伤而营养不良的患儿,持续喂养更为合适,因持续喂养可减少表面蛋白和转运蛋白,使患儿更易肠内营养耐受渗透压[1,14]。

可通过肠蠕动泵来实现适量的持续喂养。当患儿能进食时,可把这两种方式结合起来,即夜晚管饲 10~12 小时,白天经口进食。这种结合的方式有利于维持口腔的感觉和运动功能。

肠内营养的启动

肠内营养启动的速度要慢,速度的快慢取决于:①年龄;②临床和肠道状况;③选择的配方(多聚体还是要素配方);④给予途径(胃还是空肠)。肠道功能严重受损的患儿逐步增加营养物的量和浓度是非常关键的。

监测和并发症

接受肠内营养的患儿应定期监测生长发育、液体量、能量和营养素的摄入、治疗效果、血液和生化的改变。

表 4 列出了肠内营养可能出现的并发症和预防措施[1]。可通过以下方式使并发症的发生降到最低:①避免滴注式喂养和混合配方喂养;②使用硅或聚氨酯鼻胃管;③缓慢启动并逐步增加喂养的量和浓度;④定期监测胃内剩余喂养量;⑤严格遵守管理方案;⑥多学科专家组的严密监管[1,4,15]。

尽管肠内营养可能有产生多种并发症,但它仍是一种被广泛接受的能安全有效地改善患者临床状况、肠道状况和生长的方式,特别是在严格遵守操作规范和定期监测的情况下[1]。

未来发展及研究方向

● 建立更为准确的肠内营养运用指征;

● 应进行临床对照实验评估肠内营养运用于特定疾病儿童的适宜性及有效性;

● 确立经幽门喂养的适应证,建立床旁检查食管喂养管末端位置安全而有效的方法;

● 明确并发症发生的危险因素,拟定尽量规避并发症的诊疗条款常规,应特别重视细菌污染的问题。

表 4 肠内营养的并发症及防治措施[12]

并发症	预防和治疗
胃肠道	配方选择
腹泻、恶心、呕吐、腹胀	多聚体或容易消化的,疾病特异配方
技术	喂养技术
堵塞、移位	间断性或持续喂养,缓慢启动肠内营养
代谢	肠内营养的管理
葡萄糖和电解质不平衡	给予部位(胃或空肠)
	给予途径(管饲或造瘘)
感染	监测
胃肠炎,败血症	生长发育(身高、体重/身高,皮褶厚度)
心理	血液、生化指标
拒绝经口进食,身体自我感觉异常	方案实施情况和质量控制
	其他
	导管的选择(PVC 或硅胶管)维护

总结

● 肠内营养是一种安全有效的营养疗法；

● 当经口进食不能维持患儿的正常生长发育且患儿保留一定的胃肠道功能时，应给予肠内营养；

● 肠内营养配方的选择取决于患者年龄和临床状况，但对大多数患儿来说，标准多聚体配方性价比较高，是一种合适的选择；

● 肠内营养可能会出现技术层面上、代谢、胃肠道、感染性、心理上的并发症，因此需要多学科专家的严密监测、遵循操作规程和定期监测。

参考文献

1　Braegger C, Decsi T, Dias JA, Hartmann C, Kolaček S, et al: Practical approach to paediatric enteral nutrition: a comment by the ESPGHAN Committee on Nutrition. J Pediatr Gastroenterol Nutr 2010; 51:110–122.

2　Axelrod D, Kazmerski K, Iyer K: Pediatric enteral nutrition. JPEN J Parenter Enteral Nutr 2006;30(suppl):S21–S26.

3　Mehta NM, Bechard LJ, Cahill N, et al: Nutritional practices and their relationship to clinical outcomes in critically ill children: an international cohort study. Crit Care Med 2012;40:2204–2011.

4　Agostoni C, Axelson I, Colomb V, Goulet O, Koletzko B, Michaelsen KF, Puntis J, Rigo J, Shamir R, Szajewska H, Turck D: The need for nutrition support teams in pediatric units: a commentary by the ESPGHAN Committee on Nutrition. J Pediatr Gastroenterol Nutr 2005;41: 8–11.

5　Elia M, Engfer MB, Green CJ, Silk DB: Systematic review and meta-analysis: the clinical and physiological effects of fibre-containing enteral formulae. Aliment Pharmacol Ther 2008;27:120–145.

6　American Academy of Pediatrics Committee on Nutrition: Hypoallergenic infant formulas. Pediatrics 2000;106: 346–349.

7　Koletzko S: Progress of enteral feeding practice over time: moving from energy supply to patient and disease-adapted formulations; in Koletzko B, Koletzko S, Ruemmele F (eds): Drivers in Innovation in Pediatric Nutrition. Nestle Nutr Inst Workshop Ser Pediatr Program. Basel, Karger, 2010, vol 66, pp 41–54.

8　Kolaček S: Enteral nutrition; in Szajewska H, Shamir R (eds): Evidence-Based Approaches in Human Nutrition. World Rev Nutr Diet. Basel, Karger, 2013, vol 108, pp 86–90.

9　Rosen R, Hart K, Warlaumont M: Incidence of gastroesophageal reflux during transpyloric feeds. J Pediatr Gastroenterol Nutr 2011;52:532–535.

10　ASGE Standards of Practice Committee, Jain R, Maple JT, Anderson MA, Appalaneni V, Ben-Menachem T, Decker GA, Fanelli RD, Fisher L, Fukami N, Ikenberry SO, Jue T, Khan K, Krinsky ML, Malpas P, Sharaf RN, Dominitz JA: The role of endoscopy in enteral feeding. Gastrointest Endosc 2011;74:7–12.

11　SENPE's Standardization Group, Pedrón Giner C, Martínez-Costa C, Navas-López VM, et al: Consensus on paediatric enteral nutrition access: a document approved by SENPE/SEGHNP/ANECIPN/SECP (in English/Spanish). Nutr Hosp 2011;26:1–15.

12　Koletzko B, Goulet O: Nutritional support to infants, children and adolescents; in Sobotka L (ed): Basics in Clinical Nutrition, ed 4. Prague, Galen, 2011, pp 625–653.

13　Gilbertson HR, Rogers EJ, Ukoumunne OC: Determination of practical pH cut-off level for reliable confirmation of nasogastric tube placement. JPEN J Parenter Enteral Nutr 2011;35:540–544.

14　Olieman JF, Penning C, Ijsselstijn H, et al: Enteral nutrition in children with short-bowel syndrome: current evidence and recommendations for the clinician. J Am Diet Assoc 2010;110:420–426.

15　Bankhead R, Boullata J, Brantley C, Corkins M, et al; ASPEN Board of Directors: Enteral nutrition practice recommendations. JPEN J Parenter Enteral Nutr 2009;33:122–167.

（黄　瑛）

第四节 肠外营养支持

Berthold Koletzko

关键词

肠外营养,静脉营养,营养需求,肠道外,婴幼儿,儿童

内容要点

- 经口进食或肠内营养不能提供足够营养是肠外营养的指征;
- 小肠功能足以进行肠内营养时不是肠外营养的指征;
- 制定和监测肠外营养方案时应遵循既定的原则,以提高治疗效果;
- 每周应酌情对肠外营养的患者进行2~3次评估,如临床检查、体重测量、体格测定、实验室指标、适量饮食摄入等;
- 应以循证指南来指导儿童肠外营养的实施,包括营养素的供给量。

简介

肠外营养的指征是经口进食或肠内营养不能提供足够的营养,其目的是预防和纠正营养不良、维持正常生长发育。如果通过精心护理、专业的肠内营养和人工喂养能达到上述目的的,就不应进行肠外营养,因为肠外营养较肠内营养和经口进食花费高且风险大。当患儿的肠道功能满足管饲和胃造瘘营养时,不应采取肠外营养。何时进行肠外营养取决于患儿的状况和年龄。对于低体重早产儿来说,一天的饥饿就有可能造成

严重的损害,因此如果观察到患儿不能耐受肠内营养时,出生后就应该马上进行肠内营养。年龄较大的儿童和青少年对饥饿的耐受性取决于疾病类型、年龄、营养状况、干预方式(手术或药物),一般情况下能耐受长时间(7天以上)的营养不足。只要有可能,肠外营养应与一定量的肠内营养(即使是微量肠内营养)相结合。建议成立多学科儿科营养专家小组来监管肠外营养的实施,以便提高医疗质量并降低费用[1]。使用和监测肠外营养方案时应遵循既定的方案,以提高治疗效果。每周应对患者进行2~3次评估,如临床检查、体重测量、体格测定、实验室指标、适量饮食摄入。本文提出的建议是以儿童肠外营养循证指南为基础的[2,3]。

表1总结了疾病稳定期患儿肠外营养的实施方案,可根据患者的个体条件调整剂量。

水

液体的需求量个体差别很大,必须适合于患者的身体状况,如一些肾脏和心脏疾病要限制水的摄入量,而有体液丢失的患者应增加水的摄入量(发热、过度换气、腹泻、外伤或瘘)。根据患者的临床状态、体重、水的摄入和排泄量、血电解质、酸碱状况、红细胞比容、尿比重和尿电解质等监测其体液状况是非常必要的。出生后液体的供应量应缓慢增加(表2)。

能量

一、能量的需求因体力活动、生长发育、是否要纠正营养不良而不同。能量的需求

表 1 不同年龄组患儿稳定期肠外营养推荐常规用量

年龄组	水 ml/kg	能量 kcal/kg	氨基酸 g/kg	葡萄糖 g/kg	脂类,g 甘油三酯/kg/kg	钠 mmol/kg	钾 mmol/kg	钙 mmol/kg	磷 mmol/kg	镁 mmol/kg
早产儿	140~160	110~120	1.5~4	18	<3~4	3~5(~7)	2~5			
新生儿	140~160	90~100	1.5~3	18	<3~4	2~3	1.5~3			
0~1岁	120~150（最大180）	90~100	1~2.5	16~18	<3~4	2~3	1~3	0~6m:0.8 7~12m:0.5		
1~2岁	80~120（最大150）	75~90	1~2	1~3	<2~3	1~3	1~3	0.2	0.2	0.1
3~6岁	80~100	75~90	1~2	1~3	<2~3	1~3	1~3	0.2	0.2	0.1
7~12岁	60~80	60~75	1~2	1~3	<2~3	1~3	1~3	0.2	0.2	0.1
13~18岁	50~70	30~60	1~2	1~3	<2~3	1~3	1~3	0.2	0.2	0.1

根据患者病情和个体需求调整用量，改编于 Koletzko et al[2]，转载已经 Wolters Kluwer 同意；见尿路补钾；氯化物的用量通常等于钠，钾用量之和

表 2 标准肠外营养液的推荐用量（单位:ml）

	出生后天数					
	1	2	3	4	5	6
足月儿	50~120	80~120	100~130	120~150	140~160	140~180
早产儿						
>1500g	60~80	80~100	100~120	120~150	140~160	140~160
<1500g	80~90	100~110	120~130	130~150	140~160	160~180

新生儿肠外营养的液体量应该在出生后头几天内逐渐增加。改编于 Koletzko et al[2]，转载经 Wolters Kluwer 同意

可以根据能量的消耗和体重的变化进行计算（见第一章第三节内的二、不同年龄组儿童的热量需要量）。能量供给低会造成生长发育迟缓，但也应避免过高的能量供给（"高营养"），因为它可能导致代谢失衡、肝损伤、营养不良和再喂养综合征[4]。

氨基酸

肠外营养对氨基酸的需求量比肠内营养要低，因为肠外营养绕过了肠道对氨基酸的摄取和利用。机体每利用 1g 氨基酸需消耗 30~40kcal 的能量。需肠外营养的极低出生体重新生儿氨基酸应从生后第一天开始供给，氨基酸含量 ≥2g/kcal·d[5]。婴幼儿和少儿应给予富含半胱氨酸、牛磺酸和酪氨酸的儿童氨基酸营养液（必要时可参考第一章第三节内的三、蛋白质）

葡萄糖

葡萄糖是肠外营养液中唯一的一种碳水化合物，由葡萄糖提供的能量应占非蛋白热量的 60%~75%。肠外营养的前几天应缓慢增加葡萄糖的供给量（表 3）。早产儿葡萄糖的起始供给量应为 4~8mg/（kg·min）（5.8~11.5g/kg·d），然后缓慢增加。病情严重患儿葡萄糖的摄入量应 ≤5mg/（kg·min）（7.2g/kg·d）。足月新生儿和 ≤2 岁儿童葡萄糖的供给量不应超过 13mg/（kg·min）（18g/kg·d）。当服用的药物影响糖代谢时，葡萄糖的摄入量还应做相应的调整（如激素、生长激素抑制剂类似物、他克莫司）。应避免葡萄糖过量摄入和显著高血糖，因为这样可能导致脂肪生成增加、组织脂肪沉积、脂肪肝、CO_2 合成增多、蛋白质代谢受损，并且有可能增加感染性疾病的发病率和死亡率[3]。对于病情严重和病情不稳定的患者，葡萄糖的供给量要低，并且只能根

据患者的情况和血糖水平来增加葡萄糖的用量。

表 3　肠外营养前 4 天静脉输入葡萄糖的推荐增加量（g/kg·d）

患儿体重 kg	第 1 天	第 2 天	第 3 天	第 4 天
<3	10	14	16	18
3~10	8	12	14	16~18
10~15	6	8	10	12~14
15~20	4	6	8	10~12
20~30	4	6	8	<12
>30	3	5	8	<10

改编自 Koletzko et al[2]，转载经 Wolters Kluwer 同意

脂类

脂肪乳剂能提供等渗的必需氨基酸和能量。一般脂类供能应占非蛋白能量的 25%~40%。肠外营养时脂肪的摄入量通常限制为：婴幼儿 0.13~0.17g/（kg·h）即 3~4g/（kg·d）；儿童 0.08~0.13g/（kg·h）即 2~3g/（kg·d）。需要肠外营养支持的极低出生体重新生儿，脂肪乳剂起始量应为 2g/（kg·d）[5]。按 0.5~1g/（kg·d）的速度逐步增加脂类摄入量并不能提高患儿的耐受性，需要监测有无高甘油三酯血症。另外建议在肠外营养时监测血浆甘油三酯含量，特别是重症或感染患者。当营养液滴注时，婴幼儿甘油三酯浓度 >250mg/ml、儿童 >400mg/ml 应降低脂类用量，但无论何时都要给予最低量的亚油酸以防止必需脂肪酸缺乏，早产儿亚油酸 ≥0.25g/（kg·d），足月儿 / 儿童亚油酸 ≥0.1g/（kg·d）。需肠外营养支持的新生儿，脂肪乳剂可以从生后第 1 天开始，但不应晚于生后第 3 天。小婴儿需要 24 小时连续滴注脂类。

光疗时推荐使用避光输液管道滴注脂肪乳剂，这样能够减少过氧化氢的形成。脂

肪乳对高胆红素血症没有确切的影响。目前尚无可靠证据表明脂肪乳剂对重症急性呼吸衰竭不利,但应避免对这些患者使用大剂量脂肪乳剂。当出现严重进行性肠外营养相关性胆汁淤积时,应减少或暂停静脉输入脂类。

市售脂肪乳剂用于儿童肠外营养是安全的,其主要成分是大豆油,或大豆油与橄榄油的混合物,或大豆油与中链甘油三酯的混合物。含有鱼油的市售乳剂在全球范围内许多国家也是通过注册且安全的。随机对照实验的荟萃分析结果表明:使用含鱼油脂肪乳剂的极低出生体重新生儿比使用含有大豆油乳剂的同类患者发生脓毒血症的危险度降低 25%[6]。单独以大豆油为主要成分的脂肪乳剂因不平衡脂肪酸组成和明显增高的肝损伤风险,不推荐将其用于婴幼儿,在儿童患者中也不作为首选。

其他方面

所有肠外营养均需补充若干天维生素和矿物质。年龄超过 3~6 个月的儿童可以考虑采用周期性肠外营养(大于 8~14h/d)[2,4]。

个体化的儿童肠外营养方式被广泛采用,但在合理监测和补充电解质或营养素的

情况下,标准营养液适用于大多数患儿。标准营养液能提高肠外营养的质量和安全性并降低费用[7]。

通过降低用量和减少持续使用时间能有效降低肠外营养的风险。在肠外营养的同时如果能够耐受要不断增加肠内营养的量,而不应该让肠道处于饥饿状态,只要有可能就应该给予最少量的肠内营养。另外,实施肠外营养时应有经验丰富的儿科医生和营养学家参与。

总结

● 对经口进食和肠内营养不能满足营养需求的患儿进行肠外营养是非常必要的,且往往是挽救生命的治疗措施;

● 只有在经适当治疗、专业的肠内营养和人工喂养仍不能达到营养支持目的时,才考虑肠外营养;

● 肠外营养可产生严重的副作用。可通过以下方式降低肠外营养的风险:制定详细的计划、建立多学科的专家小组、避免不平衡或过量的营养供给、严格的无菌操作以减少导管感染、尽可能进行微量肠内营养以减少肠外营养的量和持续时间。

参考文献

1 Agostoni C, Axelson I, Colomb V, Goulet O, Koletzko B, Michaelsen KF, Puntis JW, Rigo J, Shamir R, Szajewska H, Turck D: The need for nutrition support teams in pediatric units: a commentary by the ESPGHAN Committee on Nutrition. J Pediatr Gastroenterol Nutr 2005; 41:8–11.

2 Jochum F, Krohn K, Kohl M, Loui A, Nomayo A, Koletzko B; DGEM Steering Committee: Parenterale Ernährung in der Kinder- und Jugendmedizin. S3-Leitlinie der Deutschen Gesellschaft für Ernährungsmedizin. Akt Ernährungsmed 2014;39:233–255.

3 Koletzko B, Goulet O, Hunt J, Krohn K, Shamir R: Guidelines on paediatric parenteral nutrition of the European Society of Paediatric Gastroenterology, Hepatology and Nutrition (ESPGHAN) and the European Society for Clinical Nutrition and Metabolism (ESPEN), supported by the European Society of Paediatric Research (ESPR). J Pediatr Gastroenterol Nutr 2005;41(suppl 2):S1–S87.

4 Koletzko B, Goulet O: Nutritional support in infants, children and adolescents; in Sobotka L (ed): Basics in Clinical Nutrition. Prague, Galén, 2011, pp 625–653.

5 Koletzko B, Poindexter B, Uauy R (eds): Nutritional Care of Preterm Infants. Basel, Karger, 2014, vol 110, p 314.

6 Vlaardingerbroek H, Veldhorst MA, Spronk S, van den Akker CH, van Goudoever JB: Parenteral lipid administration to very-low-birth-weight infants – early introduction of lipids and use of new lipid emulsions: a systematic review and meta-analysis. Am J Clin Nutr 2012;96: 255–268.

7 Krohn K, Babl J, Reiter K, Koletzko B: Parenteral nutrition with standard solutions in paediatric intensive care patients. Clin Nutr 2005;24:274–280.

(黄 瑛)

第五节 儿童青少年肥胖的管理

Louise A. Baur

关键词

肥胖,儿童,青少年,评估,治疗

内容要点

- BMI 应该根据各国情况以年龄别 BMI 的常规形式用于评价[(BMI= 体重(kg)/ 身高(m)^2];
- 肥胖的治疗原则:治疗合并症,家庭参与,与发育过程相适应方法,一系列行为改变技术,长期改变膳食,增加体力活动,减少久坐行为;
- 奥利司他可用于较严重肥胖青少年生活方式改变的辅助用药,二甲双胍可用于临床胰岛素抵抗的青少年;
- 严重肥胖青少年可选择减肥手术;
- 儿童肥胖治疗需要卫生保健服务的共同合作。

简介

儿童和青少年肥胖是西方国家以及迅速西化发展国家中的常见问题,它可引起长期和短期的相关并发症,有效治疗肥胖引发的并发症是关键。

临床评估

临床病史有助于评估当前或未来潜在的并发症以及可改变的生活方式(表 1)[1-4]。体质指数 BMI= 体重(kg)/ 身高(m)^2,其为测量两岁以上人群体脂含量的常用临床指标,BMI 应该根据各国情况以年龄别 BMI 的形式用于评价[5],如 WHO 儿童生长标准。但是评估儿童是否超重或肥胖的界定点不够严谨,且国家之间也有差异。比如在英国,体重位于正常人群参考值的第 91~98 百分比定义为超重或肥胖,而美国标准为正常人群的第 85~95 百分比。因此,应根据各地不同情况审核推荐的治疗方案。腰围 / 身高比 >0.5 的学龄期儿童心血管疾病风险增高[6]。一些国家可提供年龄别标准腰围图。

体格检查用来评估肥胖相关合并症以及遗传或内分泌疾病的潜在征象(表 2)。临床检查的级别应依据患儿肥胖的严重程度、年龄、临床发现、家族性风险因素。基础检查包括空腹血脂检查、血糖、肝功能、胰岛素[1-4]。进一步检查包括:肝脏超声,口服葡萄糖耐量试验,更详细的内分泌评估和多导睡眠图检查。

治疗策略

儿童肥胖治疗的回顾性分析结果表明,生活方式的干预有助于改善体重以及心血管代谢结局[7,8]。虽然没有证据支持哪一种治疗效果更优,但是荟萃分析发现与常规护理或无干预措施相比,家庭针对性生活行为习惯的干预平均能降低 BMI1.25~1.30[8]。干预时间越长,体重降低越显著[8]。生活方式的干预也可改善低密度脂蛋白、胆固醇、甘油三酯含量,空腹胰岛素以及血压,效果维持一年左右[8]。

治疗的难点在于现实生活中的肥胖患者比临床试验中患者难以管理,现实生活中

表1　肥胖儿童和青少年的病史采集要点

整体病史	产前及出生史——妊娠期糖尿病病史及出生体重 喂养史——母乳喂养的持续时间 现在的服药情况——激素、某些抗癫痫和抗精神病药物
体重史	肥胖开始时间,父母或患儿开始关注体重的时间,之前的体重管理措施,之前以及现在的饮食习惯
并发症史	心理方面——恃强凌弱、自卑、抑郁 睡眠——打鼾,提示呼吸暂停综合征的症状 运动耐量 胃食管反流、胆结石、良性颅内高压、骨科并发症、遗尿、便秘等相关症状 月经史(女孩)
家族史	种族 家族成员是否存在相关病史:肥胖,2型糖尿病,妊娠糖尿病,心血管疾病,血脂异常,阻塞性睡眠呼吸暂停综合征,多囊卵巢综合征,减肥手术,饮食失调
生活方式	饮食习惯和饮食行为——是否吃早餐,吃零食,快餐的摄入量,饮料的摄入量,日常家庭饮食种类,是否暴饮暴食、偷吃食物 久坐:每天待在屏幕前的时间,在卧室和家里看电视、游戏机、电脑和智能手机的频次,观看的方式 体育活动:校外及周末的娱乐方式,体育的参与,上下学的交通方式,家庭活动 睡眠:睡眠时间及作息规律

表2　肥胖儿童或青少年重要的体格检查结果

器官及系统	体格检查结果
皮肤/皮下组织	黑棘皮病,皮肤结节,多毛,痤疮,皮纹,假性乳房发育(男性),褶烂,黄斑瘤(高胆固醇血症)
神经系统	视乳头水肿和(或)眼底镜检查中发现静脉搏动减少(假性脑瘤)
头颈部	扁桃体大小,呼吸不畅
心血管系统	高血压,心率(心肺功能)
呼吸系统	运动呼吸不耐受,哮喘
胃肠系统	肝肿大、肝压痛(非酒精性脂肪性肝病),腹部压痛(继发于胆囊结石或胃食管反流)
肌肉骨骼系统	扁平足,腹股沟疼痛,痛苦或摇摆步态(股骨头骨骺滑脱),胫骨内翻(布朗特病),下肢关节疼痛、关节活动受限
内分泌系统	甲状腺肿,全身紫纹,高血压,内脏脂肪垫,青春期分期,生长速率降低
精神状态	情绪低落,自卑感,社会隔离
可能存在潜在遗传疾病的表现	身材矮小,比例失调,畸形,发育延迟

的肥胖患者为社会弱势群体或合并多种并发症,他们的治疗依从性较低。

肥胖管理广泛认可的大致原则[1-4,7,8]为:管理合并症,家庭参与,与发育过程相适应治疗方法,长期行为调整,饮食改变,增加体力活动,减少久坐行为,长期体重维持计划以及考虑药物或其他非常规治疗。

治疗要素

家庭关注

许多临床试验表明家庭针对性的干预有助于长期（2~10 年）减重。家长参与的干预对青春期前儿童肥胖管理非常重要，但对青少年肥胖管理的影响数据有限。

治疗方法与发育过程相适宜

针对家长，而患儿不直接参与的干预措施能够改善青春期前儿童的体重结局[9]。青春期肥胖儿童的治疗数据相对低年龄组儿童少，特别是在大多数医疗保健机构可持续进行的干预措施信息。一般情况下，不同生理阶段的青春期儿童，应使用不同的方法进行干预。

行为调整

多种行为改变方法可以改善体重结局[1-4]。比如设定目标，包括行为目标（改变进食或活动习惯）或结局目标（具体的减重数量），前一个例子包括不买饼干或每天减少 3 小时看电视时间。另一种方法：刺激控制，是指改变或限制环境影响以帮助控制体重，如不要边看电视边进食，或在家里使用小盘子和碗进食。第三种常用方法：自我监控法，包括记录具体行为及结果，如写饮食日记，使用每日计步器监测体力活动情况或每周称重。

改变饮食结构及进食行为

结合膳食成分调整的治疗方案可以有效帮助肥胖儿童和青少年减重，虽然没有数据显示哪一种饮食结构更优[8]。饮食干预通常是一个广义生活方式改变的一部分，很少对其单独进行评价。两种最常见的饮食结构调整方法如下：①改良的交通指示灯方法，根据食物的营养价值及能量组成进行颜色编码，绿色提示可以随意进食的食物，黄色、红色提示需要谨慎进食的食物；②限制卡路里 / 低热量的饮食方法，不同的限制方法和年龄组都可导致持续的体重减轻[8]。在儿童和青少年肥胖患儿中调整膳食中宏量营养素含量的作用尚不明确。

一般情况下，饮食干预应遵从国家营养指南，并应注意以下几点[1-3]：

- 三餐规律；
- 与家人一起进食；
- 选择低能量、低糖且营养丰富的食物；
- 增加蔬菜及水果的摄入；
- 选择健康的零食；
- 减少含糖饮料的摄入；
- 以家庭为整体建立可持续的饮食结构调整方案。

在建议患儿及其家属改变饮食结构的时候，要注意是否存在发生饮食结构失调的风险。大多数肥胖患者没有暴饮暴食症，后者更常见于严重肥胖患儿。此外，体重超标的青少年更容易暴饮暴食，儿童时期的肥胖是后期发生暴饮暴食的一个危险因素。专业的儿童肥胖干预方案不会增加饮食失调的风险，并可提升儿童的心理健康[10]。

体力活动跟久坐行为

在临床实践中，最好以非刻意、非计划性的方式增加体力活动，比如以步行或骑单车代替日常交通，从事家务劳动，或仅仅是玩耍。有计划的运动项目应选择儿童和青少年喜欢的、可持续进行的活动。把每天看电视和其他小屏幕的时间限制在 2 小时之内，尽管此措施实施起来颇具挑战性[11]。家长的参与至关重要，如监督和限制看电视的时间，树立健康的行为榜样，并提供娱乐消遣的空间及设备。

长期体重维持

接受初始体重管理干预措施的患儿，之后一段时间会出现缓慢体重回升[12]。目前指导长期体重维持干预措施本质及类型的证据较为有限。

非常规治疗

在治疗儿童严重肥胖中运用的,如低能量饮食、药物治疗、减肥手术等非常规治疗方法的证据相对有限。这些治疗方法应当以行为体重管理干预为基础,并在专业减肥中心严格进行。

儿童肥胖管理的现有建议推荐,在有多学科团队提供三级护理的医疗环境下,对严重肥胖青少年使用药物治疗(主要指奥利司他:一种胃肠胰脂肪酶抑制剂),并联合饮食和运动管理[1-4]。对胰岛素抵抗的肥胖青少年可考虑使用胰岛素增敏剂——二甲双胍[13]。

为数不多的共识性指南强调:考虑到青少年缺乏良好的自我决策能力、生理成熟度差异以及家庭支持环境差异,青少年减肥手术仅适用于严重肥胖患儿[1,3,4,14,15]。在三级医疗机构中实施肥胖外科手术以及长期的多学科随访,都离不开多学科体重管理团队的参与。

医疗卫生服务的支付问题

鉴于儿童肥胖的高患病率和病情的长期性,需要建立一个医疗卫生服务的协调模式。建立慢性疾病护理模式是一个好方法,这是一种根据疾病严重程度的分层医疗卫生服务体系[16]。虽然大多数受肥胖问题困扰的患儿可以通过自身医疗保险或家庭医疗保险获得初级医疗或社区卫生服务人员的医疗支持,但严重肥胖患儿则需要多学科医学团队提供的基于三级医疗机构的医疗服务。开业医生应该知道自己所在区域内的其他医疗服务机构,有能力转诊患者或与相关医疗人员一起管理疾病。

参考文献

1 Barlow SE; Expert Committee: Expert committee recommendations regarding the prevention, assessment, and treatment of child and adolescent overweight and obesity: summary report. Pediatrics 2007;120(suppl 4):S164–S192.

2 National Health and Medical Research Council: Clinical practice guidelines for the management of overweight and obesity in adults, adolescents and children in Australia. 2013. http://www.nhmrc.gov.au/guidelines/publications/n57.

3 Scottish Intercollegiate Guidelines Network: Management of obesity: a national clinical guideline. 2010. http://www.sign.ac.uk/pdf/sign115.pdf/.

4 National Institute for Health and Clinical Excellence: Obesity: guidance on the prevention, identification, assessment and management of overweight and obesity in adults and children. 2006. http://guidance.nice.org.uk/CG43/NICEGuidance/pdf/English.

5 Freedman DS, Wang J, Thornton JC, et al: Classification of body fatness by body mass index-for-age categories among children. Arch Pediatr Adolesc Med 2009;163:805–811.

6 Garnett SP, Baur LA, Cowell CT: Waist-to-height ratio: a simple option for determining excess central adiposity in young people. Int J Obes (Lond) 2008; 32:1028–1030.

7 Oude Luttikhuis H, Baur L, Jansen H, et al: Interventions for treating obesity in children. Cochrane Database Syst Rev 2009;1:CD001872.

8 Ho M, Garnett SP, Baur LA, et al: Effectiveness of lifestyle interventions in child obesity: systematic review with meta-analysis. Pediatrics 2012; 130:e1647–e1671.

9 Golan M, Crow S: Targeting parents exclusively in the treatment of childhood obesity: long-term results. Obesity Res 2004;12:357–361.

10 Hill AJ: Obesity and eating disorders. Obes Rev 2007;8(suppl 1):151–155.

11 Whitaker RC: Obesity prevention in pediatric primary care: four behaviors to target. Arch Pediatr Adolesc Med 2003; 157:725–727.

12 Wilfley DE, Stein RI, Saelens BE, et al: Efficacy of maintenance treatment approaches for childhood overweight: a randomized controlled trial. JAMA 2007;298:1661–1673.

13 Quinn SM, Baur LA, Garnett SP, Cowell CT: Treatment of clinical insulin resistance in children: a systematic review. Obes Rev 2010;11:722–730.

14 Baur LA, Fitzgerald DA: Recommendations for bariatric surgery in adolescents in Australia and New Zealand. J Paediatr Child Health 2010;46:704–707.

15 Inge TH, Krebs NF, Garcia VF, et al: Bariatric surgery for severely overweight adolescents: concerns and recommendations. Pediatrics 2004;114:217–223.

16 Department of Health: Supporting people with long term health conditions. 2007. http://www.dh.gov.uk/en/PublicationsandstatisticsPublications/PublicationsPolicyAndGuidance/Browsable/DH_4100317.

(黄 瑛)

第六节　降低儿童急性及长期腹泻发生的风险

Jai K. Das，Zulfiqar A. Bhutta

关键词

腹泻,营养,儿童

内容要点

- 腹泻仍然是 5 岁以下儿童最主要的死因;
- 腹泻的危险因素包括贫困、营养不良、卫生条件差、贫困家庭等,这些因素使儿童更易患感染性腹泻;
- 最近有证据表明,如果扩大现有干预措施的范围,腹泻发生的风险可以显著减少。

简介

2011 年有 690 万 5 岁以下的儿童死亡;其中 440 万(58%)死亡归因于感染性疾病,以肺炎感染和腹泻为首[1]。腹泻的发病率已由 1990 年的每个儿童每年发作 3.4 次降低为 2010 年每个儿童每年发作 2.9 次;然而,它仍然是儿童最常见的住院原因之一,2011 年报告的儿童腹泻发作患者数约为 17.31 亿[2]。腹泻共有三种临床类型:①急性水样腹泻:持续数小时或数天,包括霍乱;②急性血性腹泻,也叫痢疾;③持续 14 天或更长时间的迁延性腹泻。腹泻的危险因素包括贫困、营养不良、卫生条件差、家庭贫困等,这些使儿童更易患感染性腹泻。缺乏母乳喂养是腹泻的一个独立危险因素,据估计,非母乳喂养导致 0~5 月龄儿童的腹泻发病率增加 165%,导致 6~11 月龄儿童中腹泻相关的死亡率增加 47%,在 12~23 月龄的儿童中增加 157%。总体来说,缺乏母乳喂养导致 6~11 月龄儿童的全因死亡率增加 566%,在 12~23 月龄的儿童中是 223%[3]。尽管有这些研究数据,但在世界范围内,纯母乳喂养(exclusive breastfeeding,EBF)率仍然很低,特别是在低收入和中等收入国家。在本节中,我们将讨论儿童急性和迁延性腹泻的预防和治疗策略、营养干预措施以及落实这些干预措施的方法策略。

预防和管理腹泻的干预措施

最新研究显示,如果扩大现有干预措施的范围,腹泻发生的风险可以显著减少,包括采取 EBF 直到 6 个月、推广辅食添加、注射轮状病毒疫苗、使用口服补液盐(oral rehydration solution,ORS)和锌剂,完善病例管理,痢疾的抗生素应用以及推广实施水、环境卫生和个人卫生(water,sanitation and hygiene,WASH)项目。表 1 总结了预防和治疗措施对腹泻的影响。

腹泻预防干预措施中,在发展中国家促进母乳喂养的干预方法可以使 EBF 率在生后第一天增加 43%,1 个月内增加 30%,1~5 个月增加 90%,同时将生后第一天无母乳喂养率减少 32%,1 个月内减少 30%,1~5 个月内减少 18%[4]。轮状病毒和霍乱疫苗接种分别可以使轮状病毒特异性死亡率降低 74%,霍乱感染率降低 52%[5]。WASH 原则是腹泻病预防的关键,对于水的质量,环境卫生、个人卫生的干预可以将

表 1　腹泻的关键干预措施及其可能的影响

干预措施	可能的影响
水、环境卫生和个人卫生（WASH）	用肥皂洗手、提高水质、排泄物处理可分别将腹泻风险降低 48%、17% 和 36%
母乳喂养教育及其对母乳喂养率的影响	EBF 率在出生后第 1 天显著增加 43%，1 个月内增加 30%，1~6 个月增加 90%，同时将出生后第 1 天的无母乳喂养率减少 32%，1 个月内减少 30%，1~6 个月内减少 18%
预防性补充锌	腹泻相关死亡率降低 18%
轮状病毒疫苗	严重轮状病毒感染减少 74%，因轮状病毒感染住院病例减少 47%
霍乱疫苗	有效预防 52% 霍乱感染；杀弧菌抗体增加 124%
志贺菌疫苗	有效对抗 28% 福氏志贺菌感染和 53% 宋氏志贺菌
产毒性大肠埃希菌疫苗	血 IgA 和 IgG 血清转换率分别增加 170% 和 500%
口服补盐液及推荐的家庭补液盐溶液	减少 69% 腹泻死亡率
腹泻饮食管理	无乳糖饮食显著降低 47% 的治疗失败（腹泻持续时间）
益生菌	腹泻持续时间减少 14%，腹泻第 2 日大便次数减少 11%，住院率减少 19%，虽然统计学上差异不显著
治疗性补充锌	腹泻所致死亡减少 66%，腹泻住院率减少 23%，腹泻患病率减少 19%
止吐药治疗胃肠炎	呕吐及住院率减少 54%，静脉补液量减少 60%
抗生素对抗霍乱	临床未治愈率减少 63%，病原学未治愈率减少 75%
抗生素对抗志贺菌	临床未治愈率减少 82%，病原学未治愈率减少 96%
抗生素对抗隐孢子虫病	临床未治愈率减少 52%，寄生虫学未治愈率减少 38%
以社区为基础的干预措施	治疗腹泻时口服盐溶液使用率增加 153%，锌的使用呈流线增长，而抗生素的使用减少 76%
社区病例管理	腹泻所致死亡率减少 63%
财政政策	有条件的现金转回计划：预防性卫生保健支出增加 14%，新生儿初乳百分比增加 22%，维生素 A 补充覆盖面增加 16%

儿童腹泻的发病率分别降低到 42%、37% 和 31%[6]。

　　大多数情况下腹泻导致死亡的直接原因是脱水，因此如果对脱水采取预防或治疗措施，死亡是完全可以预防的。口服补液盐及锌、继续喂养是小儿急性腹泻推荐的治疗方法。在发展中国家使用口服补液盐可以将腹泻特异性死亡率降低 69% 以及将治疗失败率控制在 0.2%[7]。2004 年开始，世界卫生组织和联合国儿童基金会（United Nations International Children's Emergency Fund，UNICEF）推荐锌用于治疗腹泻，可将全因死亡率降低 46%，腹泻相关的住院率降低 23%[8]。即使世界卫生组织于 1978 年就开始推行控制腹泻病的项目，但口服补液盐的全球推行工作一直停滞不前。推进口服补液盐的干预措施，包括联合运用锌和口服补液盐，采取社会营销和大众媒体宣教的策略,能有效促进 ORS 的使用,应该提高这项简单又救命措施的覆盖范围。有证据显示应推荐使用抗生素以降低霍乱、痢疾以及隐孢子虫的发病率和死亡率。然而,发展中国家和发达国家药物治疗腹泻及痢疾的有效性及安全性需要更多的临床试验来评估[9]。治疗腹泻的另一个主要难点是急性胃肠炎引起的呕吐,减弱了 ORS 的作用,导致需要静脉补液的比例增加,延长急诊留院观察时间,甚至需要住院。虽然,止吐药不做常规推荐,但最新证据表明,它们的使用可大大减少呕吐的发生率、住院率及静脉补液的需求,还可能减少腹泻的发病率和死亡率;然而,在全球范围内推荐使用仍需更多的证据支持[10]。

如果以当前覆盖率计算,在 75 个低收入和中等收入国家(收入排名倒数的国家)施行这些预防和治疗措施,到 2025 年将花费掉 38 亿美元,减少 54% 的腹泻死亡。到 2025 年,费用将达 67.15 亿美元,如果这些以关键证据为基础的干预措施的覆盖率至少扩展到 80%,疫苗覆盖率至少达 90%,则可避免几乎所有 5 岁以下儿童因腹泻而发生的死亡[11]。最近的报告中[12],联合国际儿科胃肠病、肝病和营养学会联盟(the Federation of International Societies of Pediatric Gastroenterology, Hepatology, and Nutrition, FISPGHAN)工作组根据优先级别,着重强调了以下可以通过影响腹泻相关死亡率以促进实现联合国千年发展目标 4 的干预措施:轮状病毒免疫、推广 ORS 和减少不恰当的医疗干预(住院、微生物检查、膳食调整和非必需药物管理)。

急性及持续性腹泻的营养

对帮助腹泻患儿快速恢复的最佳饮食或饮食成分尚存争议;然而,目前 WHO 指南强烈推荐在治疗中同时使用 ORS 和锌,鼓励继续喂养。最新证据表明急性腹泻患儿中无乳糖配方与含乳糖配方喂养相比,前者可减少腹泻的持续时间和治疗失败的风险,但评价这两种方式对迁延性腹泻影响的证据还很少。家庭自制的无乳糖饮食与市售食物相比,前者对急性腹泻患儿体重增长的影响较大。对腹泻和营养不良常并存的低、中等收入国家的儿童,建议在大多数急性腹泻病例中使用当地已有的适龄食物,但对迁延性腹泻患儿饮食管理的研究数据比较有限[13]。在某些国家,益生菌在治疗腹泻时越来越常用,已被证明能减少治疗第二天腹泻持续时间、大便次数,但对腹泻住院风险没有影响。然而,仍需了解益生菌作为发展中国家儿童腹泻辅助用药对疾病的影响[14]。

干预措施执行策略

不需要研究新的腹泻干预方法,只需提高上述已成熟干预措施的覆盖面即有助于减少腹泻负担。大部分措施存在于现有健康体系中,但这些措施的覆盖面和可利用性在贫困和边缘人群中的差异非常大。提高这些关键、有效又可承受的干预措施的覆盖面,需要战略或推广平台,以加速其运用和扩大范围。战略之一是通过社区卫生工作者实施和传达相关干预措施,但世界上一些最贫穷地区缺乏人力资源,故这仅仅为那些能接触卫生保健途径的极少数人群提供了干预可能[15]。最新证据表明,由社区执行的预防和管理腹泻措施可以加强寻求治疗行为,增加口服补液盐的使用,也可降低腹泻时抗生素的不必要使用率[16]。社区卫生服务平台能同时提供预防和治疗措施,并使干预措施在贫穷以及难得到医疗保健的人群中得以实施。财政激励机制也被广泛用于改善贫困,降低医疗保健的准入门槛,提升寻求保健的积极性,提高健康水平。

以票券和有条件/无条件现金转入形式的财政帮助可直接减免用于健康服务的费用，有效增加一些重要的儿童健康干预措施的覆盖面[17]。

前景展望

决策者与社会公众合作共同评估腹泻干预措施在全国覆盖范围的整体提升，使实施这些干预措施以及利用执行平台成为可能。政府意愿和与民众的伙伴关系对一定规模地实施以证据为基础的干预措施是必要的。随着越来越多的国家开展社区卫生工作者项目以惠及更多的未知人群，需要更大范围地进行社区宣传、教育计划以及开展早期检测和管理，以使更多民众真正的获益。孟加拉人民共和国的实际经验显示针对最贫穷人群采取关键的腹泻干预措施，可能会使更多的生命得救。若将腹泻关键干预方法的实施范围扩大到接近全球水平，与最富有的家庭相比，在最贫穷家庭中存活的患儿数将增加近6倍[18]。除此之外还需要关注腹泻情况较严重的国家，包括印度、尼日利亚、巴基斯坦、刚果民主共和国和中国。

总结

● 在75个收入全球排名倒数的国家中，腹泻占到了全部儿童死亡的95%，必须确保这些国家高水平覆盖了已经被证实有效的干预措施；

● 2009年联合国儿童基金会/世界卫生组织（UNICEF/WHO）报告[19]及最近的腹泻及肺炎的全球行动计划[18]中指出：在众多防治腹泻的措施中，全球范围内优先推行社区健康服务中心落实腹泻相关的预防和治疗措施，可使腹泻的防治工作取得实质性的进步；

● 有证据显示，推广腹泻相关干预措施的计划即将开启，并推荐将此作为缓解腹泻高负担国家儿童生存不平衡现象的策略；

● 从更广范围来说，扶贫、保障社会安全、发展经济、确保粮食安全、改善教育以及维护基本人权是确保预防和治疗腹泻措施取得长远成功以及可持续发展的必要基础。

参考文献

1 UNICEF: Levels and trends in child mortality. Report 2012. Estimates developed by the UN Inter-Agency Group for Child Mortality Estimation. New York, UNICEF, 2012.

2 Walker CL, Rudan I, Liu L, Nair H, Theodoratou E, Bhutta ZA, O'Brien KL, Campbell H, Black RE: Global burden of childhood pneumonia and diarrhoea. Lancet 2013;381:1405–1416.

3 Lamberti LM, Fischer Walker CL, Noiman A, Victora C, Black RE: Breastfeeding and the risk for diarrhea morbidity and mortality. BMC Public Health 2011; 11(suppl 3):S15.

4 Haroon S, Das JK, Salam RA, Imdad A, Bhutta ZA: Breastfeeding promotion interventions and breastfeeding practices: a systematic review. BMC Public Health 2013;13:1–18.

5 Das JK, Tripathi A, Ali A, Hassan A, Dojosoeandy C, Bhutta ZA: Vaccines for the prevention of diarrhea due to cholera, shigella, ETEC and rotavirus. BMC Public Health 2013;13(suppl 3):S11.

6 Waddington H, Snilstveit B, White H, Fewtrell L: Water, sanitation and hygiene interventions to combat childhood diarrhoea in developing countries. Delhi, International Initiative for Impact Evaluation, 2009, vol 31.

7 Munos MK, Walker CL, Black RE: The effect of oral rehydration solution and recommended home fluids on diarrhoea mortality. Int J Epidemiol 2010;39(suppl 1):i75–i87.

8 Walker CL, Black RE: Zinc for the treatment of diarrhoea: effect on diarrhoea morbidity, mortality and incidence of future episodes. Int J Epidemiol 2010; 39(suppl 1):i63–i69.

9 Das JK, Ali A, Salam RA, Bhutta ZA: Antibiotics for the treatment of cholera, *Shigella* and *Cryptosporidium* in children. BMC Public Health 2013;13(suppl 3):S10.

10 Das JK, Kumar R, Salam RA, Freedman S, Bhutta ZA: The effect of antiemetics in childhood gastroenteritis. BMC Public Health 2013;13(suppl 3):S9.

11 Bhutta ZA, Das JK, Walker N, Rizvi A, Campbell H, Rudan I, Black RE: Interventions to address deaths from childhood pneumonia and diarrhoea equitably: what works and at what cost? Lancet 2013;381:1417–1429.

12 Guarino A, Winter H, Sandhu B, Quak SH, Lanata C: Acute gastroenteritis disease: report of the FISPGHAN Working Group. J Pediatr Gastroenterol Nutr 2012;55:621–626.

13 Gaffey MF, Wazny K, Bassani DG, Bhutta ZA: Dietary management of childhood diarrhea in low- and middle-income countries: a systematic review. BMC Public Health 2013;13(suppl 3): S17.

14 Applegate JA, Walker CLF, Ambikapathi R, Black RE: Systematic review of probi-

otics for the treatment of community-acquired acute diarrhea in children. BMC Public Health 2013;13(suppl 3): S16.

15 Bhutta ZA, Lassi ZS, Pariyo G, Huicho L: Global experience of community health workers for delivery of health related Millennium Development Goals: a systematic review, country case studies, and recommendations for integration into national health systems. Geneva,

WHO/Global Health Workforce Alliance, 2010.

16 Das JK, Lassi ZS, Salam RA, Bhutta ZA: Effect of community based interventions on childhood diarrhea and pneumonia: uptake of treatment modalities and impact on mortality. BMC Public Health 2013;13(suppl 3):S29.

17 Chopra M, Sharkey A, Dalmiya N, Anthony D, Binkin N: Strategies to improve health coverage and narrow the equity

gap in child survival, health, and nutrition. Lancet 2012;380:1331–1340.

18 UNICEF: Pneumonia and diarrhoea: tackling the deadliest diseases for the world's poorest children. New York, UNICEF, 2012.

19 UNICEF, WHO: Diarrhoea: why children are still dying and what can be done. Geneva, WHO, 2009.

（黄　瑛）

第七节 人类免疫缺陷病毒和获得性免疫缺陷综合征

Haroon Saloojee，Peter Cooper

关键词

人类免疫缺陷病毒,获得性免疫缺陷综合征,营养,母乳喂养,补充喂养,营养不良,微量营养素,抗逆转录病毒治疗

内容要点

- HIV 感染儿童的营养问题比成人更具重要性,因为儿童有生长发育的额外营养需求。
- WHO 推荐生后 6 个月内纯母乳喂养,之后予以添加辅食并持续母乳喂养至 12 月龄,并对有 HIV 暴露史的婴儿或母亲预防性抗逆转录病毒治疗,对感染的婴儿予以抗逆转录病毒治疗。
- 对营养的关注点从关注营养不良的 HIV 感染婴儿和儿童转向确保抗逆转录病毒治疗的感染儿童的充分营养。
- 抗逆转录病毒治疗可改善 HIV 感染儿童体重、身高别体重、上臂围和瘦体质。

简介

过去 5 年在婴儿和儿童 HIV/AIDS 领域有了许多重要的突破性进展。预防母婴传播策略现在已广泛的采用,即使在资源贫乏地区。抗逆转录病毒治疗（ART）也不断增多,并且现在推荐更早的开始治疗,例如在最初诊断 HIV 感染时开始治疗,理想的情况是生后 2~3 个月。

通过母乳喂养传播仍是待解决的问题。在缺乏抗逆转录病毒预防的情况下,生后 4~6 周的传播比例最高,为每周 0.7%~1%。并且这种风险在母乳喂养期持续存在。目前的努力是提供 6 个月的纯母乳喂养同时对母亲或婴儿进行抗逆转录病毒预防以达成安全的喂养。

两个基本原则是针对 HIV 感染的基石:ART 是救治和延长生命的基础,好的营养状况是确保儿童健康的重要条件。因此关注点从以往对营养不良的 HIV 感染婴儿和儿童的营养支持转向确保 ART 的感染儿童的良好营养状况。

本节体现这种观念的转变,较少着眼于 HIV 感染儿童人体测量学的情况和针对性营养的措施,而是更多的关注 HIV 暴露婴儿以及接受 ART 的 HIV 感染儿童和青少年的营养支持等方面的进展。然而,食物和营养的安全性以及对 HIV 感染者营养相关性并发症的处理仍是资源贫乏地区的重大挑战。

HIV 暴露未感染婴儿的喂养

母乳喂养

地处资源贫困地区的妇女必须权衡母乳传播 HIV 的风险以及不采取母乳喂养会增加感染、营养不良和死亡的风险。2010 年 WHO 修订了其推荐为:生后 6 个月纯母乳喂养（表 1 为定义）,之后予以添加辅食并持续母乳喂养至 12 月龄,并对出生后婴儿或母亲予以抗逆转录病毒预防[1]。

表 1　婴儿期喂养的常用术语

纯母乳喂养	除人类乳汁外不食用其他食物,药物如口服补液盐、抗生素、多种维生素汁等可以服用,乳汁包括母亲分泌的乳汁以及奶妈的乳汁
替代喂养	不含母乳,食用商品化的婴儿配方的母乳替代物
混合喂养	6 月龄内食用母乳,也食用其他液体或固体食物包括水和商品化婴儿配方
辅食添加	6 月龄后母乳喂养婴儿添加固体、半固体和液体食物。这个时期婴儿需要更多维生素、矿物质、蛋白质、脂肪和碳水化合物,单独母乳不足以提供

当营养充分和儿童可以得到安全的食物保障时,才可停止母乳喂养。应避免突然断奶,应至少 1 个月时间逐渐停止母乳喂养[1]。使用抗逆转录病毒预防的母亲和婴儿完全停止母乳喂养后还应预防用药 1 周。维持 6 个月的纯母乳喂养在许多地区仍有困难,在那里添加其他食物和液体是当地的文化习俗。相比较而言持续的抗逆转录病毒预防更为重要[2]。

替代喂养

与 WHO 推荐不同,美国儿科学会推荐 HIV 感染的母亲不要进行母乳喂养,无论其疾病的状况、病毒载量或 ART[3]。英国 HIV 协会和儿童 HIV 协会都同意这两种观点[4]。如果根据婴儿的热量需求计算喂养量,安全的商品化婴儿配方完全可以满足 HIV 暴露婴儿的营养需求。疑为急性 HIV 感染或 CD4 计数低而未进行 ART 以及已经进展到 AIDS 的妇女,应考虑替代喂养(以减低高传播风险)。在资源贫困地区替代喂养可根据 AFASS- 可负担的(affordable)、可行的(feasible)、可接受的(acceptable)、可持续的(sustainable)和安全的(safe)几个方面考

虑。这个缩写出现在 2010 年 WHO 的推荐中(表 2)[1]。

表 2　安全的替代喂养的条件

如果条件许可,HIV 感染母亲的婴儿未感染 HIV 或感染情况不详时,应仅仅给予商品化婴儿配方替代喂养,母亲或婴儿看护者:

- 在家中和社区具备安全的水源和卫生条件
- 能可靠提供充足的婴儿配方奶以保障婴儿的正常生长和发育
- 能做到经常并且足够清洁以确保安全,使得婴儿发生腹泻和营养不良风险很低
- 可以保证生后 6 个月内提供纯婴儿配方奶
- 得到家庭成员的支持
- 可以获得提供综合儿童健康服务的医疗条件

来源:WHO

其他方式

WHO 推荐家中对母乳进行巴氏消毒仅仅是临时性措施,例如如果暂时不能采取 ART 或者母亲 / 婴儿病重而无法进行母乳喂养时[1]。充分的热处理可以使 HIV 阳性母亲不传播 HIV,而且从营养和免疫角度优于婴儿配方奶。在可以接受奶妈的社区,可以考虑这种选择。在奶妈喂养前和喂养后 6 周,需要检测 HIV 证明为阴性。在拉丁美洲,尤其是巴西,尽管母乳库覆盖的危险人群有限,但是取得了一定的效果。HIV 感染的看护者,应禁止给孩子喂食经其咀嚼过的食物,因这种做法会造成 HIV 的传播[5]。

未进行 ART 的 HIV 感染儿童的喂养

在资源受限的国家进行的 10 项 HIV 感染儿童的研究中,9 项研究显示年龄别体重减低,所有 10 项研究显示体重增长少[6]。未治疗的 HIV 感染患者的特点是静息热能消耗增加,食欲缺乏,消化能力减低,营养吸收不良。HIV 感染儿童常存在多种微量营

养素缺乏。

在 HIV 感染儿童第一次接受专业健康医疗时,应当对他们进行体格测量(如体重、身高、头围和臂围),并且应当筛查营养问题。应当采集饮食史,并且要与估计的需要量比较,以评估是否满足摄入需要量。

应鼓励 HIV 感染儿童的母亲进行母乳喂养。由于 HIV 感染儿童存在体重下降,难于精确计算其热量需要量,热量的摄入应比健康无感染儿童的基础需要量提高 50%~100%。

4~6 月龄后,在婴儿可以耐受的前提下,应尽量增加辅食。如果儿童进食固体食物,增加高脂肪补充成分是有益的,如油类或人造黄油。也可使用商品化的营养补充剂。与对照组相比,补充特定的常量营养素,如氨基酸、乳清蛋白或其他饮食添加物(如螺旋藻)并不改善 HIV 感染儿童的临床、人体测量学指标以及免疫状态[8]。

充足的饮食可以获得充分的微量营养素摄入。按照 WHO 的推荐,在资源匮乏地区,5 岁以下 HIV 感染母亲的儿童应该定期(每 6 个月)补充与其他儿童相同剂量的维生素 A。目前对 HIV 感染儿童微量营养素的合适剂量还没有循证指南。

ART 时 HIV 感染儿童的喂养

HIV 感染儿童 ART 治疗开始后会改善许多生长参数。最先观察到的是体重和上臂围的改善。瘦体质也会改善,而身高的治疗反应发生较慢并存在变异性。ART 儿童热量的消耗尚无研究。

体重增长与治疗效果相关。营养不良不会影响 ART 治疗对生长、免疫和病毒的效果。低体重儿童对 ART 的治疗反应与营养状况良好的同龄人一样[9]。所有儿童

BMI 不会升高,但 BMI 基线水平最低的儿童以及 HIV 疾病更重者改善最明显。

儿童可能因 ART 产生代谢异常(尤其是蛋白酶抑制剂),如发生脂肪代谢障碍综合征、高脂血症和外周胰岛素抵抗的风险增高(可达 33%)。目前还没有减轻儿童脂肪重新分布综合征的临床和生化改变的治疗策略。

生命早期获得性 HIV 感染的儿童在青春期具有特征性表现,包括生长迟缓、青春期延迟以及长期 ART 引起的合并症。HIV 感染者青春期膳食的目标与未感染的同龄人相同,包括高质量、富含营养的饮食,培养好的进食习惯以及避免发生肥胖。

对 HIV 感染儿童 ART 时进行系统的营养支持是共识。不过有效程序化的解决方案的依据还不充分。有限的数据认为常量或微量营养素对 ART 儿童具有一定的价值。

针对社区中开始 ART 治疗的 HIV 阳性儿童,WHO 支持使用即食型食物以降低死亡率和营养不良[10]。在坦桑尼亚给 HIV 阳性的 ART 儿童提供即食型食物至少 4 个月,体重减轻、消瘦和生长迟缓等情况减少。

总结

● 营养指导和支持应该成为对 HIV 感染妇女和儿童持续医疗和支持的优先部分。

● 保证每次访视都关注 HIV 感染儿童的生长和营养状况。充足的饮食、机会性感染的预防和 ART 疗法是达到满意生长的保证。

● 有限的证据支持为 ART 治疗或未治疗的 HIV 感染儿童补充常量和微量营养素。

● 由于许多 HIV 感染儿童经 ART 治疗成活,应关注他们青春期的营养需求。

参考文献

1　WHO: Guidelines on HIV and infant feeding 2010: principles and recommendations for infant feeding in the context of HIV and a summary of evidence. Geneva, WHO, 2010. http://www.who.int/maternal_child_adolescent/documents/9789241599535/en/ (accessed July 3, 2013).

2　Bulterys M, Ellington S, Kourtis AP: HIV-1 and breastfeeding: biology of transmission and advances in prevention. Clin Perinatol 2010;37:807–824.

3　Committee on Pediatric Aids: Infant feeding and transmission of human immunodeficiency virus in the United States. Pediatrics 2013;131:391–396.

4　Taylor GP, Anderson J, Clayden P, Gazzard BG, Fortin J, et al: British HIV Association and Children's HIV Association position statement on infant feeding in the UK 2011. HIV Med 2011;12:389–393.

5　Ivy W 3rd, Dominguez KL, Rakhmanina NY, Iuliano AD, Danner SP, Borkowf CB, et al: Premastication as a route of pediatric HIV transmission: case-control and cross-sectional investigations. J Acquir Immune Defic Syndr 2012;59:207–212.

6　Isanaka S, Duggan C, Fawzi WW: Patterns of postnatal growth in HIV-infected and HIV-exposed children. Nutr Rev 2009;67:343–359.

7　WHO: Nutrient requirements for people living with HIV/AIDS: report of a technical consultation. Geneva, WHO, 2003.

8　Grobler L, Siegfried N, Visser ME, Mahlungulu SS, Volmink J: Nutritional interventions for reducing morbidity and mortality in people with HIV. Cochrane Database Syst Rev 2013;2:CD004536.

9　Naidoo R, Rennert W, Lung A, Naidoo K, McKerrow N: The influence of nutritional status on the response to HAART in HIV-infected children in South Africa. Pediatr Infect Dis J 2010;29:511–513.

10　WHO: Community-based management of severe acute malnutrition. Geneva, WHO, 2007.

11　Sunguya BF, Poudel KC, Mlunde LB, Otsuka K, Yasuoka J, Urassa DP, et al: Ready-to-Use Therapeutic Foods (RUTF) improves undernutrition among ART-treated, HIV-positive children in Dar es Salaam, Tanzania. Nutr J 2012;11:60.

（王晓川）

第八节　胆汁淤积性肝病的营养管理

Bram P. Raphael

关键词

胆汁淤积,肝硬化,胆道闭锁,维生素

内容要点

- 营养问题在胆汁淤积性肝病儿童中常见;
- 患儿需要特殊护理以防止脂溶性维生素缺乏;
- 发生胆道闭锁和腹水时应维持水电解质平衡;
- 肝移植能促进患儿的生长发育。

儿童胆汁淤积性肝病最常见的类型包括肝外胆道闭锁、Alagille 综合征、α1- 抗胰蛋白酶缺乏症、囊性纤维化和肠功能衰竭相关的肝病。其他原因包括原发性硬化性胆管炎和药物性肝损伤。在所有类型的肝胆疾病中,营养问题都很常见。

营养不良的原因包括能量摄入不足,肠道吸收不良和能源需求增加(表 1)。潜在的机制是多方面的,包括胃动力障碍、腹水、细菌过度生长、肝肿大和药物副作用。营养不良患儿也可能出现合成代谢障碍问题。肝胆盐排出减少导致乳糜微粒形成不足以及脂质和脂溶性维生素的吸收受阻。甘油三酯的清除也可能受损。此外,患有慢性肝病的婴幼儿及儿童能量需求可能会增加。例如肝外胆道闭锁患儿静息能量消耗增加 30%[1]。感染、腹水、门静脉高压症等是促进代谢的原因。

营养评估从回顾详细的饮食习惯和生长记录开始。应特别注意钠和液体的摄入量。腹水和水肿让人误以为是体重增长。另外,低蛋白血症可反映肝脏合成功能受损与蛋白质营养不良。某些微量元素含量的测定需要同时测定载体蛋白。因为钙和镁与血清白蛋白结合,可在低蛋白血症时血清中含量出现假性降低。在这种情况下,应测定游离钙离子浓度以准确反映体内钙离子含量。同样,视黄醇结合蛋白比(视黄醇除以视黄醇结合蛋白,单位为 μmol/L)是评价维生素 A 水平的首选指标。比值大于 1 时可能发生维生素 A 中毒,比值小于 0.8 提示维生素 A 缺乏。同样,维生素 E 水平由维生素 E 与总脂质浓度的比来表示。1 岁以下的儿童该比值小于 0.6mg/g,大于 1 岁儿童 <0.8mg/g 提示维生素 E 缺乏。

为了满足能量需求增加和补偿厌食带来的能量摄入不足,鼻胃管喂养可能有用。肝脾肿大、腹水或静脉曲张可能不允许长期放置鼻饲管。肠外营养可以用于无法进行肠内营养且无法耐受或不愿意接受数月鼻饲管进食的患儿。虽然肠外营养可能引起肝毒性而让人担心,但是短期应用是安全的。几乎在所有情况下,标准的肠外氨基酸溶液就能满足营养需求。在成人的研究中发现,支链氨基酸对未控制的肝性脑病可能有效。慢性肝脏疾病儿童中使用支链氨基酸配方目前还处于研究阶段。

合并肝硬化患儿还存在厌食、糖耐量受损和水盐平衡的营养问题。肝硬化患儿糖

表 1 肝脏疾病中常见营养问题的临床表现及病因

受累的营养物质	临床表现	病因
蛋白质	发育迟缓,肌肉萎缩 运动发育滞后 腹水或外周水肿 凝血功能障碍 肝性脑病	蛋白质摄入不足 胰岛素样生长因子 1 合成减少 白蛋白合成减少并导致胶体渗透压下降 凝血因子合成改变 芳香族氨基酸代谢减弱
脂肪	脂肪泻,必需脂肪酸缺乏(皮疹),脂溶性维生素缺乏(见下文) 高胆固醇血症,高甘油三酯血症(黄色瘤)	肠道吸收障碍,必需脂肪酸摄入减少 脂质在肝脏中清除受损
碳水化合物	高血糖症 空腹低血糖	胰岛素抵抗导致肌糖原和肝糖原合成受阻 肝细胞功能障碍导致糖原储存减少
维生素 A	夜盲、视网膜变性、眼干燥症、生长不良、过度角化症	肠道吸收障碍
维生素 D	软骨病,骨质疏松症,方颅,骨骺增大,前囟延迟闭合	肠道吸收障碍,肝 -25- 羟基化减少
维生素 E	周围神经病变,共济失调,溶血性贫血	肠道吸收障碍
维生素 K	凝血功能障碍,出血如擦伤、骨病时	肠道吸收障碍
矿物质	低铁、铜、锌、硒、钙	肠道吸收障碍

耐量受损,伴高胰岛素血症和胰岛素抵抗。20% 代偿性肝硬化患儿和 60% 肝功严重受损患儿都有蛋白质能量营养不良[1]。另一方面,所有类型的终末期肝病,糖原储备和葡萄糖合成减少可能会导致空腹低血糖。蛋白质转换率通常正常或增加。

由长期肠外营养导致的胆汁淤积,有必要限制静脉输入脂肪乳剂的量,通常为 1~2g/(kg·d)。也应考虑使用替代脂肪乳剂,因为怀疑大豆成分的脂质混合物可能与肠衰竭相关的肝脏疾病有关,大豆成分的脂质混合物含有植物甾醇、大量多不饱和脂肪酸前体,低活性维生素 E 及其他。尚未有研究表明应限制肠内脂肪摄入量。用含鱼油的脂肪乳剂代替普通脂肪乳剂已显示其应用前景,将开展进一步研究。

选择标准肠内营养配方足以满足能量需求。肠吸收不良的患儿使用富含中链甘油三酯或添加中链甘油三酯油的配方更佳。长期使用专门的配方时,需要加入长链甘油三酯以预防必需脂肪酸缺乏。不必限制饮食,限制饮食可发生营养素不均衡的危险。蛋白质应以建议的每日最大推荐量摄入以防止蛋白质分解代谢。对腹水或水肿患儿,最好减少钠盐摄入。表 2 是对慢性肝病患儿补充维生素和矿物质补充剂的建议。

成功进行肝移植能改善患儿的生长发育。肝移植术后应尽快开始肠内营养,但在等待肠功能恢复时进行短期肠外营养也是可以的。管饲可能有助于缓解术后厌食。必要时轻度限制钠的摄入以最大可能减轻水肿。

总结

- 胆汁淤积性肝病患儿有特殊的营养

需求。

- 治疗的目的是逆转厌食现象，增加能量需求，改善肠道吸收不良以及碳水化合物、蛋白质代谢异常等情况。

表 2　胆汁淤积患者维生素和矿物质补充剂的推荐维持量

产品		剂量
维生素 A[3]	液态维生素 A	5000~25 000IU/d
维生素 D[4]	维生素 D	200~1000IU/d
维生素 E[5,6]	液体维生素 E（优选水溶性制剂）	15~25IU/（kg·d）
维生素 K[7]	维生素 K_1	2.5~5mg/d，每 2~3 天一次
锌[4]	硫酸锌	1mg/（kg·d）
钙[4]	钙剂	25~100mg/（kg·d）
磷[4]	磷剂	25~50mg/（kg·d）

参考文献

1　Pierro A, Koletzko B, Carnielli V, et al: Resting energy expenditure is increased in infants and children with extrahepatic biliary atresia. J Pediatr Surg 1989;24: 534–538.

2　Nutritional status in cirrhosis. Italian Multicentre Cooperative Project on Nutrition in Liver Cirrhosis. J Hepatol 1994;21:317–325.

3　Erlichman J, Hohlweg K, Haber BA: Biliary atresia: how medical complications and therapies impact outcome. Expert Rev Gastroenterol Hepatol 2009;3:425–434.

4　Ramirez RO, Sokol KI: Medical management of cholestasis; in Suchy FJ (ed): Liver Disease in Children. St Louis, Mosby, 1994.

5　Sathe MN, Patel AS: Update in pediatrics: focus on fat-soluble vitamins. Nutr Clin Pract 2010;25:340–346.

6　Kelly DA, Davenport M: Current management of biliary atresia. Arch Dis Child 2007;92:1132–1135.

7　Duggan C, Watkins JB, Walker WA: Nutrition in Pediatrics: Basic Science, Clinical Application, ed 4. Hamilton, BC Decker, 2008.

（黄　瑛）

第九节　吸收不良和短肠综合征

Olivier Goulet

关键词

短肠综合征,肠道适应,婴儿迁延性腹泻,肠外营养,经口喂养,肠内营养,母乳,含长链脂肪酸配方,中链甘油三酯,水解蛋白配方,氨基酸配方,肠道细菌过生长,喂养厌烦

内容要点

- 迁延性腹泻或短肠综合征婴儿在肠外营养的同时需配合经口喂养或肠内营养,应尽可能早、尽可能多的利用胃肠道功能,根据临床耐受性促进喂养并避免产生喂养厌烦;
- 经口喂养或肠内营养能促进躯体和生理上的适应,弥补由于肠道长度缩短或功能丧失所引起的改变;
- 肠道与营养素、胰胆管分泌物、神经激素的直接接触能促进肠道的生理适应功能,也有助于防止胆汁淤积和肝脏疾病;
- 肠道菌群既有有利的一面(短链脂肪酸的产生),也有有害的一面(肠道菌群过生长),因此短肠综合征患儿需调节肠道菌群;
- 关于母乳、氨基酸和长链脂肪酸配方的饮食成分还存在争议,给予途径(口、胃、过幽门)和方式(推注、持续、二者结合)也在讨论之中,这方面的随机临床试验非常少。

简介

"婴儿迁延性腹泻"(protracted diarrhea of infancy,PDI)在发达国家已经很少见,严重营养不良是其病因,而严重营养不良常继发于感染、炎症或过敏反应所致的继发性肠黏膜损伤。"婴儿顽固性腹泻"(intractable diarrhea of infancy)是指由于肠道黏膜发育和更新障碍所致的先天性肠病,导致腹泻时间非常长或不可逆性肠道功能衰竭[1]。短肠综合征(short bowel syndrome,SBS)是指小肠广泛切除术后的一种吸收不良状态,是不可逆性肠道功能衰竭的首要病因。SBS的预后取决于年龄调整后的小肠长度、切除的部位、有无回盲瓣和胆汁淤积[2]。肠道切除的原因以及患儿的年龄也影响残留肠道的功能及其代偿能力[2,3]。在残留小肠长时间的功能适应期间,为了维持最佳的营养状态,肠外营养是非常重要的治疗措施,但是应尽可能经肠道给予经口喂养或肠内营养,以改善小肠适应的生理过程。另外,应掌握婴幼儿或儿童经口喂养的技巧。在营养物质构成(要素、半要素或多聚体)和给予方式(口饲或管饲)上还存在不同的观点。目前还没有循证依据为 SBS 患儿制定推荐方案。

肠内营养的基本原理

胃肠道的使用对保持和恢复肠道的正常结构和功能至关重要[3]。功能性肠道适应是指广泛小肠切除术后肠道解剖结构和组织学的改变。通过肠道扩展和绒毛增长,

肠道表面积增加,吸收能力也逐渐提高。肠道动力、共生菌和屏障功能随着肠道解剖和组织学改变而变化。肠道使用对促进肠功能适应起着重要作用,其作用源于营养素、胰胆管分泌物、循环激素与肠道的直接接触。虽然临床实验还比较少,但现有的研究表明肠内营养有利于维持和(或)促进 PDI 或 SBS 患儿的肠道功能[4,6]。但饮食选择和给予途径仍有争议(表 1 和表 2)。

表 1　可供选择的饮食

母乳
- 含有乳糖、生长因子、核苷酸、长链脂肪酸、谷氨酰胺及其他促进肠道代偿的氨基酸
- 提高肠道菌群中乳酸杆菌和双歧杆菌的含量
- 缩短 SBS 患儿肠外营养的时间
- 新生儿 SBS 患儿应尽可能进行母乳喂养或管饲母乳

肠内营养配方
碳水化合物
寡糖和多糖
- 肠道吸收面积减少的患儿耐受性差
- 在小肠中被有渗透活性的有机酸分解
- 提供的能量不能超过总能量的 40%,顽固性腹泻的婴儿应使用不含乳糖的配方
膳食纤维
- 对年龄稍大、结肠完整的 SBS 患儿有益
- 促进结肠细菌产生短链脂肪酸
脂类
长链甘油三酯
- 小肠细菌过度生长时由于胆汁酸的改变,长链甘油三酯吸收较差
- 严重吸收不良患儿吸收较差
- 对小肠黏膜有营养作用
- 补充 n-3 或 n-6 多不饱和脂肪酸能促进黏膜生长
中链甘油三酯(MCTs)
- 被胰脂肪酶迅速水解
- 不提供必需脂肪酸
- 吸收量对肠道吸收面积的依赖性较小

续表

- 水溶性,能够被完整吸收直接进入门静脉循环
- 作为脂类来源的一部分,适用于大多数 SBS 患儿
- 过量摄入可导致腹泻
- 推荐配方中 MCTs 含量不超过脂类总量的 60%
氮
水解蛋白配方
- 改善了婴儿迁延性腹泻的发病率和结局
- 与婴儿整蛋白配方相比无明显优点
- 不含乳糖,含 MCTs
- 在 SBS 患儿中被广泛应用和推荐
以氨基酸为基础的要素配方
- 该配方是否能改善 SBS 的结局尚不明确
- 比水解蛋白配方含更少的中链甘油三酯
谷氨酰胺
- 目前尚未发现其有益作用

表 2　不同解剖学特点的新生儿短肠综合征(SBS)的处理措施和结局

短肠综合征患儿病情轻重不等,有时病情较轻,仅需末端回肠切除;但有时病情重到需要全空回肠和结肠切除。SBS 的处理措施和结局因病因、切除范围和部位、剩余肠道代偿能力的不同而不同。对有部分肠段扩张和动力障碍(腹裂畸形、肠闭锁、坏死性小肠结肠炎)的患儿,很可能迅速进展到严重的肝病,因此减轻肠道扩张和小肠细菌过度生长(SIBO)的措施对治疗有效。只要循环灌注能够耐受,应尽早进行适量的肠外营养。需要平衡持续肠内营养(CEF)和肠外营养的优点,应尽早开始经口喂养,因为前者可能出现"肠道超负荷"、SIBO,管饲可能导致厌食和饮食失调

- 小肠长度 <40cm、回盲瓣(ICV)缺失和结肠部分或广泛切除的 SBS 患儿:
患儿需要长期的家庭肠外营养,通常是终生的。减少肠外营养的指征是:适当的体重增加、耐受其他喂养方式、小肠长度 <40cm 和结肠切除的患儿需终生依赖肠外营养或小肠移植

续表

– 小肠长度 <40cm 或只有十二指肠和完整（或大部分）结肠的 SBS 患儿：

患儿需要长期的家庭肠外营养。然而，一些婴儿和儿童肠道有一定的代偿能力，肠外营养的需求量较少，口饲或肠内营养可能有益，其中一些患者可逐渐停用肠外营养。行十二指肠和右半结肠吻合术的婴儿终生不能脱离肠外营养，而应进行口饲以保护肝脏和促进最佳的心理行为。这些患儿发生 D- 乳酸酸中毒的风险很高

– 小肠长度为 40~100cm 且回盲瓣（ICV）缺失和结肠部分或广泛切除的 SBS 患儿：

短期家庭肠外营养后就可以进行口饲。口饲和适度的 EF 相结合可减少肠外营养的持续时间。胆盐所致腹泻可能妨碍肠外营养的快速撤离

– 小肠长度为 40~100cm 且保留有末端回肠和完整结肠的 SBS 患儿：

短暂的肠外营养后就可以进行口饲。口饲和适度的 EF 相结合可显著减少肠外营养的使用时间。这些患儿有发生 D- 乳酸酸中毒的风险

– 末端回肠切除的 SBS 患儿：

伴有胆盐所致腹泻的患儿可服用考来烯胺以结合未被吸收的胆盐，每天 3 次，每次 1~2g。应监测血浆维生素 B12 的水平，低于正常时应给予补充，100~150μg，每月一次；或 1000μg，每 6 个月一次

饮食选择

由于**母乳**中含有乳糖，一般认为肠道吸收面积减少的患儿不能很好地耐受母乳。母乳中的多种成分能提高肠道的代偿功能并能促进乳酸杆菌和双歧杆菌的生成。SBS 患儿母乳喂养时间和减少肠外营养的时间相关[7]。SBS 患儿应尽可能母乳喂养或管饲时尽可能选用人乳。

肠内配方的选择是有争议的。肠黏膜

吸收表面积减少将导致机体对乳糖、长链脂肪酸和蛋白质吸收不良。迁延性腹泻婴儿很难达到电解质和代谢平衡。短肠综合征患儿，复合营养素通过直接作用于双糖而促进黏膜细胞的增殖[8]。此外，结肠与肠腔内营养素接触能促进营养因子释放，增强小肠黏膜营养。

患儿对**寡糖和多聚糖**的耐受性较差，因为它们被有渗透活性的有机酸分解，从而增加远端小肠和结肠的渗透负荷。顽固性腹泻患儿碳水化合物的摄入量不应超过总能量的 40%，并且不含乳糖。

补充膳食纤维能促进短链脂肪酸（如丁酸）的产生，对小肠具有营养作用。短链脂肪酸，特别是丁酸，能促进胰高血糖素样肽 -2 的释放。

肠道吸收面积减少的患儿对**长链甘油三酯**的吸收减少。小肠细菌过度生长的患儿，肠道细菌能使胆汁酸降解和失活，阻碍长链甘油三酯的消化。

中链甘油三酯（medium-chain triglycerides，MCTs）能迅速被胰脂肪酶水解，其吸收程度受肠道面积的影响较小。MCTs 是水溶性的，能够完整吸收直接进入门静脉循环[9]。过量摄入 MCTs 能导致腹泻和酮症，而 MCTs 不含必需脂肪酸。目前临床应用的配方中 MCTs 含量不超过脂肪总量的 60%。

氮摄入的分子形式是否会影响肠外营养的持续时间和（或）非 IgE 介导的过敏反应和过敏性肠炎的发生还存在着争议。小肠细菌过度生长、黏膜渗透性异常可能与蛋白质过敏有一定的相关性，但临床上尚未建立相关的要素饮食方案（氨基酸为基础的配方）（表 3）。伴有部分小肠扩张和动力障碍的患儿后续可出现细菌移位，故治疗的首要目的是减轻肠管扩张和抑制细菌过度生长[10]。

表 3 小肠细菌过度生长（SIBO）

- 各种原因所致的短肠综合征（SBS）对 SIBO 易感，这同时也解释了 SBS 患儿中 SIBO 发病率较高的原因
- 类似结肠的小肠运动障碍在 SBS 患儿很常见，蠕动异常、停滞和感染可导致小肠细菌生长异常
- 现已明确 SIBO 与肠道细菌移位、胆汁淤积、门静脉纤维化、肝硬化的发生相关
- SIBO 可显著影响消化吸收功能，并延长肠外营养的应用时间
- 临床检测细菌过多生长的传统方法其结果可能是不可靠的
- 手术也是治疗措施之一，可根据菌株耐药情况选用抗生素
- 肠道菌群在肠道功能代偿中起重要作用，应尽可能避免小肠细菌过度生长
- 益生素的应用有实验支持，但尚缺乏足够的人体研究，应避免使用 D- 乳酸菌产生的益生素
- D- 乳酸酸中毒继发于细菌高代谢（特别是在结肠中），是肠道吸收不良的结果

定义

近端小肠中每毫升的菌落单位数（CFUs）

- 过度生长 >10^5 CFUs/ml
- 过度生长 >10^3 CFUs/ml 时提示从空肠分泌物中分离到的菌群是大肠中正常定植的菌群或提示唾液和胃液中不含有该菌群
- 氢呼气实验

小肠淤血可导致 SIBO，其原因是：

- 肠梗阻（如狭窄、吻合口狭窄）
- 端侧吻合术所致盲袢综合征
- 类似结肠的小肠肠段扩张或运动障碍

结果

- 小肠黏膜损伤（如绒毛萎缩）和继发性吸收不良
- 小肠黏膜通透性增加
- IgE 介导的致敏和过敏性肠炎
- 菌群移位所致的 G^- 杆菌败血症
- 门静脉炎、胆汁淤积、肝纤维化和终末期肝病（肝硬化）

处理措施

- 逆转或去除任何易感因素

- 重造吻合口
- 肠成形术
  - 小肠缩窄延长术（Bianchi 手术）
  - 连续性横向小肠成形术（STEP 手术）
- 合适的营养支持或替代
- 抑制或根治污染的细菌
  - 间歇性肠道抗生素治疗
  - 益生菌的应用（乳酸杆菌 GG，布拉氏酵母菌等）

水解蛋白配方（hydrolyzed protein formulas，HPFs）已应用多年，在过去的几十年中，HPFs 改变了 PDI 的发病率和治疗结局。为比较 HPFs 和整蛋白配方的作用，对 10 名 SBS 患儿进行了为期 60 天的交叉对照研究，结果发现不同配方对生长、氮吸收或黏膜渗透性没有影响[11]。一般来说，HPFs 含有 MCTs 而不含乳糖[11,12]。

近年来，以**氨基酸为基础的要素配方**（elemental amino acid-based formulas，EAABFs）在严重过敏性疾病婴儿中的应用较多。但这种配方对 SBS 的结局有无影响尚不明确。对 4 例持续喂养不耐受 SBS 患儿的开放性试验结果发现，EAABFs 能改善患儿的喂养耐受性[7]。回顾性研究发现 EAABFs 能减少肠外营养的持续时间[13]。一项回顾性研究发现更短的肠外营养时间依赖于 EAABFs 的使用[14]。但目前的数据尚不足以推荐 SBS 患儿使用这种昂贵的配方。

谷氨酰胺是（glutamine，Gln）一种非必需氨基酸，对肠黏膜和其他快速更新组织的能量代谢起重要作用。对肠内营养患儿进行补充 Gln 的随机对照研究发现补充 Gln 无明显益处[15]。只有当大样本的多中心研究证明其对肠功能障碍患儿有效果时，Gln 才可被推荐使用。

持续性腹泻或末端空肠造瘘术导致的水电解质丢失，应根据丢失液体中的电解质

含量给予相应的肠外补充。即使血钠水平接近正常，也应监测尿钠含量以纠正或防止钠的丢失（<10mEq/L）。高位胃造口时可伴有镁和微量营养素的丢失。考虑到血锌含量并不能代表体内锌的存储量，因此常根据经验补锌。回肠切除术或转流术能导致脂溶性维生素和维生素 B_{12} 的丢失，需要进行监测和补充（肠外）。

喂养进展

无论采取何种途径喂养（表 4），只要维持水和电解质平衡并达到营养目标，肠内营养就能发挥它的作用（表 5）。肠内营养最终能过渡到经口 / 推注式喂养，或者经口喂养 / 推注式喂养与夜间肠内营养相结合，从而使喂养泵的使用更加自由。从肠道功能衰竭过渡到有足够的肠道功能可能需要数周、数月甚至数年。SBS 患儿肠道功能的改善得益于肠道的进一步生长。对于任何肠道功能衰竭、甚至不能脱离肠外营养的患儿来说，经口喂养对治疗均起着非常重要的作用（图 1）。

表 4 不同途径的喂养方式

方式	适应证	禁忌证	优点	缺点或风险
无	按常规应用	机械通气 口 - 面部畸形	不打断生理喂养模式 自我控制摄入量 唾液腺分泌的 EGF 促进肠道功能代偿 生理行为	摄入量不足
胃内喂养 鼻胃管	营养支持 <3m	严重胃食管反流 胃排空迟缓	易于实施，即使在家里	易脱位 鼻部症状
经皮内镜下 胃造瘘术	营养支持 >3m	多次腹部手术 胃解剖学异常	开口较人不易堵塞 具备一步完成的简单装置	腹部出口处皮肤损伤
手术胃造瘘	营养支持 >3m	情况差不能手术	立即植入简单装置 直视胃	开放性手术
鼻 - 空肠	重症 GERD、胃排空障碍患儿短期应用	近期接受过近端吻合术的患儿	放射或床旁放置，非侵入性	易脱位 肠套叠风险 鼻部症状 肠道感染
胃 - 空肠	重症 GERD、胃排空障碍患儿长期 EF 或需胃内减压者	近期接受过近端吻合术的患儿	通过已存在的胃造瘘管，在内镜或放射引导下放置	需等胃造瘘术伤口愈合后进行 腹部出口处皮肤损伤 空肠出口处易堵塞 肠道感染
空肠	重症 GERD、上消化道排空障碍患儿需长期 EF	动力障碍	手术直接进入小肠	开放性手术 机械故障 肠道感染

GE= 胃食管；GERD= 胃食管反流病

表 5 喂养模式和喂养治疗

喂养模式

- 经口喂养（OF）最符合生理现象，最能促进肠功能代偿
- 持续肠内营养（CEF）对 SBS 或 IDI 患儿有益，能提高蛋白转运体的饱和度，与间断肠内营养相比能充分利用吸收面积
- 口 - 咽分流可抑制唾液腺分泌 EGF，EFG 是一种重要的肠黏膜营养因子
- 持续喂养导致对呕吐或肠道淤血的自我调节能力丧失，发生 SIBO 的风险增加，继而发生败血症、肝损害等
- 全量肠内营养的患儿应每天少量口饲 2~3 次以促进吮吸和吞咽功能，并最大限度降低将来发生饮食失调的风险
- 鼻胃管可损伤正常的经口进食行为并导致饮食失调
- EF 时间 >3 个月的患儿应行经皮胃造瘘术
- 空肠喂养
- 无论采用何种方式（鼻 - 空肠、胃 - 空肠、空肠），空肠喂养仅在特殊情况下采用
- 暴露于发生肠道感染的高危因素中，可继发 SIBO 和败血症
- 输入量过大可导致严重腹泻和脱水

喂养的进程和监测

可通过结肠 - 肛门传输或造口术来确保肠道传输功能正常

无禁忌证

- 患者的一般状况（败血症、出血、呼吸窘迫等）
- 血便
- 高位造口术或粪便排出量较多（每小时 >3ml/kg）
- 胆汁性和（或）持续性呕吐
- 电解质紊乱

喂养的耐受量

- 粪便或造口排出量
- 粪便或造口排出还原物质
- 反复呕吐和腹胀

最终目标

- 每天提供 150~200ml/kg 的液体和 100~140kcal/kg 的热量
- 连续 7 天粪便或造口排出量不超过 20kcal/（oz·d）
- 可提高配方的能量密度
- PN 减少的等热量能量能通过肠内喂养补充

注意

- EF 可因肠道负荷过重和（或）肠道感染而出现严重的并发症
- 细致的操作，避免肠道负荷过重，严格无菌措施
- 同时进行的经口喂养能避免生理功能紊乱和厌食

SBS= 短肠综合征；IDI= 婴儿顽固性腹泻；EDF= 表皮生长因子；SIBO= 小肠细菌过度生长；EF= 肠内营养；PN= 肠外营养

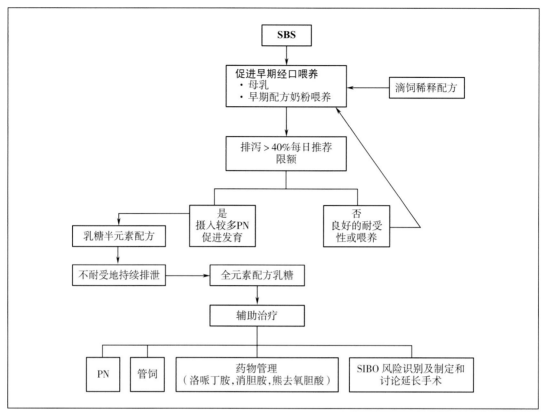

图 1 喂养治疗的选择

总结

● 肠切除术后的肠道功能适应是一个生理过程,早期使用胃肠道、特别是经口喂养是促进肠道功能的最好方式。经口喂养更符合生理现象,可促进进食技能,促进唾液腺分泌表皮生长因子等营养因子;

● 持续肠内营养有利于营养素的消化和吸收,但应谨慎使用以避免肠道动力较差的小肠出现"肠道超负荷",并出现喂养问题;

● 可使用母乳喂养,可以与含60%中链脂肪酸的水解蛋白配方相结合。目前尚无足够的证据支持小肠综合征的患儿使用以氨基酸为基础的要素饮食;

● 肠道菌群过度生长可能对消化吸收功能造成危害,可能促进肝病的发生,也可能延迟或阻碍全肠外营养的撤离。

参考文献

1　D'Antiga L, Goulet O: Intestinal failure in children: the European view. J Pediatr Gastroenterol Nutr 2013;56:118–126.

2　Goulet O, Olieman J, Ksiazyk J, Spolidoro J, Tibboe D, Köhler H, Yagci RV, Falconer J, Grimble G, Beattie RM: Neonatal short bowel syndrome as a model of intestinal failure: physiological background for enteral feeding. Clin Nutr 2013;32:162–171.

3　American Gastroenterological Association: American Gastroenterological Association medical position statement: short bowel syndrome and intestinal transplantation. Gastroenterology 2003; 124:1105–1110.

4　Greene HL, McCabe DR, Merenstein GB: Protracted diarrhea and malnutrition in infancy: changes in intestinal morphology and disaccharidase activities during treatment with total intravenous nutrition or oral elemental diets. J Pediatr 1975;87:695–704.

5　Orenstein SR: Enteral versus parenteral

therapy for intractable diarrhea of infancy: a prospective, randomized trial. J Pediatr 1986;109:277–286.

6　Sondheimer JM, Cadnapaphornchai M, Sontag M, Zerbe GO: Predicting the duration of dependence on parenteral nutrition after neonatal intestinal resection. J Pediatr 1998;132:80–84.

7　Andorsky DJ, Lund DP, Lillehei CW, Jaksic T, Dicanzio J, Richardson DS, Collier SB, Lo C, Duggan C: Nutritional and other postoperative management of neonates with short bowel syndrome correlates with clinical outcomes. J Pediatr 2001;139:27–33.

8　Bines JE, Taylor RG, Justice F, Paris MC, Sourial M, Nagy E, et al: Influence of diet complexity on intestinal adaptation following massive small bowel resection in a preclinical model. J Gastroenterol Hepatol 2002;17:1170–1179.

9　Bach AC, Babayan VK: Medium-chain triglycerides: an update. Am J Clin Nutr 1982;36:950–962.

10　Miyake Y, Yamamoto K: Role of gut microbiota in liver diseases. Hepatol Res 2013;43:139–146.

11　Ksiazyk J, Piena M, Kierkus J, Lyszkowska M: Hydrolyzed versus nonhydrolyzed protein diet in short bowel syndrome in children. J Pediatr Gastroenterol Nutr 2002;35:615–618.

12　Bines J, Francis D, Hill D: Reducing parenteral requirement in children with short bowel syndrome: impact of an amino acid-based complete infant formula. J Pediatr Gastroenterol Nutr 1998; 26:123–128.

13　Andorsky DJ, Lund DP, Lillehei CW, et al: Nutritional and other postoperative management of neonates with short bowel syndrome correlates with clinical outcomes. J Pediatr 2001;139:27–33.

14　Vanderhoof JA, Young RJ: Hydrolyzed versus nonhydrolyzed protein diet in short bowel syndrome in children. J Pediatr Gastroenterol Nutr 2004;38:107.

15　Duggan C, Stark AR, Auestad N, et al: Glutamine supplementation in infants with gastrointestinal disease: a randomized, placebo-controlled pilot trial. Nutrition 2004;20:752–756.

（黄　瑛）

第十节　乳糜泻

Riccardo Troncone，Marco Sarno

关键词

乳糜泻,无麸质蛋白饮食,燕麦,预防,麸质蛋白相关疾病

内容要点

- 乳糜泻(celiac disease,CD)是一种在遗传易感个体中由麸质蛋白和相关醇溶谷蛋白引起的免疫介导的全身性疾病;

- 乳糜泻的临床表现各异,从严重的胃肠道症状(腹泻、呕吐及发育障碍)和肠外症状(缺铁性贫血、神经系统疾病、肝功能受损、牙釉质缺损、骨质疏松症)到无症状,诊断时患儿的营养状态主要取决于肠道功能受损程度;

- 所有乳糜泻患儿无论有无症状均应终身接受无麸质饮食治疗(gluten-free diet,GFD);

- 应请经验丰富的营养师会诊,评估患者当前的营养状况,营养素和(或)微量营养素的摄入量,发现有无缺乏的物质,对患儿进行 GFD 和监测饮食依从性的宣教;

- 应着手进行替代治疗和预防策略方面的研究。

简介

乳糜泻(celiac disease,CD)是一种由麸质蛋白和相关醇溶谷蛋白(来自小麦、大麦和黑麦)引起的发生在遗传易感个体身上的免疫性全身性疾病。它具有如下特征:临床有麸质蛋白依赖表现,CD 特异性抗体[肌内膜抗体(antibodies to endomysium,EMA),组织型谷氨酰胺转移酶抗体 2(tissue transglutaminase 2,TG$_2$)和脱酰胺基麦胶蛋白肽抗体(deamidated gliadin peptides,DGP)]阳性,基因型为 HLA-DQ2 或 HLA-DQ8 单倍型,有肠病表现[1]。

近年来由于引入血清学筛查试验,使 CD 诊断的准确性以及 CD 患病率的准确性得到了提升:欧洲总人口患病率为 0.6%~1.0%,不同地区存在差异(德国为 0.3%,意大利 0.9%,芬兰 2.4%)[2]。

乳糜泻的临床表现各异,从严重的胃肠道症状(腹泻、呕吐及生长发育障碍)和肠外症状(缺铁性贫血、神经系统疾病、肝功能受损、牙釉质缺损、骨质疏松症)到无症状[3]。此外,小肠病变可能从绒毛结构尚存的上皮淋巴细胞浸润到严重的绒毛萎缩[4]。诊断时的营养状况主要取决于肠道功能受损程度。典型表现伴有脂肪泻、脂溶性维生素缺乏症。由于铁、钙和叶酸的吸收部位都在近端小肠,所以这些物质经常出现吸收障碍[5]。

乳糜泻的诊断方法有最新进展[1]。CD 特异性抗体(抗 TG2,EMA 和抗 DGP)阳性的儿童除非特殊情况,一般均应行十二指肠黏膜活检。儿童和青少年有提示 CD 的体征或症状以及抗 TG2(或抗 DGP)滴度水平超过正常值上限的 10 倍,绒毛萎缩(Marsh 评分为 3),则患病的可能性很大。这种情

况下,儿科胃肠病学专家可以与家长和患者(具备理解自己病情的年龄要求)讨论接受进行进一步的实验室检查(EMA,HLA),意在不通过活检来诊断乳糜泻。对有 CD 发病风险而无症状的儿童或青少年,仍然主张进行十二指肠活检。

无麸质饮食

乳糜泻的唯一治疗方法是终身严格坚持无麸质饮食(GFD,表 1)。GFD 指饮食中严格回避含麸质蛋白的谷物(如小麦、黑麦、大麦、黑小麦、蒸粗麦粉、斯佩尔特小麦和 Kamut 小麦)。大米、玉米和荞麦不含麸质蛋白,可以食用。土豆、板栗、木薯、高粱、藜和苋菜也可以食用。虽然现在有大量临床证据表明燕麦对乳糜泻患者无毒,但一些重要方面仍需要慎重考虑[6]。已有病例报道燕麦相关性绒毛萎缩伴燕麦特异性黏膜 T 细胞反应。此外,有的症状可能是在收获和加工过程中小麦蛋白污染燕麦而引起的。另一个需要进一步研究的是燕麦品种的巨大变异性。然而,GFD 中加入燕麦能提供大量纤维和维生素 B,能增加口感和有益心血管健康。在 GFD 建立成熟时加入燕麦似乎是

表 1　无麸质饮食(gluten-free diet,GFD)**的基本原则**

应避免的谷物	小麦(包括斯佩尔特小麦,Kamut 小麦,粗麦粉和黑小麦),黑麦和大麦(包括麦芽)
安全的谷物(无麸质蛋白)	水稻、苋菜、荞麦、玉米、小麦、奎藜籽、高粱、画眉草(一种埃塞俄比亚粮食作物)和燕麦
可做替代的无麸质蛋白淀粉	谷类粮食:水稻、苋菜、荞麦、玉米、小米、奎藜籽、高粱和埃塞俄比亚画眉草 根茎类:土豆、竹芋、豆薯和树薯 豆类:鹰嘴豆、小扁豆、四季豆、白芸豆、豌豆、花生和黄豆 坚果类:杏仁、核桃、板栗、榛子和腰果 种子类:向日葵、亚麻和南瓜

比较安全和明智的做法,这样,可能出现的不良反应可以通过严格的临床随访被发现。

所有乳糜泻患儿不论有无症状均应行 GFD 治疗。有临床症状的乳糜泻患儿治疗后评估健康状况改善情况相对容易,无症状的乳糜泻患儿就很难进行评估。在绒毛萎缩的无症状患儿中观察到骨质疏松症的发生率很高(60%);这一发现表明:乳糜泻患者临床耐受并不代表麸质蛋白耐受,静息型患儿由于骨质疏松症的风险增加,也有必要进行 GFD 治疗。对"可能的"乳糜泻患儿(CD 相关的血清学阳性但无肠道病变),是否需要 GFD 还没有统一的标准。大部分"可能的"患儿可以给予含麸质蛋白饮食,同时严格监测是否有并发症出现。虽然过去也有报道这类患儿骨质疏松症的风险[7],但近期也没有发现长期 GFD 的 CD 患儿和"潜在的"CD 患儿(患儿以往明确诊断过 CD,但在长时间的 GFD 后临床/组织学上未复发)在吸收障碍、整体营养状况以及骨密度等的生物学试验结果上有明显不同。同样,潜在 CD 受试者的队列研究中,也没有观察到任何重要的营养问题[8]。

GFD 的依从性

具备 CD 相关专业知识的营养专家向患儿及家人进行饮食限制的教育很重要。应该请经验丰富的营养师会诊,评估患儿当前的营养状况,营养素和(或)微量营养素的摄入量,发现有无缺乏的物质,对患儿进行 GFD 和监测饮食依从性的宣教。坚持 GFD 是很困难的,尤其是在青少年中实施[9]。建议 CD 患儿定期随访,评估症状、生长情况、生理状态,并坚持 GFD。定期监测组织 TG 抗体水平以记录抗体滴度下降的情况,可将此指标作为坚持 GFD 的间接证据,但是该方法不能精确地检测出进食少量麸质蛋白的患儿的抗体水平。近来,有学者提出检测粪便 33- 聚体蛋白肽以评估

GFD 的依从性[10]。

麸质蛋白的限制摄入量

CD 患儿每日可耐受麸质蛋白的量还需要进一步研究。虽然由于存在个体差异而难以普遍设定阈值,但目前的数据似乎倾向低于 50mg/d,低于此水平则不太会引起显著的组织学异常。最近,CD 患儿适合的食物成分要求和食物标签规定有了改变。2008 年,食品法典委员会修订了以前的标准,标明 2 个阈值:产品中麸质蛋白含量少于 20ppm 可标注为无麸质和 100ppm 以下为麸质蛋白含量非常低。20ppm 的阈值被认为是 CD 患儿的一个安全选择,所有无麸质产品都在此范围内[11]。

替代疗法

育种计划和转基因技术可能诱导出缺乏生物活性肽序列的小麦。最近,正在研究新的 GFD 替代疗法(表 2)[12]。麦醇溶蛋白肽不易消化,而益生菌产生的脯氨酰内肽酶能促进其消化。临床试验已经开始。其他替代治疗方法包括用抗连蛋白抗体恢复肠道通透性,通过阻断抗原结合位点和使用组织 TG 抑制剂来防止醇溶蛋白递呈给 T 细胞。这些方法的有效性需要通过更多的体内研究来评价。

表 2　CD 的替代治疗方法

1. 胃肠道内治疗
   小麦变种
   低免疫原性的小麦变种
   转基因小麦的变异或缺失,低免疫原性的普通小麦品种
   面粉 / 面团治疗
   乳酸杆菌预处理
   麦醇溶蛋白的转酰氨基作用
   摄入的麦醇溶蛋白修饰
   黑曲霉素及鞘氨醇单胞菌荚膜产生的脯氨酰内肽酶
   腔内麦醇溶蛋白结合聚合物

续表

2. 上皮摄取
   上皮紧密连接
   紧密连接毒素受体抗体 AT1001

3. 适应性免疫反应
   TG2
   TG 抑制剂
   HLA-DQ2
   阻断 DQ2 类似物

4. 免疫调节剂
   麸质蛋白疫苗

5. 生物制剂(T 细胞或细胞因子拮抗剂)

预防

有证据表明,出生后第一个月对乳糜泻的发展至关重要。母乳喂养有保护作用,母乳喂养确实与乳糜泻的发展呈负相关。此外,饮食中引入麸质蛋白的年龄很重要:对遗传易感个体,如果在生后头 3 个月内暴露于麸质蛋白,将明显增加 CD 的风险。但一项研究表明,较晚(出生 7 个月后)在饮食中引入麸质蛋白,可能存在更高的风险。在现有证据基础上,应大力推荐母乳喂养,并在生后 4 个月内不引入麸质蛋白饮食,最好在婴儿仍母乳喂养时加入[13]。最后,应更多地关注病毒的可能作用,病毒可能通过增加肠道通透性和激活与 CD 病理生理相关的先天免疫途径,引起基因易感儿童的 CD 自身免疫。

其他需要无麸质饮食治疗的情况

麸质蛋白相关疾病谱也包括小麦过敏(wheat allergy,WA)和非乳糜性麸质蛋白过敏(non-celiac gluten sensitivity,NCGS)。WA 被定义为对小麦蛋白质的不良免疫反应。根据过敏原和免疫机制,WA 分为①皮肤、胃肠道或呼吸道的典型食物过敏反应;②小麦依赖,运动诱发的过敏反应;③职业性哮

喘（面包师的哮喘）以及过敏性鼻炎；④接触性荨麻疹。IgE 抗体在这些疾病的发病中起核心作用。WA 需采用 GFD 治疗，并且 CD 的饮食限制似乎也能用于 WA[14]。

NCGS 是指个体在进食麸质蛋白后出现不适，GFD 治疗可缓解，但 CD 自身抗体不存在，小肠通常也是正常的，过敏试验阴性。因此，NCGS 是一个排除性诊断。因为还缺乏对照研究明确证明麸质蛋白的作用，所以许多学者建议仍需谨慎对待。其他食物成分（发酵性寡聚糖，双糖和单糖和多元醇或难吸收的短链碳水化合物）也被怀疑能引起 NCGS 的症状。另一个需要慎重的原因是无目的的 GFD 治疗很危险，不仅增加社会成本，也可能影响未正确分类患儿的健康[15]。

总结

● CD 患儿无论有无症状均应行 GFD 治疗，至于是否治疗潜在 CD 患儿尚无定论；

● 具备专业知识的经验丰富的营养专家向患儿及家人进行饮食限制的教育是很重要的；

● 在 GFD 治疗建立成熟时加入燕麦似乎是比较安全明智的做法，可能出现的不良反应通过严格的临床随访可以被发现；

● CD 患者的安全麸质蛋白摄入阈值是 20ppm；

● 预防 CD 应大力推荐母乳喂养，出生后 4 个月内不应引入麸质蛋白饮食，并且最好在婴儿仍母乳喂养时加入。

参考文献

1 Husby S, Koletzko S, Korponay-Szabó IR, et al; ESPGHAN Working Group on Coeliac Disease Diagnosis; ESPGHAN Gastroenterology Committee; European Society for Pediatric Gastroenterology, Hepatology, and Nutrition: European Society for Pediatric Gastroenterology, Hepatology, and Nutrition guidelines for the diagnosis of coeliac disease. J Pediatr Gastroenterol Nutr 2012;54: 136–160.

2 Mustalahti K, Catassi C, Reunanen A, Fabiani E, Heier M, McMillan S, Murray L, Metzger MH, Gasparin M, Bravi E, Mäki M; Coeliac EU Cluster, Project Epidemiology: The prevalence of celiac disease in Europe: results of a centralized, international mass screening project. Ann Med 2010;42:587–595.

3 Ludvigsson JF, Leffler DA, Bai JC, Biagi F, Fasano A, Green PH, Hadjivassiliou M, Kaukinen K, Kelly CP, Leonard JN, Lundin KE, Murray JA, Sanders DS, Walker MM, Zingone F, Ciacci C: The Oslo definitions for coeliac disease and related terms. Gut 2013;62:43–52.

4 Oberhuber G, Granditsch G, Vogelsang H: The histopathology of coeliac disease: time for a standardized report scheme for pathologists. Eur J Gastroenterol Hepatol 1999;11:1185–1194.

5 Garcia-Manzanares A, Lucendo JA: Nutritional and dietary aspects of celiac disease. Nutr Clin Pract 2011;26:163–173.

6 Pulido O, Gillespie Z, Zarkadas M, et al: Introduction of oats in the diet of individuals with celiac disease: a systematic review. Adv Food Nutr Res 2009;57: 235–285.

7 Kaukinen K, Mäki M, Partanen J, Sievänen H, Collin P: Celiac disease without villous atrophy: revision of criteria called for. Dig Dis Sci 2001;46:879–887.

8 Tosco A, Salvati VM, Auricchio R, Maglio M, Borrelli M, Coruzzo A, Paparo F, Boffardi M, Esposito A, D'Adamo G, Malamisura B, Greco L, Troncone R: Natural history of potential celiac disease in children. Clin Gastroenterol Hepatol 2011;9:320–325.

9 Errichiello S, Esposito O, Di Mase R, Camarca ME, Natale C, Limongelli MG, Marano C, Coruzzo A, Lombardo M, Strisciuglio P, Greco L: Celiac disease: predictors of compliance with a gluten-free diet in adolescents and young adults. J Pediatr Gastroenterol Nutr 2010;50:54–60.

10 Comino I, Real A, Vivas S, Síglez MÁ, Caminero A, Nistal E, Casqueiro J, Rodríguez-Herrera A, Cebolla A, Sousa C: Monitoring of gluten-free diet compliance in celiac patients by assessment of gliadin 33-mer equivalent epitopes in feces. Am J Clin Nutr 2012;95:670–677.

11 Gilbert A, Kruizinga AG, Neuhold S, Haoben GF, Canela MA, Fasano A, Catassi C: Might gluten traces in wheat substitutes pose a risk in patients with celiac disease? A population-based probabilistic approach to risk estimation. Am J Clin Nutr 2013;97:109–116.

12 Gianfrani C, Auricchio S, Troncone R: Possible drug targets for celiac disease. Expert Opin Ther Targets 2006;10:601–611.

13 Szajewska H, Chmielewska A, Pieścik-Lech M, Ivarsson A, Kolacek S, Koletzko S, Mearin ML, Shamir R, Auricchio R, Troncone R; PREVENTCD Study Group: Systematic review: early infant feeding and the prevention of coeliac disease. Aliment Pharmacol Ther 2012;36:607–618.

14 Hischenhuber C, Crevel R, Jarry B, Mäki M, Moneret-Vautrin DA, Romano A, Troncone R, Ward R: Review article: safe amounts of gluten for patients with wheat allergy or coeliac disease. Aliment Pharmacol Ther 2006;23:559–575.

15 Di Sabatino A, Giuffrida P, Corazza GR: Still waiting for a definition of nonceliac gluten sensitivity. J Clin Gastroenterol 2013;47:567–569.

（黄　瑛）

第十一节　食物不耐受和过敏

Ralf G. Heine

关键词

食物过敏,乳糖不耐受,食物蛋白性肠病,食物蛋白性小肠结肠炎综合征,食物蛋白性直肠结肠炎,要素饮食,低敏配方奶,氨基酸配方奶,水解蛋白配方奶,大豆配方奶

内容要点

- "食物过敏"是由食物蛋白引起的免疫介导反应;而"食物不耐受"可因任何食物成分引起,无免疫反应机制的参与。
- 食物过敏的治疗包括严格回避食物过敏原,如使用低敏配方奶或特殊的要素饮食。而食物不耐受患者对致病的少量食物成分一般可以耐受(剂量-反应相关)。
- 如果胃肠道食物过敏的婴儿和低龄儿童出现持续呕吐或腹泻,则有营养不良的风险,尤其是同时伴有喂养障碍的患儿。
- 正确诊断婴儿和儿童时期的食物过敏和食物不耐受对于预防生长落后和营养缺乏十分重要。
- 对食物过敏儿童营养进行干预的基本方式是:密切监测食物摄入和生长参数,定期复查过敏状况,并且在膳食中添加可耐受食物蛋白。

简介

"食物过敏"指由 Th2 细胞介导,对食物蛋白产生的可复发的免疫反应。在过去的几十年里,食物过敏在许多发达国家中的发生率显著增加。超过 90% 的食物过敏由牛奶、鸡蛋、大豆、小麦、花生、坚果、鱼和贝壳类引起。最近,澳大利亚一项以人群为基础的研究证实,在 1 岁的婴幼儿中,超过 10% 的过敏是由 IgE 介导的。儿童食物过敏发生率增高的原因可能包括遗传因素、基因表达过程中的表观修饰异常、毒物和污物的暴露(如烟草、烟雾等)、饮食因素、对环境中微生物暴露的减少以及粪便中微生物多样性的下降。

食物过敏需要与食物不耐受鉴别。"食物不耐受"是指由任何食物成分(非蛋白类)在没有免疫系统参与下所致的不良反应。例如乳糖吸收不良、果糖吸收不良以及对食品添加剂或天然存在于食物当中的血管活性物质的特异性反应。乳糖吸收不良是非白种人群中最常见的食物不耐受类型。全世界大约 70% 的成人存在基因决定的乳糖酶活性下降,造成乳糖不耐受(成人起病低乳糖症)。在儿童,食物不耐受可能提示潜在的胃肠道状况,例如乳糜泄或其他肠病。由于胃肠道食物过敏和食物不耐受之间存在很多相似的临床表现,疾病的诊断过程复杂而且容易混淆。例如牛奶导致的腹泻可能是非 IgE 介导的、对牛奶蛋白的胃肠道过敏反应,也可能是由于乳糖

不耐受引起。

病理生理

　　基于食物摄取后出现临床反应的时间，可以将食物过敏分为两大类型（图1）。速发型反应发生在食物摄取后数分钟内。在这些患儿中，过敏是通过食物特异性IgE抗体介导的。迟发型反应发生在食物摄取后几小时到几天内，可能累及内脏、皮肤和呼吸道。这些反应是细胞（淋巴细胞、嗜酸性粒细胞，肥大细胞）介导的，缺少全身IgE致敏的证据（皮肤点刺试验和食物特异性血清IgE抗体阴性）。最终，一些过敏性疾病（如过敏性湿疹或者嗜酸性粒细胞性食管炎）可同时存在由IgE介导与非IgE介导的免疫反应特点。

　　越来越多的食物过敏原分子已经被发现，如牛奶中β-乳球蛋白、鸡蛋中卵黏蛋白、花生中 Ara h2。已经明确这些蛋白与 IgE抗体或 T 细胞受体相互作用的抗原表位。抗原表位（具有三维结构）的构象可能通过加热或酸化而失活，然而线性表位的性质更稳定。例如对生鸡蛋过敏的患者可以耐受蛋糕中烤熟的鸡蛋。相反，煮沸的牛奶或烤熟的坚果通常不降低其致敏性。

食物过敏的临床表现

　　食物过敏可以出现多种多样的临床表现（表1）。典型的速发型反应发生于过敏原摄入后 30~60 分钟之内，包括荨麻疹、血管性水肿、口腔刺痛或瘙痒、呕吐或腹泻。在最初几月龄里发生的特应性皮炎一般与

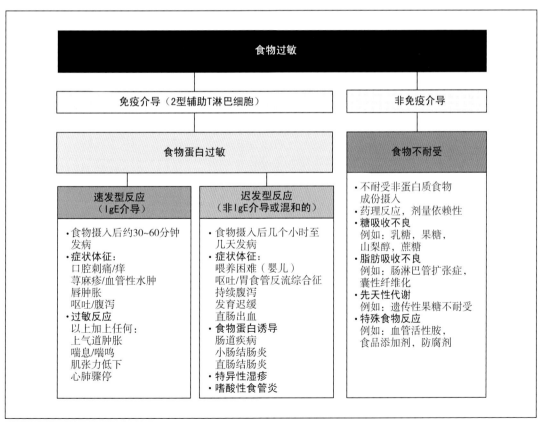

图 1　食物不良反应的分类
GER= 胃食道反流；FPIES= 食物蛋白性小肠结肠炎综合征

表 1　胃肠道食物过敏

诊断	临床特征	研究	并发症	治疗
食物蛋白诱导的肠病	主要影响配方奶喂养的婴儿(牛奶或大豆) 持续腹泻 偶尔呕吐 营养不良	SPT/RAST 阴性 小肠活检: 绒毛萎缩、隐窝腺管增生 十二指肠二糖酶类减少(继发性乳糖酶缺乏)	生长发育障碍;继发性乳糖不耐受 蛋白丢失性肠病 低蛋白血症和水肿 缺铁性贫血 严重时会出现低丙种球蛋白血症	严格无牛奶和大豆饮食 深度水解配方奶;如果不能耐受,换为氨基酸配方奶
食物蛋白诱导的肠炎综合征(FPIES)	摄入食物后 2~3 小时严重呕吐 不发生在母乳喂养婴儿 常见过敏原是牛奶、大豆、谷物(小麦、大米)和家禽肉(鸡肉、火鸡) 过敏反应后可能发生低位直肠出血	SPT/RAST 阴性 斑贴试验阴性可能预示随后的食物激发试验可耐受,但它的临床意义仍存在争议 2 岁之前通常不进行 FPIES 的食物激发实验	急性脱水和初次表现丢失血容量大约20%(可能误诊为败血症或胃肠炎或肠梗阻)	严格避免不耐受食物 如果以前对牛奶或大豆反应,需用低敏配方奶(深度水解配方奶应该作为一线治疗)
食物蛋白诱导的直肠结肠炎	出生后的第一周内,可能发生在母乳喂养和配方奶喂养的婴儿 直肠出血,经常混合黏液 婴儿一般情况及营养无异常	SPT/RAST 阴性 乙状结肠镜检和活检有时是不必要的,尤其是对牛奶蛋白回避饮食有效时 直肠活检:直肠黏膜表现淋巴细胞和嗜酸性粒细胞增加,伴有局灶性上皮溃疡	缺铁性贫血不常见	配方奶喂养的婴儿,给予深度水解配方奶;如果仍然有直肠出血,换为氨基酸配方奶(少见) 母乳喂养婴儿通常对母亲的要素饮食反应

IgE 介导的食物过敏密切相关。常以术语"过敏性反应"来描述出现呼吸道症状(气喘、喘鸣、咳嗽)和(或)无力或虚脱的严重速发型反应。严重过敏反应可因少量过敏原引起,并且可以是致命的,尤其是伴随未控制的哮喘的青少年。

迟发型反应(非 IgE 介导的食物过敏)主要包括胃肠道和皮肤反应。尽管 2~3 岁儿童的胃肠道食物过敏相对常见,但仍然缺乏人群发病率的估计。在胃肠道食物过敏的婴幼儿和儿童中,持续的呕吐、胃食管反流、腹泻或喂养困难等均可能导致患儿生长发育障碍。胃肠道过敏综合征可以划分为

食物蛋白诱导的肠病、肠炎综合征(FPIES)和直肠结肠炎(表 1)。肠病和直肠结肠炎可以发生在纯母乳喂养的婴儿中,肠炎综合征则需婴儿直接摄入过敏原。近来认为嗜酸性粒细胞性食管炎与食物过敏有关,回避食物可有效改善症状。

乳糖不耐受

乳糖是哺乳动物乳汁中主要的双糖,只有被小肠刷状缘酶、乳糖酶消化为葡萄糖和半乳糖后才能吸收。乳糖吸收障碍可以导致细菌在结肠中发酵,表现为肠胃胀气、腹泻、酸性大便和肛周脱皮。由于乳糖酶活性

是受基因调控的,婴儿期之后会逐步下降(即乳糖酶不持久性),往往导致成人后有乳糖酶缺乏的症状,尤其是在非白色人种人群中。婴幼儿中的原发性乳糖不耐受(即先天乳糖酶缺乏)很少见。继发性乳糖不耐受一般是暂时的,胃肠道潜在疾病(如病毒性胃肠炎或乳糜泻)去除后即可缓解。

不要将牛奶过敏误认为是乳糖吸收不良,在牛奶引起的肠病中,两者可同时存在(表2)。呼吸氢实验可以诊断乳糖吸收障碍,然而它与饮食反应的关联各不相同。避免食用新鲜的牛奶及乳制品可以有效地控制乳糖不耐受患者的胃肠道症状,大部分患儿可耐受少量的乳糖。在配方奶喂养的婴儿中,如有明显的症状,可以使用低乳糖配方奶或者大豆配方奶。对于母乳喂养的婴儿,轻微的乳糖不耐受是生理性的。肠炎后乳糖吸收障碍的患儿应继续母乳喂养。如果症状严重,可将母乳挤出,加入乳糖酶去除乳糖后食用。

诊断

IgE 介导的食物过敏的诊断依赖于机体对食物所产生的典型速发型过敏反应的临床表现以及通过皮肤点刺试验或者食物特异性血清 IgE 抗体(RAST)来证实机体内 IgE 的产生。仅仅检测到特异性 IgE 抗体而缺乏临床表现,不可以诊断食物过敏。皮肤

表 2　乳糖不耐受及其管理

乳糖不耐受类型	鉴别诊断	治疗	说明
原发性	先天性	限制乳糖(长期)	非常少见
	"成人起病"低乳糖症	限制乳糖(长期)	常见 遗传多态性 乳糖降低可能发生在儿童期
继发性	急性胃肠炎/肠炎后乳糖吸收不良	短期限制乳糖(无乳糖配方奶) 母乳喂养的婴儿继续母乳喂养 如果不耐受,使用去除乳糖的母乳可能有效	主要发生在婴儿期 典型表现 1~2 周 在小婴儿恢复可能延迟
	乳糜泻(未经治疗)	进行严格无谷物饮食 限制乳糖直到肠黏膜恢复	注意误诊"乳糖不耐受"或"肠易激综合征"
	食物蛋白诱导的肠病(非 IgE 介导的牛奶或大豆过敏)	深度水解配方奶(一线治疗)或氨基酸配方奶(如果对深度水解配方奶不耐受)	无乳糖的牛奶配方奶可能控制吸收不良综合征,但不能修复黏膜(由于持续暴露于牛奶蛋白)
	肠道发育不良综合征(如微绒毛包涵体病、簇绒肠病)	依赖疾病的严重程度 可能需要胃肠外营养 限制乳糖,如果临床需要	少见 可有肠衰竭
	肠黏膜运输缺陷(如葡萄糖-半乳糖吸收不良)	严格避免含葡萄糖、半乳糖、蔗糖和乳糖食物 果糖可以容忍	少见,钠-葡萄糖转运体 SGLT-1 缺陷 在出生后的第一周内,表现大量水样腹泻和严重脱水

点刺试验和特异性 IgE 抗体的检测具有很高的敏感性,当结果是阴性时,患儿发生 IgE 介导的食物过敏的儿率很小。相反,强阳性的皮肤点刺试验或者高浓度的 IgE 抗体(大于诊断标准)具有诊断意义。当上述检验结果模棱两可时,需要对患者入院进行规范的食物诱发评估(由于过敏存在潜在的风险)。对于非 IgE 介导的食物过敏,目前仍然没有明确的体外检验标准。对它的诊断仍依赖于临床表现的识别、回避过敏原 2~4 周之后过敏症状的减轻以及食物诱发后再复发。食物不耐受的诊断也是如此。另外,呼气氢实验(乳糖或果糖)以及十二指肠活检双糖酶活性对疑似碳水化合物吸收不良综合征(乳糖酶或者蔗糖异麦芽糖酶缺乏)的患者可能有帮助。

食物过敏的饮食管理

食物过敏的治疗基于对特异性食物蛋白的严格回避,直到患者可耐受过敏原。人工食品中的过敏原往往不容易识别,需要告知患者并应仔细阅读食物成分标签。非 IgE 介导的食物过敏存在多样的过敏原、发病机制尚不明朗以及缺乏明确的诊断标准,所以很难明确诊断。对这群患儿,我们往往在饮食上进行经验性的干预。由儿科营养师在确保营养充足的前提下行要素饮食,并对其生长发育进行监测。对于母乳喂养的婴儿,由于母乳中完整的食物过敏原可以诱使婴儿出现过敏症状,母亲回避相关食物对母乳喂养婴儿有效。婴儿可以耐受母乳后,产妇的饮食也应该尽快标准

表 3 食物过敏实验室表现

临床表现	诊断试验	说明
速发反应(IgE 介导的) 荨麻疹 / 血管性水肿 口过敏综合征 过敏性反应	食物特异性血清 IgE 抗体(RAST)或皮肤点刺试验	如果食物特异性血清 IgE 抗体水平或丘疹直径超过诊断标准,诊断可能 IgE 食物过敏;在受控制的环境中(如医院)要求通过食物激发试验确定是过敏还是耐受 SPT 或食物特异性血清 IgE 抗体阴性时,若是家庭激发试验应指明(需要在受过训练的过敏专科医生指导下进行)
迟发反应(非 IgE 介导的) 食物蛋白诱导的肠病、肠炎综合征(FPIES)或直肠结肠炎	诊断依赖于 2~4 周回避过敏原后的症状改善以及食物激发试验后复发 FPIES 食物激发一般不在 2 岁前进行,有临床表现时可行胃肠道活检(主要是指肠病,不典型婴儿期过敏性直肠结肠炎也需要)	食物特异性血清 IgE 抗体和皮肤点刺试验阴性 过敏性肠病的组织学表现类似乳糜泻
混合反应(IgE/ 非 IgE 介导的) 过敏性皮炎 嗜酸性粒细胞性食管炎	食物特异性血清 IgE 抗体(RAST)或皮肤点刺试验 食道活检:怀疑嗜酸性粒细胞性食管炎(婴儿严重的喂养困难;胃食管反流症状,年长儿童的吞咽困难或食物嵌塞)	遵循历史,排除性饮食,皮肤点刺试验 / 特异性 IgE 检测,经验性非 IgE 食物过敏回避(依据激发试验) 食管活检显示组织嗜酸性粒细胞增加(在上、下食管,每高倍镜视野超过 15 个嗜酸性粒细胞)

化。应使母亲保持足够的蛋白和微量元素的摄入推荐母亲钙摄入 1.2g/d（作为每天的额外摄入量）。

已有一些用于治疗婴儿中牛奶或大豆过敏的低敏配方奶（表 4）。至少 90% 的牛奶过敏婴儿可以耐受这些低敏配方奶。主要有两种牛奶水解蛋白配方奶、适度水解和深度水解蛋白配方奶。适度水解蛋白配方奶对过敏的预防有作用，但是不适合已经有牛奶过敏临床症状的婴儿。这些婴儿需要深度水解蛋白配方奶，如果仍不耐受以及有牛奶过敏史的患儿，则需要使用氨基酸配方奶。目前，大豆配方奶对治疗小婴儿牛奶过敏的作用仍有争议。15% 的 IgE 介导的牛奶过敏的患儿可以并发大豆过敏。由于存在大豆过敏的风险以及考虑到大豆配方奶中含有植物雌激素及植物盐，欧洲儿童胃肠病、肝病及营养协会不建议给小于 6 月龄的牛奶过敏的婴儿食用大豆配方奶。然而，对于大于 6 月龄的婴幼儿，大豆是一个不错的选择，当然，前提是患儿可耐受大豆。

总结

● 低敏配方奶（深度水解蛋白配方奶和氨基酸配方奶）用于治疗对牛奶过敏的配方奶喂养婴儿。大豆配方奶适合大于 6 月龄、不伴有大豆过敏的婴儿。

● 在有食物过敏表现的母乳喂养儿中，母亲的饮食回避可以控制症状。母亲如果长期饮食回避，需要得到营养师的营养监测。

● 乳糖不耐受是常见的食物不耐受，可以给予低乳糖饮食治疗。应鉴别引起继发性乳糖不耐受的原因，如乳糜泻。

表 4　用于治疗食物过敏或不耐受婴儿的配方奶

配方奶类型	特征和适应证
适度水解的牛奶配方奶	含有相对大的牛奶蛋白片段 / 多肽 不适合治疗牛奶过敏 在小于 6 月龄的高风险婴儿过敏预防中可能有作用
深度水解配方奶（乳清为主或酪蛋白为主）	对牛奶过敏的配方奶喂养婴儿治疗的首选 含有小的牛奶蛋白多肽 由于有微量相对完整的牛奶蛋白，可以残留过敏原 以前发生牛奶过敏反应的婴儿需要在医生观察下指导应用深度水解配方奶 大约 10%~20% 牛奶过敏婴儿不能耐受
氨基酸配方奶	合成配方奶（含有游离氨基酸混合物） 营养完整配方奶 如果婴儿不能耐受深度水解配方奶时的治疗选择（包括对多种食物过敏的婴儿，或者有牛奶蛋白过敏史的婴儿）
大豆配方奶	不再认为是适合小于 6 月龄婴儿的一线牛奶蛋白替代物 对牛奶过敏且大豆蛋白耐受的较大婴儿的治疗有作用 治疗乳糖不耐受或者半乳糖血症
无乳糖牛奶配方奶	含有完整的牛奶蛋白（与标准的牛奶配方奶相同） 用于暂时性乳糖不耐受婴儿（如急性胃肠炎后） 由于牛奶蛋白诱导的肠病，不适合继发性乳糖吸收不良婴儿

参考文献

1 Allen KJ, Hill DJ, Heine RG: 4. Food allergy in childhood. Med J Aust 2006; 185:394–400.

2 Osborne NJ, Koplin JJ, Martin PE, Gurrin LC, Lowe AJ, Matheson MC, Ponsonby AL, Wake M, Tang ML, Dharmage SC, Allen KJ; HealthNuts Investigators: Prevalence of challenge-proven IgE-mediated food allergy using population-based sampling and predetermined challenge criteria in infants. J Allergy Clin Immunol 2011;127:668–676e2.

3 Prescott S, Saffery R: The role of epigenetic dysregulation in the epidemic of allergic disease. Clin Epigenetics 2011;2: 223–232.

4 Heederik D, von Mutius E: Does diversity of environmental microbial exposure matter for the occurrence of allergy and asthma? J Allergy Clin Immunol 2012;130:44–50.

5 Heyman MB; Committee on Nutrition: Lactose intolerance in infants, children, and adolescents. Pediatrics 2006;118: 1279–1286.

6 Heine RG: Pathophysiology, diagnosis and treatment of food protein-induced gastrointestinal diseases. Curr Opin Allergy Clin Immunol 2004;4:221–229.

7 Leonard SA, Sampson HA, Sicherer SH, Noone S, Moshier EL, Godbold J, Nowak-Wegrzyn A: Dietary baked egg accelerates resolution of egg allergy in children. J Allergy Clin Immunol 2012; 130:473–480e1.

8 Sampson HA, Muñoz-Furlong A, Campbell RL, Adkinson NF Jr, Bock SA, Branum A, Brown SG, Camargo CA Jr, Cydulka R, Galli SJ, Gidudu J, Gruchalla RS, Harlor AD Jr, Hepner DL, Lewis LM, Lieberman PL, Metcalfe DD, O'Connor R, Muraro A, Rudman A, Schmitt C, Scherrer D, Simons FE, Thomas S, Wood JP, Decker WW: Second symposium on the definition and management of anaphylaxis: summary report – Second National Institute of Allergy and Infectious Disease/Food Allergy and Anaphylaxis Network symposium. J Allergy Clin Immunol 2006;117:391–397.

9 Järvinen KM, Mäkinen-Kiljunen S, Suomalainen H: Cow's milk challenge through human milk evokes immune responses in infants with cow's milk allergy. J Pediatr 1999;135:506–512.

10 Leonard SA, Nowak-Wegrzyn A: Clinical diagnosis and management of food protein-induced enterocolitis syndrome. Curr Opin Pediatr 2012;24:739–745.

11 Liacouras CA, Furuta GT, Hirano I, Atkins D, Attwood SE, Bonis PA, Burks AW, Chehade M, Collins MH, Dellon ES, Dohil R, Falk GW, Gonsalves N, Gupta SK, Katzka DA, Lucendo AJ, Markowitz JE, Noel RJ, Odze RD, Putnam PE, Richter JE, Romero Y, Ruchelli E, Sampson HA, Schoepfer A, Shaheen NJ, Sicherer SH, Spechler S, Spergel JM, Straumann A, Wershil BK, Rothenberg ME, Aceves SS: Eosinophilic esophagitis: updated consensus recommendations for children and adults. J Allergy Clin Immunol 2011;128:3–20e6.

12 Hill DJ, Heine RG, Hosking CS: The diagnostic value of skin prick testing in children with food allergy. Pediatr Allergy Immunol 2004;15:435–441.

13 Sampson HA: Utility of food-specific IgE concentrations in predicting symptomatic food allergy. J Allergy Clin Immunol 2001;107:891–896.

14 Mofidi S: Nutritional management of pediatric food hypersensitivity. Pediatrics 2003;111:1645–1653.

15 Fiocchi A, Brozek J, Schünemann H, Bahna SL, von Berg A, Beyer K, Bozzola M, Bradsher J, Compalati E, Ebisawa M, Guzman MA, Li H, Heine RG, Keith P, Lack G, Landi M, Martelli A, Rance F, Sampson H, Stein A, Terracciano L, Vieths S; World Allergy Organization Special Committee on Food Allergy: World Allergy Organization (WAO): Diagnosis and Rationale for Action against Cow's Milk Allergy (DRACMA) Guidelines. Pediatr Allergy Immunol 2010;21(suppl 21):1–125.

16 Osborn DA, Sinn J: Formulas containing hydrolysed protein for prevention of allergy and food intolerance in infants. Cochrane Database Syst Rev 2003;4: CD003664.

17 de Boissieu D, Dupont C: Allergy to extensively hydrolyzed cow's milk proteins in infants: safety and duration of amino acid-based formula. J Pediatr 2002;141: 271–273.

18 Zeiger RS, Sampson HA, Bock SA, Burks AW Jr, Harden K, Noone S, Martin D, Leung S, Wilson G: Soy allergy in infants and children with IgE-associated cow's milk allergy. J Pediatr 1999;134:614–622.

19 Agostoni C, Axelsson I, Goulet O, Koletzko B, Michaelsen KF, Puntis J, Rieu D, Rigo J, Shamir R, Szajewska H, Turck D: Soy protein infant formulae and follow-on formulae: a commentary by the ESPGHAN Committee on Nutrition. J Pediatr Gastroenterol Nutr 2006;42: 352–361.

（王晓川）

第十二节 反流和胃食管反流

Noam Zevit, Raanan Shamir

关键词

胃食管反流,胃食管反流病,反流,营养治疗,食物过敏

内容要点

- 胃食管反流(gastroesophageal reflux, GER)及反流在婴幼儿中常见且多能自行缓解,不需要治疗或辅助检查;

- 婴幼儿期胃食管反流病(GER disease, GERD)常需与牛奶蛋白过敏鉴别。因此,若症状顽固持续,应考虑到过敏的可能;

- 检测及治疗胃食管反流病的同时应评估营养状态,以防营养过剩或营养不良;

- 如果长期药物治疗确实需要,应选择质子泵抑制剂;保守治疗适用于轻症胃肠道反流病。

简介

胃食管反流(GER)定义为胃内容物从胃逆行到食道,可能与反流或呕吐有关。胃食管反流是一种常见的生理现象,尤其常见于婴幼儿[1]。如果反流症状及体征顽固、持久则诊断为胃食管反流病,需要正确的诊断及治疗。多数胃食管反流及胃食管反流病缺乏发病诱因,反流发生于暂时性食道下括约肌松弛(transient lower esophageal sphincter relaxations, TLESR)[2,3]。暂时性食道下括

约肌松弛是一种正常生理现象,常发生于饭后、坐姿、进食高渗透压食物后,TLESR 有助于排出随食物吞咽的气体及胃中产生的气体。而当暂时性食道下括约肌松弛伴食物反流通过食管下括约肌时,便发生了胃食管反流。几乎所有的胃食管反流及非糜烂性胃食管反流病以及 70% 的糜烂性胃食管反流病都发生于暂时性食道下括约肌松弛时[4]。以下诱发因素增加了 GER 的发病风险:食管括约肌功能失调(食管裂孔疝,食管闭锁修复后,Heller 术后),腹内压增加(腹膜透析,腹部肿块),囊性纤维化,精神运动延迟障碍,肥胖,早熟和其他。某些激素、药物和营养物质的服用可影响食道下括约肌的张力,但相关临床意义未被严格研究。

婴幼儿反流生后可不马上发生,但可在生后几个月内反流越来越频繁,4~5 个月时最严重,40% 的婴儿在 4~5 月龄时反流频率超过每日一次(图 1)[5],此后患病率逐渐下降,例如 18 月龄时,绝大多数的反流已自行缓解,而未缓解者则需要干预治疗,即使反流无明显症状。

症状及体征

胃食管反流与胃食管反流病的临床表现多种多样,包括食管及食管外症状(表1),体征和症状可随年龄的改变而改变。婴儿最常见的表现为有反流但生长发育良好(俗称“快乐的呕吐宝贝”)。大多数的胃食管反流患儿没有症状或痛苦。GER 有时候可能与呕吐反射有关。有胃食管反流症状的婴儿和年幼儿当出现以下表现时,可考虑胃食

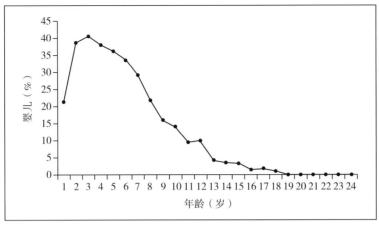

图 1　婴幼儿对绝大多数食物的反流比例
经 Martin 等许可转载和改编[5]

管反流进展成为胃食管反流病：进食过程中或进食后哭闹，拒食及因此造成体重增长不足，转动头部时拱背，出现 Sandifer 综合征（Sandifer syndrome）（有时可出现癫痫样症状或被误诊为肌性斜颈）以及过度哭吵。虽然上述症状都是非特异性的，但出现这些症状时应考虑胃食管反流病的可能。呼吸暂停和心动过缓较罕见。年龄较大的儿童和青少年可能出现反流、胸痛、非心源性胸痛、上腹部疼痛等[6]。慢性缺铁性贫血可能是糜烂性食管炎的表现。食管外表现（表 1）在年龄较大的儿童和青少年中越来越常见。长期反流可导致包括吞咽困难、食物嵌塞等消化道狭窄表现。此外，慢性反流与 Barrett 食管有关。

诊断

目前尚无诊断 GERD 的金标准方法，也不能根据患儿的症状、体征准确区分是生理性还是病理性反流。以下几种诊断方法有助于疾病诊断。

完整的病史和体格检查有助于胃食管反流病的诊断，并识别表 2 中所列的"警示性症状"，有这些症状时往往需要不同或更积极的检测方法。病史采集应包括患儿的年龄、出生史、过敏史、发育情况、喂养史以及症状与进食的时间关系。然而，婴幼儿和儿童胃食管反流的症状缺乏足够的敏感性和特异性，不能可靠地据此诊断胃食管反流病。Orenstein 等对症状提示 GERD 的婴幼

表 1　GER 和 GERD 的症状及体征

婴幼儿	年长儿童	胃肠外表现
反复呕吐	胸痛	难治性哮喘
体重增长不良	胸骨后疼痛	牙腐蚀
拒食	胃灼热	反复肺炎
易激惹	恶心	声音嘶哑
拱背	上腹部疼痛	慢性咳嗽
呼吸暂停 / 心动过缓	反复呕吐	

表 2　需要进一步检查的警示性症状

持续性的剧烈呕吐
胆汁性呕吐
迟发性消化道出血（>6 个月）
生长发育障碍
反复窒息或危及生命的呛咳、阻塞
便秘
囟门膨出，癫痫或新发神经功能障碍
家族遗产或代谢疾病史

儿和儿童用质子泵抑制剂和安慰剂治疗。结果两组患儿对治疗的反应相似。研究表明仅仅依靠病史不能区分哪些症状是胃食管反流病引起的,哪些症状是其他病因(如婴儿腹疝挛和牛奶蛋白过敏)引起的。此外有研究表明,PPI 诊断性试验中,PPI 服药时间有限,治疗缺乏准确性。

过去采用钡餐方法诊断反流,但因其敏感性、特异性低以及需要由辐射暴露等缺点,现在也不再用于诊断反流。食管胃十二指肠镜可直观观察因酸反流导致的食管黏膜损伤,并可取样活检。同时可以鉴别诊断其他疾病(如嗜酸性粒细胞性食管炎,过敏性胃炎和炎症性肠病)。但是食管胃十二指肠镜不能识别非糜烂性胃食管反流病,只能观察反流造成的黏膜损伤的后果,而不能直接证明反流的存在。

食管 pH 持续监测是将 pH 敏感探针放置于食管下段并保留 24 小时,可直接监测食管酸反流,但它不能区分吞咽的酸还是反流的酸。

此外,由于正常个体中存在一定程度的反流,故很难确定反流症状与疾病有关。一种新型的诊断技术——多通道食管腔内 pH 阻抗,在传统 pH 检测仪基础上,沿食道放置多个电阻抗探针,很好地克服酸暴露与内镜下发现或与症状之间关联性差的缺点[8]。这项技术可直接检测食管反流的时间及位置。可能会有更好的症状关联性结果。遗憾的是,此技术尚需建立儿科的正常值,而且高成本也限制了其在许多地区的使用。放射性同位素扫描现在很少用于胃食管反流的诊断。深度水解或氨基酸配方用于为胃食管反流病婴幼儿排除食物过敏的可能性(见下文的治疗部分)。

治疗

对大多数胃食管反流以及无并发症的

胃食管反流病的婴幼儿而言,治疗包括告知父母反流通常是良性的以及反流在不同年龄组的自然进程,强调 GER 不是一种疾病,而是一种常见的暂时性状态,大多数患儿可在一岁时自行缓解[1]。坚持长期随访,与儿科医生建立信任关系,进一步的干预通常是不必要的。婴儿俯卧位可减少反流,但是除非婴儿醒着以及有看护者观察外,一般不再推荐婴幼儿采取此姿势,因为此姿势可增加婴幼儿猝死的风险[1]。

然而,部分婴幼儿可因胃食管反流病引起的易激惹状态而导致喂养量减少或者摄入食物大量反流,体重不增,反流物吸入以及慢性营养素缺乏(如铁)。当怀疑患儿有严重胃食管反流病时,应考虑牛奶蛋白过敏的因素,该因素可导致胃食管反流病[9]。可行饮食回避试验。母乳喂养儿母亲限制奶制品的摄入,非母乳喂养儿可给予深度水解或氨基酸配方喂养。如果在 2~4 周之内,反流情况没有改善,则患儿可恢复之前的喂养方式。如果发现食物过敏,那么母乳喂养儿母亲继续长期限制奶制品的摄入,同时应评估母亲饮食中是否需要补钙。如果饮食限制和喂养调整方案失败,则可以尝试采用增稠配方喂养的干预措施。增稠配方可通过在冲调配方奶的水中添加玉米、大米、马铃薯淀粉等增稠剂来实现。添加淀粉会改变膳食的营养成分,增加碳水化合物的热量。可用刺槐豆胶(从角豆树中提取)或瓜尔胶替代。此外,市售的以大米或刺槐豆胶为基础的抗反流配方能提供均衡的营养需求。每一种配方都有其优点和缺点,本章不再赘述。必须指出的是,这些抗反流配方不能治愈胃食管反流或胃食管反流病,只能减少反流次数和反流柱的高度以及可能存在的营养方面的不足[10]。

胃食管反流病确诊后,若经以上干预措施仍不能控制病情,应当考虑药物治疗。药物包括2代组胺受体拮抗剂（如雷尼替丁）或质子泵抑制剂。目前，1岁以下的婴儿仅批准使用2代组胺受体拮抗剂。适当剂量的药物，可有效抑制酸的分泌；但是用药数周后可能出现快速耐受。质子泵抑制剂作为最有效的酸分泌抑制药物，虽未被批准用于<1岁的婴幼儿，但它在该年龄组有广泛的临床应用。质子泵抑制剂治疗后的反应

以及长期维持治疗的需要性，应定期重新评估，因为长期使用可能会有不良影响。如果需要，相对于外科手术治疗胃食管反流病，现在更倾向于选择长期药物治疗。因为外科手术有不可忽视的并发症和手术失败率，而胃食管反流病病程相对良性，药物治疗疗效高（图2）。

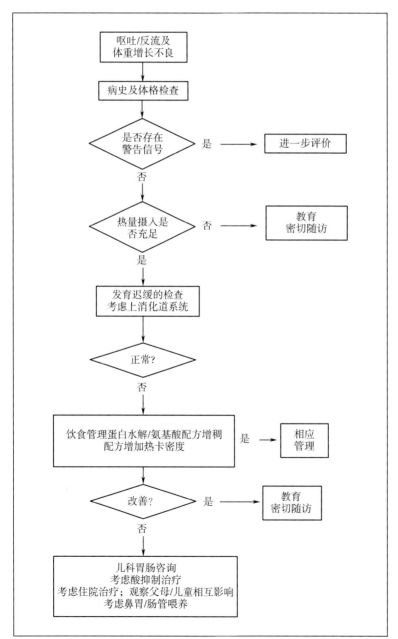

图2 婴幼儿反流及体重增长不良

经 Vandenplas 等[1]教授许可转载及改编

参考文献

1 Vandenplas Y, Rudolph CD, di Lorenzo C, et al: Pediatric gastroesophageal reflux clinical practice guidelines: joint recommendations of the North American Society for Pediatric Gastroenterology, Hepatology, and Nutrition (NASPGHAN) and the European Society for Pediatric Gastroenterology, Hepatology, and Nutrition (ESPGHAN). J Pediatr Gastroenterol Nutr 2009;49:498–547.

2 Kawahara H, Dent J, Davidson G: Mechanisms responsible for gastroesophageal reflux in children. Gastroenterology 1997;113:399–408.

3 Dodds WJ, Dent J, Hogan WJ, et al: Mechanisms of gastroesophageal reflux in patients with reflux esophagitis. N Engl J Med 1982;307:1547–1552.

4 Mittal RK, Holloway RH, Penagini R, et al: Transient lower esophageal sphincter relaxation. Gastroenterology 1995;109: 601–610.

5 Martin AJ, Pratt N, Kennedy JD, et al: Natural history and familial relationships of infant spilling to 9 years of age. Pediatrics 2002;109:1061–1067.

6 Nelson SP, Chen EH, Syniar GM, et al: Prevalence of symptoms of gastroesophageal reflux during childhood: a pediatric practice-based survey. Pediatric Practice Research Group. Arch Pediatr Adolesc Med 2000;154:150–154.

7 Orenstein SR, Hassall E, Furmaga-Jablonska W, et al: Multicenter, double-blind, randomized, placebo-controlled trial assessing the efficacy and safety of proton pump inhibitor lansoprazole in infants with symptoms of gastroesophageal reflux disease. J Pediatr 2009;154: 514–520e4.

8 Mousa HM, Rosen R, Woodley FW, et al: Esophageal impedance monitoring for gastroesophageal reflux. J Pediatr Gastroenterol Nutr 2011;52:129–139.

9 Koletzko S, Niggemann B, Arato A, et al: Diagnostic approach and management of cow's-milk protein allergy in infants and children: ESPGHAN GI Committee practical guidelines. J Pediatr Gastroenterol Nutr 2012;55:221–229.

10 Aggett PJ, Agostoni C, Goulet O, et al: Antireflux or antiregurgitation milk products for infants and young children: a commentary by the ESPGHAN Committee on Nutrition. J Pediatr Gastroenterol Nutr 2002;34:496–498.

（黄　瑛）

第十三节　儿童喂养障碍

Maureen M. Black

关键词

喂养障碍,拒食,挑食,响应性喂养

内容要点

- 儿童在 1 岁之前开始自主进食,2 岁之前可获得独立的进食技能;
- 喂养障碍(拒食、挑食、破坏性的进餐行为)是儿童正常生长发育过程中的常见问题;
- 由于喂养问题导致对儿童的生长发育、营养和行为长期的负面影响,可能会造成家庭的负担压力;
- 当孩子表达饥饿或饱腹信号时适时做出响应性喂养(responsive feeding),诱导建立健康的饮食作息时间,抚养人可通过促进儿童健康的饮食行为,以防止喂养障碍的发生;
- 针对抚养人的喂养指南内容应延伸到"喂养什么"和"何时喂养"之外。促进健康喂养行为的喂养指南,能有效地预防喂养障碍的发生。

简介

在全球各地处于生长发育中的婴幼儿中,喂养障碍是一个广受瞩目的问题。美国的发病率估计达 45%[1]。孟加拉国的观测数据显示,其国内婴幼儿不仅拒食比例相当高(平均拒绝 6~7 次 / 餐),而且不足 20% 是自己进食的。喂养障碍往往在 2 岁左右达到高峰。通常包括拒食、挑食和破坏性的进餐行为[2]。拒食可能是饱腹的表现[3],也可能是喂养障碍的表现,因其双重性而备受关注。许多情况下,随着时间的推移,特别是当抚养人对儿童的饱食信号敏感以及儿童开始自我管理进食行为后,早期喂养障碍可以得到改善。但是,喂养障碍常常造成家庭压力[2]以及体重问题(包括体重不足及超重)[4]、营养相关的健康问题、长期的行为问题等[5]。儿童两岁之前生长发育的差异可以导致长期的健康困扰和生长发育障碍。儿童在校学习成绩差也跟早期生长发育障碍有关[6],且早期肥胖使成人期肥胖及相关疾病的发生风险增高[7]。

儿童两岁之前从母乳 / 配方奶等液态食物过渡到家庭制作的各种材质的食物,这是一个集口腔运动、身体功能、消化功能、社会技能为一体的戏剧化的进化过程。美国一项全国范围内涵盖超过 3000 名婴幼儿的研究显示:96% 的 7~8 月龄婴儿可以用手抓取食物,77% 可用嘴唇从勺中获取食物而很少溢出。64% 的 15~18 月龄婴幼儿能够用勺子自主进食且很少溢出[8]。除了年龄增长会影响进食行为外,抚养人在规范儿童进食习惯、管理儿童进食行为方面也发挥着重要作用。

抚养人的喂养方式

喂养方式是抚养人喂养儿童,帮助其获得进食技能的行为和观念。抚养人的喂养方式受文化、环境、个人因素以及抚养人对儿童体形、食欲、性格期望的影响。某些文化背景下,儿童不与家庭成员一同进食,单独喂养。而另一些文化背景下,儿童同家庭成员一同进食,这样他可能会模仿父母或兄弟姐妹的进食习惯。一些家庭中,母亲喂养孩子的时间有限[9]。拒食率高的儿童可以引起抚养人产生暴弃情绪。对抚养人的报告[10]和观察[11]研究结果表明,母亲的暴弃情绪与无响应性喂养行为有关,即采用语言或身体向孩子施压,或采取奖励、协定等方式迫使孩子进食。这些喂养策略可能会扰乱儿童肠道的自我调节系统[12],并导致过度的情绪化饮食,从而更易使儿童将进食作为一种操控家长的手段。除了暴弃情绪,抚养人自身喜食零食、高糖饮料,进餐时间不固定,将食物作为奖励等不良饮食习惯将增加孩子出现喂养问题的可能性。部分对孩子的进食行为和生长发育非常在意的抚养人,常常使用消极的、强迫性的方式促使孩子进食[3],例如提供全天候的饮食,提供孩子喜欢但无营养价值的零食(如某些甜味或咸味零食)等。这些方法可能会破坏儿童正常的食欲发育,当孩子吵着要吃零食时,也增加了进餐的压力。部分抚养人也通过食物来控制孩子的行为,特别是一些性格比较难于控制的儿童。有研究表明这些不当喂养行为与儿童学龄前的暴饮暴食行为有关[13]。很小的时候,孩子就意识到拒食是获取抚养人关注并获得喜欢食物及零食的一种方法。

响应性喂养是基于控制及培养的一种喂养方式。抚养人制定一日三餐的进食规律,包括选择食物的类型、控制进餐时间、选择进食环境等(图1)。抚养人对孩子饥饿或饱食的信号给予适当的反应,并采取与儿童生长发育相适宜的营养性喂养方式[14]。响应性喂养方式应该考虑到孩子的感受,允许孩子自己决定饮食量,而抚养人决定饮食内容以及进餐时间。作为响应性育儿方式的一部分,响应性喂养强调喂养过程中的互动,即抚养人设定喂养指南,但是抚养人的喂养行为应以孩子的饮食信号为度量标准。理想状态下,可在喂养活动中产生礼貌性的给予 - 获取(提供 - 回报)模式,最终引导体重的健康增长。

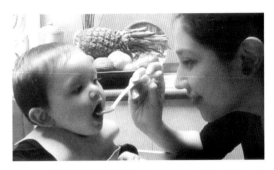

图1　响应性喂养的图片(P.Caceres,Chile,"Mutual Understand"互相理解,http://www.paho.org/hq/inde.php? option=com_content&view=article&id=8371&Itemid=39899&lang=en)

筛查、建议及干预措施

如行为儿科喂养评定量表(Behavioral Pediatrics Feeding Assessment Scale,BPFAS)[15]这类系统评价方法可用于筛查儿童喂养障碍,BPFAS涵盖35个项目,要求抚养人报告孩子及抚养人之间发生喂养行为的频率及根据标准评估每个喂养行为是否出现问题。BPFAS可用于正常发育儿童的评估,也可用于识别体检中存在喂养障碍的儿童[16]。

现有的喂养建议通常着重于喂什么、什么时候喂,提倡母乳喂养以及辅食添加的时机。传统上,很少关注喂养行为。最近一次对喂养指南的回顾分析发现:喂养指南虽有大量实质性的改动,但对如何处理拒食行为的关注很少[17]。虽然联合国儿童基金会(UNICEF)以及世界卫生组织(WHO)都有推行包括指导响应性喂养在内的喂养指南,但对如何预防和处理拒食等常见喂养障碍的实用性指南却很少,对儿童喂养行为的发展变化,如自主进食行为,也关注不多。

促进健康的儿童喂养行为的宣教往往是通过信息共享的方式,如发放传单等。但证据表明,有效的宣教必须在喂养问题发生之前进行,应包括抚养人的社会支持,并应提供机会模拟操作[18]。最近澳大利亚的两项干预措施被证实能有效促进儿童 - 抚养人之间的互动喂养行为。其中一项为期 8 学期的以群体为基础的行为干预措施,通过评估家长的报告以及直接的观察,证实能有效减少发育正常儿童的喂养障碍[19]。另一项促进婴幼儿抚养人响应性喂养行为以预防儿童肥胖的研究中发现,增加响应性喂养行为,减少强制性喂食行为,对儿童生长发育或超重 / 肥胖的患病率没有影响[20]。

低收入国家也开展了相应的干预措施。孟加拉国一项指导抚养人响应性喂养行为的干预措施,成功增加了儿童餐前洗手、自主进食的行为以及母亲的语言回应,但并没有改变研究期间儿童的体重增长[2]。餐前洗手行为是一项与喂养障碍高度相关的干预措施,因为餐前洗手提高了个人卫生并为儿童自主喂食做足了准备。分析该项干预研究中母亲的反馈,发现以下四种情况和观念阻碍在资源短缺环境下推行儿童自主进食的措施:①允许儿童自主进食的时间限定;②儿童吐出食物可能造成混乱;③儿童玩耍食物或掉落食物造成食物浪费;④认为儿童不会自主进食,可导致饥饿或激惹[9]。当问及抚养人是否允许孩子自己决定吃多少以及是否以停止喂食来应对拒食现象时,许多抚养人表示对儿童感知饱足的能力感到怀疑,认为儿童可能因为摄入不足而导致疾病或死亡。所以抚养人常常别无选择采取强迫喂食的行为。这些研究发现母亲的观念、社会环境、当地风俗在喂养行为中起关键作用。

总结

● 全球各地婴幼儿和低龄儿童都普遍存在儿童时期的喂养障碍问题;

● 促进健康喂养行为,避免儿童时间喂养障碍的方法很多,包括要求抚养人了解婴幼儿生长发育需求以及低龄儿童的喂养技巧(包括自主进食技能),要求抚养人的喂食行为应保证儿童在正常三餐时间有饥饿感,而不应过多给予零食、饮料来饱腹(表 1);

表 1 促进健康的儿童喂养行为预防喂养障碍的方法措施

1. 文化观念:意识到儿童在 2 岁之前逐步获得进食技能,在一岁之前可通过手指自主喂食

2. 家庭支持和精力储备使抚养人有足够的时间进行响应性喂养并促进儿童自主进食[9]

3. 获取食物途径:家庭需要有获取多种健康食物的途径[9]

4. 个人卫生:促进养成个人卫生,比如尽可能使用肥皂和流动水洗手[2]

5. 进餐时将孩子置于能够舒适获取食物的位置

6. 树榜样:孩子通过模仿学习,当看别人进食时,他们更愿意展现出健康的喂养行为

7. 食物暴露:孩子在尝试一种新食物之前需要多次接触该食物(10~20 次)[21]

8. 自主进食:儿童自主进食时能够将注意力集中于进食并努力争取独立进食。最开始使用手指进食、然后使用餐具;喂养者应提供儿童能够自主进食的食物

9. 识别饱腹信号:当孩子发出饱腹信号后,抚养人应停止喂食,而不是强制喂食

10. 排除干扰:电视会干扰自身的饥饿或饱腹信号的调节,导致拒食或暴饮暴食

11. 日常生活习惯和进食行为准则:建立健康的饮食习惯有助于儿童提高进食量[22]

12. 不将食物作为奖励:将食物作为奖励将增加暴饮暴食的可能[13]

13. 确保儿童在正餐时间处于饥饿状态:让儿童正餐时间保持饥饿,并不在其他时间进食零食和含糖饮料

14. 全面限制高脂高糖食物:除了限制儿童进食高脂高糖食物外,家庭成员也应限制进食该类食物,以防止该类食物过多吸引儿童[23]

15. 愉快且无压力的互动:相比于进食过程中与家长冲突或争吵,儿童更愿意在愉快的互动中进食

● 响应性喂养行为的原则：抚养人提供三餐作息时间，帮助儿童建立健康饮食习惯，对儿童饥饿或饱腹信号（包括拒食行为）做出迅速而健康的回应，从基础的成功干预喂养障碍逐步过渡到促进健康喂养行为的养成，避免喂养问题的发生。

参考文献

1　Lewinsohn PM, Holm-Denoma JM, Gau JM, Joiner TE Jr, Striegel-Moore R, Bear P, et al: Problematic eating and feeding behaviors of 36-month-old children. Int J Eat Disord 2005;38:208–219.

2　Aboud FE, Shafique S, Akhter S: A responsive feeding intervention increases children's self-feeding and maternal responsiveness but not weight gain. J Nutr 2009;139:1738–1743.

3　Sanders MR, Patel RK, Le Grice B, Shepherd RW: Children with persistent feeding difficulties: an observational analysis of the feeding interactions of problem and non-problem eaters. Health Psychol 1993;12:64–73.

4　Chan L, Magarey AM, Daniels LA: Maternal feeding practices and feeding behaviors of Australian children aged 12–36 months. Matern Child Health J 2011;15:1363–1371.

5　Nicklas TA, Hayes D: Position of the American Dietetic Association: nutrition guidance for healthy children ages 2 to 11 years. J Am Diet Assoc 2008;108:1038–1044, 1046–1047.

6　Walker SP, Wachs TD, Gardner JM, Lozoff B, Wasserman G, Pollitt E, Carter J: Child development: risk factors for adverse outcomes in developing countries. Lancet 2007;369:145–157.

7　Baird J, Fisher D, Lucas P, Kleynen J, Roberts H, Law C: Being big or growing fast. Systematic review of size and growth in infancy and later obesity. BMJ 2005;331:929–931.

8　Carruth BR, Ziegler PJ, Gordon A, Hendricks K: Developmental milestones and self-feeding behaviors in infants and toddlers. J Am Diet Assoc 2004;104(suppl 1):s51–s56.

9　Affleck W, Pelto G: Caregivers' responses to an intervention to improve young child feeding behaviors in rural Bangladesh: a mixed method study of the facilitators and barriers to change. Soc Sci Med 2012;75:651–658.

10　Hurley KM, Black MM, Papas MA, Caulfield LE: Maternal symptoms of stress, depression, and anxiety are related to non-responsive feeding styles in a statewide sample of WIC participants. J Nutr 2008;138:799–805.

11　Haycraft E, Farrow C, Blissett J: Maternal symptoms of depression are related to observations of controlling feeding practices in mothers of young children. J Fam Psychol 2013;27:159–164.

12　Birch LL, Fisher JO: Development of eating behaviors among children and adolescents. Pediatrics 1998;101(pt 2):539–549.

13　Blissett J, Meyer C, Haycraft E: The role of parenting in the relationship between childhood eating problems and broader behaviour problems. Child Care Health Dev 2011;37:642–648.

14　Black MM, Aboud FE: Responsive feeding is embedded in a theoretical framework of responsive parenting. J Nutr 2011;141:490–494.

15　Crist W, Napier-Philips A: Mealtime behaviours of young children: a comparison of normative and clinical data. J Dev Behav Pediatr 2001;22:279–286.

16　Dovey TM, Jordan C, Aldridge VK, Martin CI: Screening for feeding disorders. Creating critical values using the Behavioural Pediatrics Feeding Assessment Scale. Appetite 2013;69:108–113.

17　Schwartz C, Scholtens PA, Lalanne A, Weenen H, Nicklaus S: Development of healthy eating habits early in life. Review of recent evidence and selected guidelines. Appetite 2011;57:796–807.

18　Mitchell GL, Farrow C, Haycraft E, Meyer C: Parental influences on children's eating behaviour and characteristics of successful parent-focussed interventions. Appetite 2013;60:85–94.

19　Adamson M, Morawska A, Sanders MR: Childhood feeding difficulties: a randomized controlled trial of a group-based parenting intervention. J Dev Behav Pediatr 2013;34:293–302.

20　Daniels LA, Mallan KM, Nicholson JM, Battistutta D, Magarey A: Outcomes of an early feeding practices intervention to prevent childhood obesity. Pediatrics 2013;132:e109–e118.

21　Wardle J, Cooke LJ, Gibson EL, Sapochnik M, Sheiham A, Lawson M: Increasing children's acceptance of vegetables: a randomized trial of parent-led exposure. Appetite 2003;40:155–162.

22　McGowan L, Cooke LJ, Gardner B, Beeken RJ, Croker H, Wardle J: Healthy feeding habits: efficacy results from a cluster-randomized, controlled exploratory trial of a novel, habit-based intervention with parents. Am J Clin Nutr 2013;98:769–777.

23　Ogden J, Reynolds R, Smith A: Expanding the concept of parental control: a role for overt and covert control in children's snacking behaviour? Appetite 2006;47:100–106.

（黄　瑛）

第十四节　早产儿和低出生体重儿

Ekhard E. Ziegler

关键词

生长障碍,肠外营养,胃肠道激活、强化母乳

内容要点

● 虽然从技术上而言给早产儿补充营养素比较困难,但出生后必须迅速给予以避免出现营养不良的不利影响;

● 早产儿肠道发育不成熟,必须给予肠外营养直至能够进行喂养;

● 早产儿应尽早开始营养喂养(胃肠道启动效应)并随着肠道动力的成熟而逐渐加量;

● 人乳喂养(母乳或捐赠乳)为最佳选择,可预防败血症及坏死性小肠结肠炎,早产儿配方奶为第二选择;

● 母乳喂养应佐以强化营养素以满足早产儿的高营养需求,市售强化剂能提供大部分的足量营养素,弥补母乳的不足。

简介

产后(宫外)生长障碍在早产儿中常见。过去认为这种生长障碍是不可避免且无害的,但现已清楚这种现象不是必然的,它很大程度上是由营养摄入不足引起的。Ehrenkranz[1]等学者里程碑性的研究证实,这种生长障碍不是无害的,它与神经认知发育障碍成正相关。生长障碍越严重,神经认知发育障碍越严重。

早产儿发生生长障碍有两大主要原因。一是因生理上的限制难以采用通常的肠内喂养方式提供营养,二是早产儿的营养需求非常高(表1),如无营养素强化,单纯母乳喂养无法满足其营养需求。因此为早产儿提供充足的营养呈现出特有的挑战性,如未能在发育的各阶段提供足够营养则预示着将来可能出现神经认知功能受损。因此,必须尽一切努力从出生开始提供完善的营养供给[2]。

早产儿、低出生体重儿的营养

早产儿的营养供给需要克服其最重要的生理限制:肠道发育不成熟。因此应在早

表1　蛋白质和能量的需求量(以阶乘与实证方法进行的最佳评估)

	体重			
	500~1000g	1000~1500g	1500~2200g	2200~3000g
胎儿体重增加,g/(kg·d)	19.0	17.4	16.4	13.4
蛋白,g/(kg·d)	4.0	3.9	3.7	3.4
能量,kcal/(kg·d)	106	115	123	130
蛋白/能量,g/100kcal	3.8	3.4	3.0	2.6

期和出生的前几周使用肠外营养。虽然肠外营养有风险,特别是感染风险,但是若肠外供给不能提供足够的营养,这些婴儿将有发生神经认知功能受损、免疫功能受损的高风险。肠道发育不成熟也是早产儿容易发生坏死性小肠结肠炎(necrotizing enterocolitis, NEC)的主要原因。尽管营养需求由肠外营养提供,小剂量肠内喂养可以刺激肠道成熟。母乳是最安全有效的促进肠道成熟的营养物。一旦肠道成熟,肠外营养就可被肠内营养替代。

早产儿的营养支持分四个不同的阶段,每一个阶段都有着自身的风险和挑战。早期阶段主要通过肠外途径提供营养,而肠内喂养(营养性喂养)只能为早产儿提供很少的营养素,其目的是在肠道逐渐发育的过程中促进其成熟。在随后的过渡阶段,随着肠道日益成熟,逐渐从肠外营养过渡到肠内营养。后期阶段是希望通过完全肠内营养维持正常的生长发育。如果能满足其所需的营养需求,早产儿能出现追赶性生长以弥补早期阶段的营养不足。出院后早产儿仍需特殊营养支持。

早期阶段

出生后立即进行营养支持的目的是双重的:提供持续的营养供给从而使合成代谢继续进行;支持未发育成熟的胃肠道向成熟过渡。随着肠道发育成熟,营养供给的途径也逐渐由全肠外营养过渡到全肠内营养。早期阶段结束时,肠内喂养应超过 $20ml/(kg \cdot d)$。

肠外营养

早产儿出生后(生后 2 小时之内)应立即给予肠外营养,应提供最小剂量的葡萄糖、氨基酸、电解质、钙、磷和镁,逐渐加量直至开始完全肠外营养。开始的一段时间,氨基酸的可接受供给量应 <3.5g/(kg·d)。脂肪乳剂不急以给予,可于生后 48 小时再

供给。脂肪乳剂的开始用量不应超过 1g/(kg·d)。已有证据表明生后立即给予肠外营养是安全有效的[3]。全肠外营养应该维持到肠内营养的耐受量达到 20ml/(kg·d)时。随着肠内营养的增加,肠外营养的量应逐渐减少,以使总营养摄入量(肠内 + 肠外)维持在完全水平。

肠内营养

只要给予肠内营养性喂养的必要刺激,肠道解剖和功能的不成熟就能在相对较短的时间内发育成熟。肠内营养(至少是营养性喂养)应在出生后的第一天就开始给予。开始时,肠内营养的用量可低至每 4~6 小时喂养 2ml。此时肠内营养的唯一目的是促进肠道成熟。肠道动力是肠道成熟的一个标志,临床上通过测量胃残留奶量来评价肠道动力。因为随着胃排空能力的提高,消化和吸收能力也在提高。因此,胃排空对早期肠内营养有重要临床指导作用。肠内营养发生 NEC 的风险较低,但随着喂养量的增加,发生 NEC 的风险也增加。

最好的营养性喂养是母乳喂养,或当母乳喂养不能实现时,应选择捐赠母乳。捐赠乳应该巴氏消毒且不含病毒(如 HIV 和巨细胞病毒)。尽管巴氏消毒能降低捐赠奶的某些保护作用,但捐赠乳仍具有预防 NEC[4]和脓毒症的作用且具较高营养价值。当没有母乳时也可用早产儿配方奶刺激肠道启动。

过渡阶段

开始几天的喂养量要低,并且随着胃残奶量的减少而加量。每一次加量前都应先明确胃排空情况(没有胃残留物)。只要没有提示 NEC 的症状,单有胃残奶并不需要中断喂养。营养性喂养有助于早期建立全量喂养和早期出院,又不显著增加 NEC 的发生[5]。事实上,早期的研究成果显示全量喂养能降低脓毒症的风险[6]。只要胃残奶

量容许,喂养量的增加速度可为每天 20ml/kg。尽管更快速度的增加是安全的,但肠道成熟需要时间,因此不推荐快速增加。虽然一些机构给予强化母乳的时间很早,通常建议当喂养量达到 80~100ml/（kg·d）时再开始强化母乳。当肠内营养能提供 90% 以上的营养需求时应停止肠外营养。

后期阶段

当全量喂养建立而肠外营养停止时即为后期阶段的开始。后期营养的目的是达到宫内生长的水平。表 1 列出了达到宫内生长发育水平所需的蛋白质和能量摄入量。但如果要实现追赶性生长,摄入量应再增加 10%~20%。低于表 1 所推荐的摄入量将导致出生后生长障碍以及相关不良反应。喂养食物是强化的母乳,当无母乳时可选择特殊配方奶。

标准早产儿配方奶的蛋白质 / 能量比为 3g/100kcal,刚好能满足能量需求。为实现追赶性体重增长,应优先选择蛋白含量更高（3.3~3.6）g/100kcal 的配方奶。

母乳应进行强化以增加蛋白质和矿物质的含量从而满足早产儿的高营养需求（表 1）。强化剂可以是粉末或液体。任何一种市售的强化剂都适合使用,尽管它们提供的蛋白含量低于最佳量。因而蛋白质的摄入量往往不足。市售粉型及一些液态强化剂采用低蛋白含量配方的原因是当初主要想避免因人乳蛋白质含量不稳定而造成蛋白质摄入过多,这就不可避免地会引起蛋白质摄入量太低。现如今已充分认识到蛋白质摄入不足产生的不利影响。虽然在人乳蛋白含量相对较高时,使用含高浓度的液态强化剂会造成蛋白摄入过多,但是多数情况仍推荐使用含有高浓度蛋白质的液态强化剂以保证足量的蛋白质摄入。

克服粉剂型强化剂蛋白摄入不足的方案正在制订中。Arslanoglu 等学者提出一种以评估尿素氮含量指导强化剂运用的方法,但因使用不便而未获推广。定期分析人乳成分（有针对性地强化母乳）已被证明可更好促进营养摄入和生长发育。

出院后阶段

出院后早产儿营养需求仍然很高。此外,早产儿多有骨矿物质缺乏,故需要持续强化母乳喂养。出院后必须采用营养富集的配方奶进行喂养。

参考文献

1　Ehrenkranz RA, Dusick AM, Vohr BR, Wright LL, Wrage LA, Poole WK: Growth in the neonatal intensive care unit influences neurodevelopmental and growth outcomes of extremely low birth weight infants. Pediatrics 2006;117: 1253–1261.

2　Ziegler EE: Meeting the nutritional needs of the low-birth-weight infant. Ann Nutr Metab 2011;58(suppl 1):8–18.

3　te Braake FWJ, van den Akker CHP, Wattimena DJL, Huijmans JGM, van Goudoever JB: Amino acid administration to premature infants directly after birth. J Pediatr 2005;147:457–461.

4　Boyd CA, Quigley MA, Brocklehurst P: Donor breast milk versus infant formula for preterm infants: systematic review and meta-analysis. Arch Dis Child Fetal Neon Ed 2007;92:F169–F175.

5　Tyson JA, Kennedy KA: Trophic feedings for parenterally fed infants (Review). Cochrane Database Syst Rev 2005;CD000504.

6　Ronnestad A, Abrahamsen TG, Medbø S, Reigstad H, Lossius K, Kaaresen PI, et al: Late-onset septicemia in a Norwegian national cohort of extremely premature infants receiving very early full human milk feeding. Pediatrics 2005;115:e269–e276.

7　Arslanoglu S, Moro GE, Ziegler EE: Adjustable fortification of human milk fed to preterm infants: does it make a difference? J Perinatol 2006;26;1–8.

8　Polberger S, Räihä NCR, Juvonen P, Moro GE, Minoli I, Warm A: Individualized protein fortification of human milk for preterm infants: comparison of ultrafiltrated human milk protein and a bovine whey fortifier. J Pediat Gast Nut 1999;29:332–338.

（黄　瑛）

第十五节　儿童糖尿病的营养管理

Carmel Smart

关键词

饮食,1型糖尿病,血糖指数,胰岛素强化治疗,碳水化合物计量

内容要点

- 营养管理是儿童1型糖尿病治疗和教育的基本要素之一;
- 诊断糖尿病后就应开始临床营养疗法,并应至少每年评估以增强膳食知识和依从性;
- 适合于所有儿童的健康膳食指导应该是所有教育的基础,应宣教碳水化合物计量方法以保证膳食的质量和选择低血糖指数食物;
- 使用胰岛素强化治疗的儿童应注意胰岛素剂量和碳水化合物摄入量的平衡,碳水化合物计量可能有助于增加饮食品种,提高生活质量,但规律性餐饮仍是保证最佳代谢状态的重要手段;
- 不断增多的证据表明其他宏量营养素会影响餐后血糖水平,新近研究显示计算每餐胰岛素使用量和使用方法时,应同时考虑到蛋白质和脂肪的摄入量。

简介

1型糖尿病(T1DM)是儿童最常见的慢性疾病之一[1]。营养管理是糖尿病治疗和教育的基础。营养疗法应关注于干预以确保正常的生长和发育,促进终身健康的饮食习惯和最佳的血糖控制同时帮助预防糖尿病相关的并发症。

给糖尿病儿童的膳食指导是基于适合于所有健康儿童的膳食推荐,也适合于家庭成员[2]。营养教育应个体化并根据文化、种族、宗教和家庭传统而调整。应进行规律的营养评估,以根据生长、糖尿病管理和生活方式的变化调整营养建议以及确定和治疗饮食模式的异常。1型糖尿病患者发生饮食模式异常和乳糜泻较常见,并需要特殊的膳食指导和帮助。所有糖尿病儿童和他的家庭成员都应该与富于儿童糖尿病治疗经验的营养师沟通交流,并且作为多学科干预的重要部分。同时每个多学科团队的成员也都应该了解营养管理的基本原则。

由于碳水化合物主要影响餐后血糖,对进食碳水化合物的量、类型和分配最为重要。教育应考虑到个体的热量需求、饮食条件和体育锻炼类型以及胰岛素的使用情况。胰岛素强化治疗应使胰岛素和碳水化合物的摄入相适应,这需要学习碳水化合物计量。健康的饮食原则的基本观念是增加水果和蔬菜的摄入和减少饱和脂肪摄入。

营养疗法的目标

儿童糖尿病营养管理的主要目的是:

- 鼓励终身健康的饮食习惯;
- 通过平衡食物摄入、热量消耗和胰

岛素水平以达到和维持血糖的正常水平；

● 为正常的生长、发育和健康提供恰当的热量摄入和营养素成分；

● 注重个性的和文化的偏好以保证社会、文化和心理的最佳状态；

● 通过健康膳食和体格锻炼达到和维持适当的体质指数和腰围；

● 优化脂类和脂蛋白指标以减少心血管疾病的风险；

● 通过鼓励选择多样化食物以保持饮食的乐趣。

确诊糖尿病后就应安排膳食计划，并随访 2~4 周，之后至少每年规律的评估以满足食欲的变化和提供与年龄相适应的指导[3]。其他情况如调整胰岛素的使用、血脂异常、体重过重或减轻以及发生乳糜泻等合并症，则需要额外的膳食干预并缩短评估间隔时间。

进餐模式

T1DM 患者的饮食行为主要依据是改善血糖状况并使其依从个体化的膳食计划，尤其需注意碳水化合物的推荐量[4]，未使用胰岛素时，避免频繁或进食大量零食，应规律进餐避免缺餐[5]，餐前避免过度胰岛素治疗致使低血糖[6]。就餐时间和方式应规律，儿童和家庭成员共同就餐，利于形成好的饮食习惯并了解饮食情况。这种形式已经被证明在胰岛素治疗的患儿可以获得理想的血糖状况。

推荐的膳食计划应考虑到食欲、进食形式和运动情况（包括上学或学龄前）、运动程度和胰岛素治疗情况。营养疗法的重要方面是对全天碳水化合物摄入的量、类型和分配的建议。涉及碳水化合物的分配还应考虑到零食以及胰岛素治疗[7]。目前推荐的不同胰岛素疗法见表 1。

热量平衡

糖尿病确诊前，体重减低的补偿措施往往通过进食和热量摄入。当体重达到适当的健康标准时应减少热量摄入。应通过规律的检测评估保证恰当的体重增加。

预防和治疗超重及肥胖是治疗的关键，指导保持恰当的体重、零食的频率和适当的治疗低血糖是重要的内容。此外，如运动锻炼应进行食物和胰岛素的调整。

每天总热量分配应按：45%~65% 碳水化合物，30%~35% 脂肪和 15%~25% 蛋白质[8]。因为碳水化合物是生长的基础，不应限制。碳水化合物主要来源于全麦面包、谷物、豆类、水果、蔬菜和低脂奶制品（除了小于 2 岁儿童）。如图中食物类型（图 1）提供了食物的基本营养的信息和健康饮食的概念[9]，它也显示了含有碳水化合物食物间的关系。

碳水化合物评估

根据他们的年龄、食物摄入类型和胰岛素疗法不同（表 1），儿童和青少年 T1DM 患者应该接受每天碳水化合物摄入量、类型和分配的教育。每天不间断地计算碳水化合物的摄入或不超过 15g 碳水化合物的变化适用于固定餐饮时间和胰岛素剂量的患者。在强化胰岛素治疗者，如需更灵活的摄入碳水化合物可以根据胰岛素 - 碳水化合物比值进行调整。

在使用胰岛素泵或每天多次注射的患者，碳水化合物计量是营养干预的关键内容。它可以确保根据碳水化合物摄入量调整正餐胰岛素剂量，并可以保证碳水化合物摄入的多样性。碳水化合物计量用于饮食干预还有许多其他好处，包括改善血糖控制、糖尿病患者的生活质量及应变能力[10]。

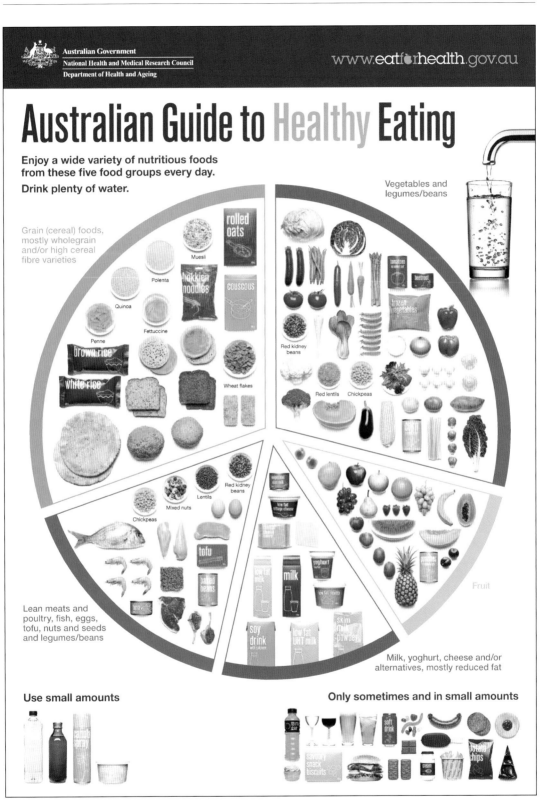

图 1　澳大利亚健康膳食指南
堪培拉,国家健康和医学研究委员会,2013[9]

表1　不同胰岛素疗法的营养推荐

胰岛素疗法	餐饮结构
每日2次,不同胰岛素剂量	每日3餐,3次零食,固定时间以平衡胰岛素作用与每餐和零食的碳水化合物摄入量; 治疗低血糖使用短效碳水化合物,之后长效碳水化合物
每日多次注射,长效胰岛素是基础治疗剂量,餐前使用速效胰岛素;进餐时间和食物量灵活性大,可以调整进餐时间和胰岛素使用	正餐之间零食不应超过1~2次碳水化合物(15~30g)除非额外注射。需要具备碳水化合物计量与胰岛素剂量间的知识调整餐饮时间 治疗低血糖仅使用短效碳水化合物
胰岛素泵治疗给予连续的基础剂量,辅以根据饮食摄入碳水化合物,临时使用胰岛素	餐饮时间和量最为方便;因此尤其适用于婴幼儿以减少父母的焦虑 必须掌握碳水化合物剂量以保证胰岛素剂量与所有餐饮和零食碳水化合物之间匹配 胰岛素必须餐前使用以确保血糖水平 血糖控制不佳最主要的原因是餐前忘记使用胰岛素 基础代谢率、胰岛素 - 碳水化合物比值和修正因素应个体化计算 胰岛素剂型和剂量可以根据餐饮的情况调整,因此可以较好符合生理状况 治疗低血糖仅使用短效碳水化合物

所有的胰岛素疗法,个体化建议碳水化合物的量和分配应根据糖尿病患者食欲情况、食物摄入类型、运动和热量需要

©2013 根据澳大利亚家庭医生修改,相同部分获得巴克利皇家澳大利亚全科医师学院许可[7]

碳水化合物量化的建议应根据健康者的食谱进行,否则仅仅注重碳水化合物可能造成不健康的食物选择。

临床实践中,有许多碳水化合物量化的方法,如1g增量法,10g碳水化合物一份,15g碳水化合物增减等。研究表明碳水化合物计量是困难的,有必要由有经验的专业人员不断地进行年龄相适应的教育才能保证评估的正确性[11]。碳水化合物计量错误可以引起每天血糖波动增大。

人们越来越认识到脂肪和蛋白质也会引起餐后高血糖。脂肪和蛋白质可以引起餐后迟发型血糖升高(图2)[12]。在掌握了碳水化合物计量之后可以进一步了解脂肪和蛋白质的作用。如果食物富含脂肪和蛋白质,在进餐时间有必要改变胰岛素剂量和分配。当胰岛素需要根据食物进行分配时,使用胰岛素泵则有益。混合剂型推荐用于高脂、高蛋白和低血糖生成指数膳食。

血糖生成指数(GI)

儿童T1DM的营养疗法应包括其进行血糖生成指数的教育。这是根据食物引起急性血糖升高的程度进行的划分。除了碳水化合物计量外GI也有助于控制血糖水平[13]。与高GI碳水化合物食物相比低GI食物的餐后短期血糖水平增高较低。必要的话应以低GI食物代替高GI食物。低GI食物包括全麦面包、通心粉、许多水果、奶类

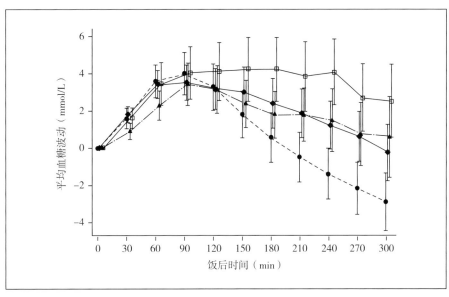

图2　33名患者试验膳食后餐后短期(0~300分钟)平均血糖水平,低脂/低蛋白(●),低脂/高蛋白(◆),高脂/低蛋白(▲)和高脂/高蛋白(□);所有膳食碳水化合物计量相同;不同膳食类型短期(150~300分钟)血糖存在显著性差异($P<0.03$);美国糖尿病学会;引自 Smart et al.[12]

和酸奶。注意 GI 不要被单独强调,因为监测碳水化合物量是最为关键的措施。

针对不同年龄患者的特殊建议

所有年龄的建议都包括减少甜饮料和饱和脂肪的摄入[7]。"糖尿病食物"特殊标识的食物并不必要,其中可能含有容易引起腹泻的甜味剂。任何年龄血糖控制不佳的主要原因是遗忘餐前用药,餐前及时用药是血糖控制的重要保障。不同年龄常见的膳食问题总结于表2。

儿童2型糖尿病的营养管理

大多数2型糖尿病儿童体重都超重或肥胖,因此营养建议应着眼于改变膳食结构和干预生活方式以避免增重及减轻体重。由于儿童监护人的行为和观念会影响儿童的饮食和活动状况,因此全体家庭成员都应接受教育。应劝导家庭成员减少热量摄入,健康饮食并减少食量,也应减少高热量、高脂肪和高糖含量的食物,应限制零食。进行

药物和胰岛素治疗者应进一步学习如何控制碳水化合物。应定期随访监测体重和血糖控制情况,预防糖尿病相关的并发症。

总结

● 营养疗法是儿童和青少年糖尿病的治疗和教育的基本内容之一。

● 确诊糖尿病后,应由富于儿童糖尿病治疗经验的营养医师提供个体化的营养教育。定期与专业营养师接触以增进膳食知识并持续终身的依从治疗。

● 应基于适用于所有儿童和家庭成员的健康饮食指南进行膳食推荐,目的是改善糖尿病预后及减低心血管疾病的风险。

● 营养干预应着眼于维持理想的体重,最佳的生长及健康和发育。生长监测是糖尿病治疗的重要组成部分。

● 理想的宏量营养素的分配因个体而不同。一般建议,摄入热量中碳水化合物占45%~55%,脂肪占<30%~35%(饱和脂肪<10%),蛋白质占15%~20%。

表2 不同年龄人群常见的问题

年龄	问题
婴幼儿	鼓励家常饮食
	提供小食品鼓励自己进食
	不鼓励使用奶瓶以方便碳水化合物摄入
	常见食欲差、拒食和挑食
	避免"乱食"和过量进食乳类
	每日2次胰岛素治疗者,需规律摄入碳水化合物预防低血糖;
	每天常规膳食和2次少量零食
	使用胰岛素泵治疗有助于把握饮食行为;餐前使用胰岛素更好,当进食新的食物种类时,剂量可分成部分餐前,部分进餐时给予;碳水化合物量小于7g胰岛素可控
学龄儿童	更加独立,一些方面可以自理,还需要家长关注和帮助
	所有儿童上学期间需进行血液监测
	理想的进餐和零食时间应根据学校的日常规律
	儿童应懂得食物中的碳水化合物含量以确保上学时适当的分配饮食,建议午餐标识碳水化合物含量
	下午茶歇时避免过食以减少晚餐前出现高血糖甚至额外使用胰岛素
	除非过于剧烈的活动,一般正常儿童的活动不需补充额外的碳水化合物食物
青少年	难以控制的行为包括吸烟、饮酒、晚归、睡懒觉、漏用胰岛素和缺餐
	强调最重要的是规律用餐和零食,尤其处于快速生长期,避免下午过食或夜食
	不良饮食习惯与糖尿病管理相冲突,可能需要营养专家的帮助
	父母的监督和帮助是基本保障,尤其是进餐时间,保证不要漏用胰岛素
	酒精可以引起迟发性低血糖,建议有节制饮酒同时进食适量碳水化合物食物
	如参与运动竞赛,需要注射适量胰岛素也应注意适当时长,进食适量碳水化合物及液体

©2013 根据澳大利亚家庭医生修改,相同部分获得巴克利皇家澳大利亚全科医师学院许可[7]

● 根据胰岛素/碳水化合物比值调整胰岛素强化治疗可以增加摄入碳水化合物和进餐时间的灵活性,并可能改善血糖控制及生存质量。

● 所有使用胰岛素的患者规律用餐和进食对控制血糖十分重要。

● 全天固定使用胰岛素的时间和剂量应与进食碳水化合物的量和时间相一致。

● 糖尿病儿童饮食应使用高血糖指数食物替代低血糖指数的食物以改善血糖控制。

● 预防儿童1型糖尿病患儿超重和肥胖是治疗的关键,全体家庭成员应协同努力。

● 针对体育活动、锻炼和竞赛应提供个体化的营养建议。

● 2型糖尿病的营养管理需要家庭、社区共同努力以解决体重增加的问题,缺乏体育锻炼会增加心血管疾病的风险。

参考文献

1 Craig ME, Hattersley A, Donaghue K: ISPAD clinical consensus guidelines 2009 compendium. Definition, epidemiology and classification of diabetes. Pediatr Diabetes 2009;10(suppl 12):3–12.

2 American Diabetes Association: Care of children and adolescents with type 1 diabetes: a statement of the American Diabetes Association. Diabetes Care 2005;28:186–212.

3 Smart CE, Aslander-van de Vliet E, Waldron S: ISPAD clinical practice consensus guidelines 2009 compendium. Nutritional management in children and adolescents with diabetes. Pediatr Diabetes 2009;10(suppl 12):100–117.

4 Mehta S, Volkening L, Anderson B, Nansel T, Weissberg-Benchell J, Wysocki T, et al: Dietary behaviors predict glycemic control in youth with type 1 diabetes. Diabetes Care 2008;31:1318–1320.

5 Øverby N, Margeirsdottir H, Brunborg C, Andersen L, Dahl-Jørgensen K: The influence of dietary intake and meal pattern on blood glucose control in children and adolescents using intensive insulin treatment. Diabetologia 2007;50:2044–2051.

6 Scaramuzza AE, Iafusco D, Santoro L, Bosetti A, De Palma A, Spiri D, et al: Timing of bolus in children with type 1 diabetes using continuous subcutaneous insulin infusion (TiBoDi Study). Diabetes Technol Ther 2010;12:149–152.

7 Barclay A, Gilbertson H, Marsh K, Smart CE: Dietary management in diabetes. Aust Fam Physician 2010;39:579–583.

8 National Health and Medical Research Council: Australian dietary guidelines. Canberra, National Health and Medical Research Council, 2013.

9 National Health and Medical Research Council: Australian guide to healthy eating. Canberra, National Health and Medical Research Council, 2013.

10 Laurenzi A, Bolla A, Panigoni G, Doria V, Uccellatore A, Peretti E, et al: Effects of carbohydrate counting on glucose control and quality of life over 24 weeks in adult patients with type 1 diabetes on continuous subcutaneous insulin infusion: a randomized, prospective clinical trial (GIOCAR). Diabetes Care 2011;34:823–827.

11 Smart CE, Ross K, Edge JA, King BR, McElduff P, Collins CE: Can children with type 1 diabetes and their caregivers estimate the carbohydrate content of meals and snacks? Diabet Med 2010;27:348–353.

12 Smart C, Evans M, O'Connell S, McElduff P, Lopez P, Jones T, et al: Both dietary protein and fat increase postprandial glucose excursions in children with type 1 diabetes, and the effect is additive. Diabetes Care 2013;36:3897–3902.

13 Thomas D, Elliott E: Low glycaemic index, or low glycaemic load, diets for diabetes mellitus. Cochrane Database Syst Rev 2009;1:CD006296.

（王晓川）

第十六节　先天代谢异常

Anita MacDonald

关键词

苯丙酮尿症,枫糖尿症,尿素循环障碍,有机酸血症,半乳糖血症,糖原累积病,蛋白质,氨基酸,半乳糖,果糖,葡萄糖

内容要点

- 常见代谢出生缺陷(IEM)终身膳食治疗适用于多种疾病。
- 在神经损害和毒性损害发生前做出早期诊断非常重要。
- 对于氨基酸代谢障碍、有机酸血症、尿素循环障碍、半乳糖血症和遗传性果糖不耐受的治疗策略包括禁忌或控制毒性代谢产物前体的膳食摄入。
- 其他代谢缺陷应避免过度禁食(如脂肪酸氧化障碍)或规律性摄入葡萄糖(如糖原累积病)。
- IEM 患者发生急性代谢失代偿,需急诊膳食处理。
- 注意保证宏量营养素和微量营养素的供给以满足基本膳食摄入量的需求。
- 经常监测生长、营养摄入、发育和生化指标是必要的。

简介

常见先天代谢异常(IEM)的终身膳食治疗适用于各种不同的遗传代谢性疾病。各种疾病状况可能意味着不同的年龄具有不同的严重程度和后果。需要禁忌和减少进食毒性代谢产物前体的膳食成分的疾病包括苯丙酮尿症(PKU)、枫糖尿症(MSUD)、有机酸尿症、尿素循环障碍(UCD)和半乳糖血症。需要稳定葡萄糖的疾病包括脂肪酸氧化缺陷和糖原累积病(GSD)。神经或其他毒性损害发生前做出早期诊断是非常必要的。许多 IEM 现在可通过出生筛查发现。有时新生儿需要急诊治疗,如透析以去除毒性有机酸或氨。

IEM 患儿在发生急性失代偿时(感染/手术/创伤伴进食减少或禁食),存在发生不可逆损害的风险,尤其是神经系统,有必要进行急诊治疗。急诊措施是提供外源性热量供给(口服葡萄糖液或静脉输入葡萄糖)以减少潜在的毒性代谢产物的产生或预防低血糖[1]。对于许多其他疾病状态(包括 MSUD、有机酸血症、UCD、长链和中链脂肪酸氧化障碍性疾病和 GSD),此项措施也是必要的。

氨基酸代谢障碍

氨基酸代谢中不同的酶缺陷引起不同的异常,导致不同的毒性物质聚集,如 PKU 的苯丙氨酸、苯丙酮酸和苯乙酸,并导致组织器官损害(表 1)[2]。脑、肝和肾脏是最常受累的器官。一些代谢缺陷性疾病在急性代谢失调的临床表现不明显的情况下,导致慢性神经系统损害(如 PKU),还有一些则因分解代谢造成内源性蛋白质降解并且释放氨基酸引起急性症状(MSUD)[3]。膳食治疗是 PKU、高胱氨酸尿症(HCU)、MSUD 和

表 1　氨基酸代谢障碍发病率、分类和症状

疾病	发病率	分类	未治疗的症状	治疗
PKU	人群变化： 1/4000~ 1/200 000	典型和严重，血浆苯丙氨酸浓度 >1200μmol/L 中度 >600~1200μmol/L 轻度或高苯丙氨酸血症 <600μmol/L	严重智力和神经损害，鼠尿味，婴儿痉挛，头发、眼和皮肤颜色浅淡，湿疹 头小畸形，语言发育延迟 成年：活动过度，心理异常行为，自闭表现，自残，步态异常，肿瘤，癫痫大发作	低苯丙氨酸饮食（典型 PKU，儿童：耐受 200~500mg/d） 补充无苯丙氨酸 L- 氨基酸 补充酪氨酸（一般已添加在 L- 氨基酸中） 维生素 / 矿物质 / 必需营养素和 LC PUFA 食用特殊和自然的低蛋白食物保证"正常的"热量需求 每日 5~20mg/kgd 沙丙蝶呤对轻 / 中度 PKU 有效
MSUD	1/116 000	典型 MSUD 中型 间歇型 对 VB1 反应型（支链酮酸脱氢酶的辅因子）	典型（新生儿起病）：喂养困难，甜、麦芽味、焦糖味，发作性呕吐，烦躁，低血糖，嗜睡，脑病，脑水肿，惊厥，延误诊断可能致神经损害或死亡 中型：任何年龄起病发育落后，肌张力低下，进行性发育延迟，酮症酸中毒 间歇型：发作性共济失调和酮症酸中毒（因疾病或蛋白摄入过多）	低 BCAA 饮食（亮氨酸，缬氨酸，儿童典型 MSUD 耐受 400~600mg/d） 补充无 BCAA L- 氨基酸 如血水平低补充缬氨酸 / 异亮氨酸（剂量因血浓度确定） 维生素 / 矿物质 / 必需营养素和 LC PUFA 食用特殊和自然的低蛋白食物保证'正常的'热量需求 禁食、感染和手术等需急诊处理
HT1	1/100 000	急性和慢性	急性：婴儿早期发病，严重肝衰竭，肝硬化，肝细胞癌，肾范可尼综合征，肾小球硬化，VD 抵抗佝偻病，神经危象 慢性：轻度肝肿大，轻度生长迟缓，肾小管功能障碍和佝偻病，肝脾肿大，肝硬化，肝细胞癌	低酪氨酸和苯丙氨酸饮食 可能耐受达 0.5g/(kg·d)天然蛋白，但量因酪氨酸 / 苯丙氨酸浓度而定 补充无酪氨酸 / 苯丙氨酸的氨基酸 如血浓度低可补充苯丙氨酸 食用特殊和自然的低蛋白食物保证'正常的'热量需求 维生素 / 矿物质 / 必需营养素和 LC PUFA 尼替西农（1mg/(kg·d)）
HCU	典型 HCU 1/344 000 1/65 000~ 1/900 000	对吡哆醇有反应	光学晶体脱位，近视和青光眼，骨质疏松，脊柱侧凸，长骨细长，学习困难，发育迟缓，精神异常，脑电图异常，癫痫，血栓栓塞	典型 HCU 仅需低蛋氨酸饮食（平均可耐受 230mg/d） 补充无蛋氨酸 L- 氨基酸 如血中水平低，补充胱氨酸（剂量根据血中浓度定） 食用特殊和自然的低蛋白食物保证"正常的"热量需求 维生素 / 矿物质 / 必需营养素和 LC PUFA 补充叶酸和甜菜碱

BCKD= 支链 α- 酮酸脱氢酶；BCAA= 支链氨基酸；LC PUFA= 长链不饱和脂肪酸

1 型酪氨酸血症（HT1）的基本治疗手段[4]。

膳食治疗包括：

● 禁忌含某些高蛋白食物以防止"前体"氨基酸过度堆积；这类食物如肉类、鱼、蛋、奶酪、坚果等避免食用，除非代谢缺陷不甚严重。

● 供给少量有限的自然蛋白质以维持血中氨基酸"前体"在控制范围内；自然食物源的氨基酸应主要来自谷物、土豆、一些蔬菜和奶类。

● 由于"前体"氨基酸不含 L- 氨基酸，在 L- 氨基酸的利用率低下的情况下，应该适量补充以保证合成蛋白质 / 氮的需要。

● 由于酶障碍或膳食治疗可能造成必需氨基酸缺乏时（如 HT1 的苯丙氨酸，HCU 的胱氨酸）需补充或有条件地补充。

● 鼓励食用低蛋白质含量的食物，尤其是加工过的低蛋白食物如面包和通心粉，以维持正常的热量摄入。

● MSUD 患者罹患其他疾病和创伤时应预防过度分解代谢和代谢失代偿。

膳食治疗也许是目前唯一的有效形式，或可以结合其他治疗。对于轻至中度 PKU 患儿，能够将苯丙氨酸羟基化为酪氨酸的辅酶 - 四氢生物蝶呤辅助治疗，可能有助于提高对自然蛋白质的耐受或改善血苯丙氨酸水平。它的作用像是增强缺陷酶活性的分子伴侣[4]。对于 HT1 患儿，尼替西农抑制分解代谢中间体的堆积，这些中间体可转化成琥珀酰丙酮和琥珀酰乙酰乙酸，具有肝脏和肾脏毒性[5]。

有机酸尿症

有机酸尿症是多种疾病所致，典型的是氨基酸、碳水化合物和脂肪酸降解途径损害所致，特征是尿中有机酸排泄增多。包括支链氨基酸代谢异常：甲基丙二酸尿症（MMA）、丙酸尿症（PA）和异戊酸尿症

（表 2）。临床表现常有脑病和发作性代谢性酸中毒，原因除了毒性中间代谢产物堆积外还有线粒体能量代谢障碍和左旋肉碱的代谢紊乱[3]。症状一般在生后 2~5 天发生，也可在任何年龄起病。治疗的主要目的是逆转代谢异常，促进合成代谢以逆转内源性蛋白质降解[3]。

治疗策略包括：①限制前体氨基酸的自然蛋白质摄入（目的是提供安全水平的氨基酸摄入[6]）；②维持最佳热量摄入；③使用辅助化合物减少毒性代谢产物（如左旋肉碱）或增加缺陷酶的活性（如 MMA 时使用维生素 B_{12}）。一些遗传代谢性疾病补充无前体氨基酸的自然蛋白质，但其长期价值还不确定。MMA 和 PA 减少丙酸盐的产生，避免长期禁食导致脂类降解时甘油三酸酯中的奇链脂肪酸的氧化也是必要的（通过使用过夜的胃管喂养）。MMA/PA 也可以使用甲硝唑减少肠道丙酸盐的生成。分解代谢应激引起的代谢失代偿（如呕吐和进食减少）需要急诊治疗干预。

尿素循环障碍

UCD 是与蛋白质和其他含氮分子降解有关的耗氮代谢中罕见的缺陷类型[7]。尿素循环中任何酶活性的部分缺陷或完全缺乏（包括氨甲酰磷酸合成酶 1、鸟氨酸氨甲酰转移酶、琥珀酸合成酶、琥珀酸裂解酶和精氨酸酶）都可以导致氨和谷氨酰胺堆积以及正常的精氨酸生物合成阻断。后果是高氨血症和中枢神经系统功能障碍导致高死亡率。虽然症状主要发生在新生儿时期，也可发生在不同年龄，症状的特征和严重程度取决于受影响的酶以及其残基的活性[8]。

UCD 的治疗包括减少蛋白质摄入，补充必需氨基酸及避免分解代谢。药物治疗改变氮排泄途径及除氨药物（如苯丁酸钠或苯甲酸钠）和精氨酸（除外精氨酸酶缺陷），

表2　有机酸血症的发病率、分类和症状体征

疾病	发病率	分类	症状体征	治疗	合并症
PA	不确定 约1/50 000~1/500 000 沙特阿拉伯地区高（1/2000~1/5000）	早发型：新生儿期发病，进食蛋白食物后严重疾病状态 晚发型：>6周，较少见，临床表现多样	致命性疾病，拒奶喂养困难，生长落后，呕吐，脱水，呼吸困难，低体温，嗜睡，肌张力减退，肝大，发育迟缓，惊厥，昏迷	1. 低蛋白饮食±补充无蛋氨酸、苏氨酸、缬氨酸和异亮氨酸的氨基酸 2. 卡尼丁 3. 甲硝唑 4. 酸中毒用碳酸氢钠 5. 高氨血症用苯甲酸钠 6. 合并感染时的急诊处理	神经损害，运动损害，肌张力低下，发育迟缓，生长落后，急性营养缺乏，如硒、锌、脱发，营养不良，皮炎，念珠菌感染，反复感染，骨质疏松，急性和反复胰腺炎，低钙血症，心肌病
MMA	不确定 约1/50 000	甲基丙二酰-辅酶A转位酶表型： Mut0（酶无活性） Mut（残余酶活性） 钴铵素缺乏 cblA cblB 钴铵素还原通路障碍 cblC cblD	拒奶喂养困难，生长落后，呕吐，肌张力减退，念珠菌感染，脱水，肌张力减退，呼吸困难，嗜睡，进行性脑病，肝肿大，发育迟缓，惊厥	1. 维生素B₁₂ 2. 低蛋白饮食±补充无蛋氨酸、苏氨酸、缬氨酸和异亮氨酸的氨基酸 3. 卡尼丁 4. 甲硝唑 5. 酸中毒用碳酸氢钠 6. 高氨血症用苯甲酸钠 7. 合并感染时的急诊处理	神经损害，肌张力减退，神经发育迟缓，学习困难，基地神经节损害及中风样症状，生长落后，脱发，营养缺乏，如硒、锌、脱发，骨质疏松，急性复发胰腺炎，肾小管中毒伴高尿酸血症，慢性肾衰，心肌病
异戊酸血症	未知	急性、重度新生儿型 慢性间歇型	发作性呕吐，拒奶喂养困难，肌张力减退，嗜睡，脱水，低体温，脚汗味，进行性脑病，精神运动迟缓，惊厥	1. 低蛋白饮食±补充无亮氨酸的氨基酸 2. 卡尼丁 3. 甘氨酸 4. 合并感染时的急诊处理	神经损害，厌食含蛋白食物，胰腺炎，生长落后，学习困难

可以促进氨参与合成瓜氨酸和精氨琥珀酸。对于鸟氨酸氨甲酰转移酶和氨基甲酰磷酸合成酶缺陷的患儿,可以使用 L- 瓜氨酸替代精氨酸[7]。

脂肪酸氧化障碍

禁食时需要线粒体脂肪酸氧化产生能量,通过完全氧化或通过肝脏产生酮体,后者可作为脑的替代能量来源。损害主要是禁食后引起和典型低酮酸性低血糖,导致昏迷或抽搐。北欧最常见的脂肪酸疾患是中链酰基辅酶 A 脱氢酶缺陷(MCADD)[5]。未筛查的人群中,MCADD 发病后的死亡率为 25%。大多数儿童通过新生儿筛查诊断一般情况良好无长期后遗症。婴儿期急性代谢异常的发作包括因呕吐、腹泻或发热而长时间禁食,青少年或成人剧烈运动、饮酒和吸毒(伴呕吐或未进食)、手术和妊娠[9]。治疗包括避免禁食及其他疾病状态、手术或创伤时急诊治疗。表 3 建议了安全的禁食时间。

碳水化合物代谢障碍

碳水化合物代谢障碍临床表现多样:毒性症状(半乳糖血症和遗传性果糖不耐受,HFI)或低血糖(GSD)

半乳糖和果糖代谢障碍

半乳糖血症是由于糖蛋白和糖脂糖基化异常所致[10]。在 HFI,1- 磷酸果糖堆积抑制糖原降解和葡萄糖合成,因此进食果糖后导致严重低血糖[11]。这两种情况都可能危及生命。半乳糖血症儿童进食乳糖(奶及奶制品),HFI 进食果糖(水果,蔗糖)后会引起肝脏和肾脏的严重损害[5]。治疗包括杜绝摄入半乳糖或果糖。

半乳糖血症儿童常于生后第一周出现症状。HFI 儿童进食水果、蔬菜尤其是蔗糖后出现症状,常在 4~8 月龄[12]。半乳糖血症的长期并发症常见,且与疾病严重程度、膳食类型或饮食治疗的依从性不相关,后期的饮食限制的严格程度存在争议。与其相反 HFI 的预后较好,生长、智力和寿命一般正常[12]。

糖异生和糖原累积障碍

GSD 是糖原合成和降解过程中不同酶的缺陷所致[13]。糖原储存于肝脏和肌肉中,糖原分解障碍可能影响肝脏和(或)肌肉[14]。肝脏 GSD 包括 GSD I 型和 GSD III 型的肝脏症状[15]。典型的代谢特征是乳酸血症和低血糖。不同器官功能障碍,最常见是肝肿大。治疗的目的是维持正常血糖,预防低血糖和预防并发症。治疗包括频繁进食,补充玉米淀粉和(或)持续过夜的胃管喂养防止低血糖。别嘌呤醇可减少 GSD I 型血中尿酸水平预防肾结石[14]。

表 3　MCADD 和碳水化合物代谢障碍发病率、分类和症状

疾病	发病率	分类	症状体征	治疗	合并症
MCADD	英国,美国,澳大利亚 1/12 000~ 20 000	常见突变 c.985A>G 临床表现严重 较轻型临床表现不确定	急性"低酮性"低血糖脑病和肝功能障碍	1 岁内频繁规律喂养 >1 岁避免禁食 >12~14 小时 饮食无需限制脂肪 合并感染、手术或其他需要禁食情况急诊处理,(规律喂养葡萄糖);如果不耐受可静脉输注葡萄糖液	继发于急性代谢异常发育延迟

疾病	发病率	分类	症状体征	治疗	合并症
半乳糖血症	西欧 1/16 000~ 1/40 000	GALT 缺陷 典型半乳糖血症: GALT 酶活性对照 <5% Duarte 变异型: GALT 酶活性约为对照 25%	喂养困难,生长落后,肝细胞损害,出血,肝衰,脓毒症,新生儿期死亡,白内障,智残,发育迟缓,语言障碍 运动功能异常	低半乳糖饮食(无乳糖) 无乳糖药物	早产 卵巢功能障碍 生长延迟 骨质疏松
HFI	1/20 000 (1/11 000~ 1/100 000)	果糖 1-磷酸醛缩酶活性缺陷	恶心,呕吐,不安,苍白,出汗,颤抖,嗜睡,肝大,黄疸,出血,近端肾小球综合征,肝衰竭死亡	1. 无果糖、蔗糖、山梨醇饮食 2. 补充无蔗糖/果糖多种维生素 3. 无果糖、蔗糖、山梨醇药物	肝肾功能障碍
GSD	1/100 000	GSD Ia(von Gierke) 葡萄糖-6-磷酸酶缺陷	肝大,低血糖,高脂血症,嗜睡,惊厥,发育迟缓,隆凸腹	1. 无乳糖(±无蔗糖/果糖)配方(不禁忌母乳) 2. 白天频繁少量喂养避免饥饿(高碳水化合物) 3. 夜晚持续胃管葡萄糖 4.>1 岁生玉米淀粉(开始量 1g/kg/剂):根据监测葡萄糖确定量 5. 蛋白质占总推荐热量 10%~15% 6. 维生素/矿物质/必需营养素和 LC PUFA	矮小,骨质疏松,青春期痛风,肾脏疾病,肺动脉高压,肝腺瘤,多囊肾,胰腺炎,影响神经认知,月经过多
	1/8GSD Ⅰ 为Ⅰb型	GSD Ⅰb(von Gierke)	与 GSD Ⅰa 相同粒细胞减少感染,炎症性肠病,肝大,肌病,矮小,低血糖	7. 合并感染时急诊处理,(持续胃管喂养葡萄糖) 8. 黄嘌呤氧化酶抑制剂(别嘌呤醇)预防痛风 9. 低脂药物	
	1/100 000	GSD(Cori/Forbes)脱支链酶缺陷和亚型 GSD Ⅲa 占 85% GSD Ⅲb 占 15%	GSD Ⅲa 症状累及肝脏和进行性肌肉损害(心肌和骨骼肌) GSD Ⅲb 主要累及肝脏	1. 高蛋白饮食 2. 生玉米淀粉 >1 岁(起始剂量 1g/kg):根据监测葡萄糖/乳酸浓度调整定时喂养 3. 维生素/矿物质/必需营养素和 LC PUFA 4. 合并感染时急诊处理,(持续胃管喂养葡萄糖)	心肌病 肌病 生长落后 骨质疏松 多囊卵巢

GALT= 半乳糖 -1- 磷酸尿苷酰转移酶;LC PUFA= 长链不饱和脂肪酸

总结

● 治疗 IEM 的目标是儿童期达到最佳的发育和营养状态,青春期和成年时最大程度地自立生活,与社会融合及自尊自信。

● IEM 最好的治疗需要医生领导的多学科团队共同努力。

● 基本原则是通过细致的营养支持提供宏量营养素和微量营养素以满足膳食摄入量标准。

● 经常监测生长、营养摄入、发育和生化指标是必要的。

参考文献

1　Dixon M: Emergency regimens; in Shaw V, Lawson M (eds): Clinical Paediatric Dietetics, ed 3. Oxford, Blackwell, 2007, pp 375–389.

2　Hoffmann GF, Nyhan WL, Zschocke J, Kahler SG, Mayatepek E: Inherited Metabolic Diseases: A Clinical Approach. Philadelphia, Lippincott Williams & Wilkins, 2002.

3　de Baulny HO, Dionisi-Vici C, Wendel U: Branched-chain organic acidurias/acidaemias; in Saudubray JM, van den Berghe G, Walter JH (eds): Inborn Metabolic Diseases: Diagnosis and Treatment, ed 5. Berlin, Springer, 2012, pp 278–296.

4　MacDonald A, White F, Dixon M: Amino acid disorders; in Shaw V (ed): Clinical Paediatric Dietetics, ed 4. Oxford, Blackwell, 2014, in press.

5　Zschocke J, Hoffmann GF: Vademecum Metabolicum: Diagnosis and Treatment of Inborn Errors of Metabolism, ed 3. Friedrichsdorf, Milupa Metabolics, 2011.

6　WHO/FAO/UNU: Protein and amino acid requirements in human nutrition: report of a joint WHO/FAO/UNU expert consultation. WHO Technical Report Series, vol 935. Geneva, WHO, 2007.

7　Adam S, Champion H, Daly A, Dawson S, Dixon M, Dunlop C, Eardley J, Evans S, Ferguson C, Jankowski C, Lowry S, MacDonald A, Maritz C, Micciche A, Robertson L, Stafford J, Terry A, Thom R, van Wyk K, Webster D, White FJ, Wildgoose J; British Inherited Metabolic Diseases Group (BIMDG) Dietitian's Group: Dietary management of urea cycle disorders: UK practice. J Hum Nutr Diet 2012;25:398–404.

8　Lanpher BC, Gropman A, Chapman KA, Lichter-Konecki U, Urea Cycle Disorders Consortium, Summar ML: Urea cycle disorders overview; in Pagon RA, Adam MP, Bird TD, Dolan CR, Fong CT, Stephens K (eds): GeneReviewsTM. Seattle, University of Washington, Seattle, 2003, updated 2011.

9　Lang TF: Adult presentations of medium-chain acyl-CoA dehydrogenase deficiency (MCADD). J Inherit Metab Dis 2009;32:675–683.

10　Elsas LJ: Galactosemia; in Pagon RA, Adam MP, Bird TD, Dolan CR, Fong CT, Stephens K (eds): GeneReviewsTM. Seattle, University of Washington, Seattle, 2000, updated 2010.

11　Bouteldja N, Timson DJ: The biochemical basis of hereditary fructose intolerance. J Inherit Metab Dis 2010;33:105–112.

12　Steinmann B, Santer R: Disorders of fructose metabolism; in Saudubray JM, van den Berghe G, Walter JH (eds): Inborn Metabolic Diseases: Diagnosis and Treatment, ed 5. Berlin, Springer, 2012, pp 157–165.

13　van den Berghe G: Disorders of gluconeogenesis. J Inherit Metab Dis 1996;19:470–477

14　Laforet P, Weinstein DA, Smit PA: The glycogen storage diseases and related disorders; in Saudubray JM, van den Berghe G, Walter JH (eds): Inborn Metabolic Diseases: Diagnosis and Treatment, ed 5. Berlin, Springer, 2012, pp 115–116.

15　Kishnani PS, Austin SL, Arn P, Bali DS, Boney A, Case LE, Chung WK, Desai DM, El-Gharbawy A, Haller R, Smit GP, Smith AD, Hobson-Webb LD, Wechsler SB, Weinstein DA, Watson MS; ACMG: Glycogen storage disease type III diagnosis and management guidelines. Genet Med 2010;12:446–463.

（王晓川）

第十七节　高胆固醇血症

Berthold Koletzko

关键词

高胆固醇血症,家族性,低密度脂蛋白胆固醇,饮食治疗,饱和脂肪酸,植物固醇

内容要点

- 严重的高胆固醇血症的患儿应当尽早得到诊断并接受治疗,以减少未成年心血管疾病的发病率及病死率。
- 饮食调整可以从 2~3 岁时开始。
- 非常重要的措施是,用单不饱和脂肪及多不饱和脂肪代替并限制饱和脂肪的摄入来调整饮食中脂肪的摄入。
- 复合的及慢消化的碳水化合物比糖类优先消耗,因此可以适度减少血浆中胆固醇的水平,但在儿童中往往难以做到。
- 可溶的食物纤维对于减低胆固醇水平有帮助,因而可以选择性地推荐给依从性好的家庭。

简介

大量流行病学和干预研究的证据显示,血浆中较高的胆固醇水平[尤其是较高的低密度脂蛋白(LDL)水平早期]是早期心血管疾病(如冠心病和心肌梗死)病理进展及相关死亡率增高的风险因素[1,2]。在儿童中,组织活检研究表明,血浆胆固醇及低密度脂蛋白 LDL 水平升高伴随着早期发生血管损伤的几率增高,而通过超声技术进行的临床研究表明血管内膜脂质沉积增加及血管舒张能力减弱。在包括儿童的普通人群中,提倡健康的生活方式和饮食习惯有助于心血管的健康[3]。由家族性高胆固醇血症等遗传性疾病引起胆固醇水平明显升高的儿童应给予早期诊断及有效的治疗。对于患有高胆固醇血症的儿童其干预治疗基于饮食调整,如本文所述。对于单纯通过饮食干预无法取得满意的血浆胆固醇水平下降的儿童应考虑辅助使用降脂药物。

脂蛋白

血浆中的脂肪通过脂蛋白(表 1)运输,脂蛋白通过其携带的载脂蛋白与受体结合完成向组织转运脂肪。小肠上皮细胞摄取饮食中的脂肪后形成富含甘油三酯的乳糜微粒,再分泌到淋巴液及转运至相邻血流中。乳糜微粒中的甘油三酯被毛细血管内皮细胞连接的脂蛋白脂酶水解。脂肪分解产物被组织摄取并利用。脂蛋白脂酶也水解由小肠和肝脏合成的极低密度脂蛋白(VLDLs)。这种脂肪分解导致了中密度脂蛋白及之后的低密度脂蛋白在循环中的形成。胆固醇及载脂蛋白 B_{100} 中富含低密度脂蛋白,它们与肝细胞及外周血细胞膜上的载脂蛋白受体结合将胆固醇转运至组织。较高的低密度脂蛋白血浆水平导致血管内膜上的胆固醇沉积增加、动脉粥样硬化性的血管损伤及早期冠状动脉疾病的发生。低密度脂蛋白胆固醇可以通过超速离心的方法进行度量,而在临床上则是在经

禁食过夜后用 Friedewald 公式进行计算：LDL 胆固醇（mg/dl）= 总胆固醇含量（mg/dl）– 高密度脂蛋白胆固醇含量（mg/dl）– ［甘油三酯含量（mg/dl）× 0.2］。（胆固醇含量（mg/dl）× 0.0259 转换为 mmol/L）。血浆脂蛋白（a）是一种携带载脂蛋白（a）的低密度脂蛋白颗粒，其水平升高（>30mg/dl），是发生冠状动脉疾病和幼年性血栓症的一个独立危险因素。肝脏及小肠产生的富含高密度脂蛋白和低胆固醇的载脂蛋白 A（新生的高密度脂蛋白），可以从组织、极低密度脂蛋白和低密度脂蛋白中摄取胆固醇并将其转运回肝脏。与低密度脂蛋白不同，血浆中高水平的高密度脂蛋白可以预防动脉粥样性疾病的发生。对儿童及青少年血脂、脂蛋白以及载脂蛋白的评估表 2。

高胆固醇血症

杂合型的家族性高胆固醇血症是发生率最高的一种遗传性代谢性疾病，在欧洲与北美新生儿中的发病率为 1∶500，是 LDL 受体功能缺陷的显性遗传疾病（如影响约为带有突变基因的父母子女中 50%）。接受肠内营养治疗后，LDL 胆固醇水平显著增高（通常 >180mg/dl），总胆固醇（>250mg/dl）和载脂蛋白 B（>150mg/dl；Frederickson 高

表 1 血浆脂蛋白特点

	乳糜微粒	极低密度脂蛋白	低密度脂蛋白	高密度脂蛋白
主要脂质	甘油三酯	甘油三酯	胆固醇	胆固醇,磷脂
主要载脂蛋白	A,B_{48},C	B_{100},C,E	B_{100}	A,E
形成	肠	肠,肝	极低密度脂蛋白降解产物	肠,肝
主要功能	外源性甘油三酯的转运	将内源性甘油三酯从肝脏转运至肝外组织	将胆固醇转运至肝外组织	将胆固醇从肝外组织转运至肝脏

表 2 评估儿童及青少年血脂、脂蛋白以及载脂蛋白浓度（mg/dl）

脂类	低值	期望水平	临界水平 ~75%	高值 ~95%
总胆固醇	–	<170	170~199	≥200
低密度脂蛋白胆固醇	–	<110	110~129	≥130
非高密度脂蛋白胆固醇 [a]	–	<123	120~144	≥145
甘油三酯				
0[b]~9 岁	–	<75	75~99	≥100
10~19 岁	–	<90	90~129	≥130
高密度脂蛋白胆固醇	<35	>45	35~45	–
载脂蛋白 A-1	<115	>120	115~120	–
载脂蛋白 B	–	<90	90~109	≥110
脂蛋白 a	–	<30	—	>30

以上数值乘以 0.0259 转换为 mmol/L（胆固醇）或乘以 0.0113 转换为 mmol/L（甘油三酯）

[a] 非高密度脂蛋白胆固醇 = 总胆固醇 - 高密度脂蛋白胆固醇

[b] 因饮食摄入高脂肪并且难以获得空腹血样本，婴儿的甘油三酯浓度往往高于以上数据

脂血症Ⅱa型）水平也显著增高。在未治疗的患者中，冠状动脉性心脏病可能在中年时就已经发生了。诊断基于对有家族史的患者反复检测空腹下血浆中脂蛋白水平（显性遗传），或通过分子遗传学进行诊断。纯合型家族性高胆固醇血症较少见，其发生率为1∶1 000 000，患儿的LDL受体功能完全缺失，导致婴儿期胆固醇水平超出正常（>600mg/dl）。患儿可在10岁前就已出现脂瘤性纤维瘤，除非通过体外血浆分离置换或肝移植治疗，否则通常在20岁之前死亡（图1）。在儿童中发现的一种表型类似于杂合型家族性高胆固醇血症的带有载脂蛋白B缺陷也可以导致受体结合缺陷或LDL缺陷。该病的发病率与LDL受体缺陷一样高。次要的高脂血症（表3）在儿童中并不少见，且往往受治疗原发病和去除诱因的影响。严重及迁延性的次要的高脂血症与原发性遗传性高脂血症一样需要治疗。

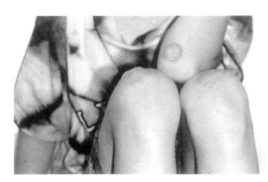

图1　患纯合型家族性高胆固醇血症的12岁儿童髌骨和肘部脂瘤性纤维瘤

表3　儿童及青少年继发性高脂血症

高胆固醇血症

急性间歇性卟啉病

神经性厌食症

胆汁淤积性肝病

库欣综合征

甲状腺功能减退

肾病综合征、肾衰、透析

续表

高甘油三酯血症

肥胖

糖尿病

1型糖原累积症

胰腺炎

复杂高脂血症

肥胖

糖尿病

1型糖原累积症

肝炎

肾病综合征、肾衰、透析

药物：β阻滞剂、肾上腺皮质激素、雌激素、雄激素、噻嗪类利尿剂

妊娠

系统性红斑狼疮

高胆固醇血症的饮食治疗

治疗的目标是达到稳定的低胆固醇水平，从而降低早期心血管疾病的发病率和死亡率，同时在正常的HDL胆固醇（>45mg/dl）水平基础上提供高质量的生活及可口食物。应当在LDL胆固醇>130mg/dl时考虑饮食调整（表2）。有效改善饮食的先决条件是通过反复的咨询和练习，提高患者及其家庭对病情的了解和依从性。

饮食调整可以从2~3岁以后开始。调整饮食中的脂肪摄入量是最重要的因素。含有12~16个碳原子的饱和脂肪酸（基础动物脂肪和某些热带的油）和反式异构脂肪酸（主要来源于氢化脂肪）可以使LDL胆固醇水平增高（表4），因而摄入量不应超过食物热量供应量中的8%~12%。饮食脂肪应优先使用单不饱和脂肪酸（>10%的能量；主要为菜籽油和橄榄油），可以减少LDL并增加HDL胆固醇水平（表4），并调整多不饱和脂肪酸的含量（7%~10%的能量；如谷物和葵花籽油）。限制总脂肪摄取为热量供应

表 4　饮食中的脂肪对血浆 LDL 和 HDL 胆固醇水平的影响

饮食脂肪	食物来源	胆固醇	
		LDL	HDL
饱和脂肪酸(含 12~16 个碳原子)	脂肪乳制品(黄油、奶油)、肉类、花生油	↑↑↑	↑
反式脂肪酸	水解脂肪(高度煎炸脂肪、硬人造黄油、烘培谷物);反刍动物脂肪(牛奶、牛肉、羊肉)	↑↑	↓
单不饱和脂肪酸(如油酸)	菜籽油和橄榄油、鳄梨油	↓↓	↑
多不饱和脂肪酸(如亚油酸)	大多数的蔬菜油(如玉米油,葵花籽油)、软人造黄油	↓↓	↓（较高摄入量）
胆固醇	蛋、内脏	↑	=

量的 30%~35% 有助于达到限制饱和脂肪酸和反式脂肪酸摄入量的目标。饮食中胆固醇的摄入应少于 300mg/d[1-3]。

复合的和慢消化碳水化合物比单糖和双糖优先得到消耗,可以适当减少血浆胆固醇水平。可溶性的食物纤维(如燕麦麸、欧车前)也有助于降低胆固醇水平,而非可溶性纤维(如小麦糠)不能降低胆固醇水平。然而,严格限制糖及高纤维食物对于多数儿童很难维持,只能选择性地推荐给具有较高积极性的家庭。

父母及家庭成员需要与 1 名内科医师和 1 名营养师或营养学家进行精细的饮食指导。伴随饮食治疗,鼓励正常的体重和规律的体育活动,坚决反对吸烟。饮食记录可以指出存在的问题并帮助获得进步。治疗的效果通过反复测定 LDL 胆固醇水平(每3~6 个月)来进行评估。饮食脂肪调整可以使 LDL 水平平均减少 10%~15%,其疗效存在明显的个体差异,可通过载脂蛋白 E 基因型测定来预测疗效:带有载脂蛋白 E_4 表型(约占欧洲人口的 10%~15%)、胆固醇平均水平较高而甘油三酯水平较低的患儿,对饮食治疗有较好的反应。相反,带有载脂蛋白 E_3 的个体(占人口 75%~80%)对饮食中胆固醇限制表现反应较弱。

植物固醇类或浓缩的植物固醇或其他浓缩的食物(也可以是颗粒)可以使血浆 LDL 胆固醇水平额外降低 10%~15%,应该鼓励使用。

如果单靠饮食调整不能使血浆 LDL 水平获得满意的降低,8~10 岁以后可以考虑加入他汀类、依泽替米贝或阴离子交换树脂等药物治疗,但饮食治疗仍需坚持。

总结

● HDL 胆固醇正常水平(>45mg/dl)、LDL 胆固醇水平 >130mg/dl 的儿童应当考虑调整饮食。

● 饮食中饱和及反式脂肪应限制在热量摄入量(E%)的 8%~12%,而单不饱和脂肪应提供 >10E% 及多不饱和脂肪为 7E%~10E%。

● 限制总脂肪摄入量为热量摄入量的30%~35% 有助于理想地控制饱和及反式脂肪酸的摄入。

● 饮食胆固醇的摄入应当少于每天300mg。

● 这种饮食脂肪调整可以使 LDL 水平降低 10%~15% 且具有明显的个体差异。

● 规律性消耗植物固醇或来源于浓缩食物的固醇可以使血浆 LDL 水平额外降低 10%~15%。

● 即使使用药物也应当坚持饮食治疗。

参考文献

1　Expert Panel on Detection, Evaluation, and Treatment of High Blood Cholesterol in Adults: Executive Summary of the Third Report of the National Cholesterol Education Program (NCEP) Expert Panel on Detection, Evaluation, and Treatment of High Blood Cholesterol in Adults (Adult Treatment Panel III). JAMA 2001; 285:2486–2497.

2　Perk J, De Backer G, Gohlke H, Graham I, Reiner Z, Verschuren WM, Albus C, Benlian P, Boysen G, Cifkova R, Deaton C, Ebrahim S, Fisher M, Germano G, Hobbs R, Hoes A, Karadeniz S, Mezzani A, Prescott E, Ryden L, Scherer M, Syvänne M, Scholte Op Reimer WJ, Vrints C, Wood D, Zamorano JL, Zannad F: European Guidelines on cardiovascular disease prevention in clinical practice (version 2012): the Fifth Joint Task Force of the European Society of Cardiology and Other Societies on Cardiovascular Disease Prevention in Clinical Practice (constituted by representatives of nine societies and by invited experts). Atherosclerosis 2012; 223:1–68.

3　Expert Panel on Integrated Guidelines for Cardiovascular Health and Risk Reduction in Children and Adolescents; National Heart, Lung, and Blood Institute: Expert Panel on Integrated Guidelines for Cardiovascular Health and Risk Reduction in Children and Adolescents: summary report. Pediatrics 2011;128(suppl 5): S213–S256.

4　Koletzko B, Kupke I, Wendel U: Treatment of hypercholesterolemia in children and adolescents. Acta Paediatr 1992;81: 682–685.

5　Eussen SR, de Jong N, Rompelberg CJ, Garssen J, Verschuren WM, Klungel OH: Dose-dependent cholesterol-lowering effects of phytosterol/phytostanol-enriched margarine in statin users and statin non-users under free-living conditions. Public Health Nutr 2011;14:1823–1832.

6　Malhotra A, Shafiq N, Arora A, Singh M, Kumar R, Malhotra S: Dietary interventions (plant sterols, stanols, omega–3 fatty acids, soy protein and dietary fibers) for familial hypercholesterolaemia. Cochrane Database Syst Rev 2014;6:CD001918.

7　Amir Shaghaghi M, Abumweis SS, Jones PJ: Cholesterol-lowering efficacy of plant sterols/stanols provided in capsule and tablet formats: results of a systematic review and meta-analysis. J Acad Nutr Diet 2013;113:1494–1503.

8　Braamskamp MJ, Wijburg FA, Wiegman A: Drug therapy of hypercholesterolaemia in children and adolescents. Drugs 2012; 72:759–772.

9　Daniels SR, Greer FR; Committee on Nutrition: Lipid screening and cardiovascular health in childhood. Pediatrics 2008; 122:198–208.

（王晓川）

第十八节　儿童炎症性肠病的肠内营养治疗

Marialena Mouzaki,Anne Marie Griffiths

关键词

肠内营养,炎症性肠病,生长,治疗

内容要点

- 全肠内营养(EEN)是除药物外治疗活动性克罗恩病的另一种途径;
- 治疗活动性克罗恩病,可选用要素饮食或多聚液体饮食 6~8 周作为唯一营养源;
- 补充肠内营养能够加速体重增长和身高增长,并有助于维持临床缓解;
- 有待进一步研究,阐明完全肠内营养作为主要治疗措施的机制。

简介

标准配方肠内营养可用于纠正或预防炎症性肠病患儿的营养不良[1]。全肠内营养使用配方奶粉替代正常饮食,以提供 100% 每日所需能量、宏量及微量元素。全肠内营养是激素治疗活动性克罗恩病以外的又一选择,在儿科患者中应用多于成人,同时欧洲使用率高于北美地区[2]。与激素随机对照试验、不同配方比较性试验结果均支持肠内营养的有效性[3]。具体作用机制尚未明确,可能与改变肠道菌群有关[4]。

关于克罗恩病的治疗方法日新月异。激素能够缓解症状,但几乎无黏膜愈合作用。在欧洲地区,新发克罗恩病的主要治疗方法是进行肠内营养,并早期使用巯嘌呤类

药物作为维持治疗。近期指南指出应加强北美地区儿童克罗恩病使用肠内营养进行治疗[5]。多学科团队包括护士、营养师的支持十分重要[5,6]。本章节介绍全肠内营养作为肠道炎症的主要治疗,同时提供实用临床指导。

活动性克罗恩病的治疗

有效性证据

绝大多数有关全肠内营养治疗活动性克罗恩病的数据与临床结局相关。非对照研究表明,全肠内营养治疗反应与内镜下黏膜愈合有关。近期一项对照试验包含 35 名活动性克罗恩病患儿,完全肠内治疗组 77% 患儿内镜下病变改善;激素组中仅 33% 患儿有所改善[7]。

患者选择

约 50%~60% 克罗恩病患者通过全肠内营养能够达到临床缓解[3]。治疗效果取决于患者病情特点。近期发病患者反应更佳[3],原因可能是针对儿童患者的小规模试验报道较高的反应率,及有关儿童患者的荟萃分析结果[8]。尽管存有争议,进行全肠内营养治疗,小肠炎症为主的患者疗效优于局限性结肠炎患者[6,9]。这可能表明克罗恩病结肠炎特别难以控制。欧洲及美国指南支持使用全肠内营养治疗时,不考虑疾病累及部位[5,10]。完全肠内营养不可用于治疗溃疡性结肠炎。

治疗原则

全肠内营养与补充性肠内营养

为获得治疗成功,全肠内营养应作为唯

一的营养来源。活动性克罗恩病治疗时若给予常规饮食,可干扰肠内营养治疗效[11],并导致饱腹感,患儿因此无法耐受标准配方。

应检测是否存在微量元素缺乏(如维生素 D),根据结果指导补充。标准配方的微量元素成分与其促黏膜愈合的作用,可助于纠正营养平衡紊乱[12]。

给予方式

流质可经口啜饮或通过硅胶鼻胃管(6或 8French)给予。大多数患儿可学会晚上自行插入胃管,以输入夜间所需的配方。每日早上拔出以便于日间活动。如预计使用时间超过数月,则可放置胃造瘘管。

目标液量与热量

全肠内营养的供给量应 100% 满足患者对热量与蛋白质的需求量。通过正常估计公式进行计算(如 Schofield 公式,WHO公式等;可参考 NASPGHAN 发布炎症性肠病指南)[5]。若患儿营养不良,应使用理想体重(根据患儿身高所对应的百分比,在生长曲线上得出该年龄患儿对应的体重)进行计算,而非实际体重,以防出现喂养不足的情况。估计总能量需求量时,需考虑到活动因子。维持液量无需完全由全肠营养提供,患者可以经口饮水。

使用鼻饲喂养时,应根据患者耐受逐渐提高输注速度。输注的时间应逐渐降低。表 1 所示为逐渐增加至全量喂养的方案。对大多数年轻患者,最终目标是在夜间10~14 小时内输入所需营养。

配方的选择

多聚体、短肽配方或氨基酸配方均可用于治疗活动性克罗恩病[3]。一般认为,流质饮食中蛋白质的含量不影响治疗效果[3]。膳食脂肪可能通过一系列机制调节炎症反应,如影响细胞因子和类花生酸类物质的生成[3,13]。尽管脂肪的种类和数量可调节炎症通路,但同时使用多聚体(通常脂肪含量

表 1　全肠内营养开始实施时的建议方案

初始输注速度	初始时每小时给予目标输注量的一半,并 24 小时持续给予
增加肠内营养量	根据耐受,每 3~6 小时增加 10ml
周期式肠内营养	每日喂养时间应减低 2~3 小时,速度根据规定时间内输注的总量决定
喂养的最终目标	最高喂养速度为 6~8ml/(kg·h),喂养持续时间为 10~14 小时

高些)与要素配方(通常脂肪含量低些)也可达到成功治疗,证明治疗效果并不单一由脂肪含量所定。

若患儿选择流质饮食时,应选用适口性较好的多聚体。若通过鼻胃管喂养,口感则不重要。脂肪含量可能影响治疗效果,传统的要素液体饮食(脂肪含量低)可能具有治疗益处。与传统多聚饮食相比,低脂饮食治疗益处较小[3]。

全肠内营养持续时间

全肠内营养所需的持续时间尚无明确规定。临床与实验室指标通常在 2 周内迅速改善,但达到黏膜愈合的理想时间并不明确。大多数胃肠专科医生建议治疗应持续至少 6 周。若患儿未达正常体重,则应延长治疗时间。

固体食物再次引入

应逐渐再次引入食物,尤其对于肠道狭窄患者,应在完成肠内营养后谨慎引入低纤维饮食。表 2 列出了食物再次引入顺序的范例。

促进身高增长

克罗恩病常见并发症为身高增长迟滞。肠道炎症产生促炎因子、患者长期营养不良[14],可直接抑制身高增长。长期不合理的激素治疗也可导致生长受限。其他促进黏膜愈合的治疗措施,只要能控制肠道炎

表 2　固体食物再次引入的方案样本

引入时间	食物种类	举例
1~4 日	谷物；低纤维	白面粉面包、圈饼、意面、大米；热谷类：麦乳；冷谷物（低脂低纤维）
5~9 日	肉类、鱼类及其他食物；低纤维、低脂	白煮（非油炸、非预加工）羊肉、小牛肉、牛肉、猪肉、鸡肉、火鸡肉、鱼类（低脂）豆腐、鸡蛋
10~14 日	水果与蔬菜低纤维、低脂	去皮生水果、去皮去籽罐装水果、去皮去籽熟蔬菜
15~17 日	低脂奶制品	牛奶、酸奶、奶酪
18 日	常规饮食	根据耐受缓慢增加脂肪与纤维含量

症，就能够减少细胞因子的产生、促进身高增长。身高增长恢复正常是治疗成功的标志。相反，若患儿仅有体重增长无身高增长，则表明肠道黏膜并未愈合，必须使用其他抗炎治疗。

维持临床缓解

肠内营养终止后症状可能复发。多数研究表明，60%~70% 患者在停止肠内营养 12 个月内复发。有两种营养干预措施可用于维持缓解：方法一为"周期式全肠内营养"，即夜间输入流质饮食，4 个月中有 1 个月停止常规饮食；方法二为"补充肠内营养"，每周 4~5 次夜间使用鼻胃管喂养，作为日间自由进食的补充[15]。欧洲用于全肠营养后维持临床缓解的最常见手段是使用免疫调节药物。

总结

● 克罗恩病加重，尤其累及小肠者，可使用全肠内营养治疗 4~6 周；

● 使用适口性较好的多聚配方可替代夜间鼻胃管输注；

● 肠内营养停止后，疾病复发十分常见，故应给予维持缓解措施；

● 身高持续正常增长是治疗成功的标志。

参考文献

1　Voitk AJ, Echave V, Feller JH, et al: Experience with elemental diet in the treatment of inflammatory bowel disease: is this primary therapy? Arch Surg 1973; 107:329–333.

2　Levine A, Milo T, Buller H, Markowitz J: Consensus and controversy in the management of pediatric Crohn disease: an international survey. J Pediatr Gastroenterol Nutr 2003;36:464–469.

3　Zachos M, Tondeur M, Griffiths AM: Enteral nutritional therapy for induction of remission in Crohn's disease. Cochrane Database Syst Rev 2007;1:CD000542.

4　Leach ST, Mitchell HM, Eng WR, Zhang L, Day AS: Sustained modulation of intestinal bacteria by exclusive enteral nutrition used to treat children with Crohn's disease. Aliment Pharmacol Ther 2008;28:724–733.

5　Critch J, Day AS, Otley A, et al: Use of enteral nutrition for the control of intestinal inflammation in pediatric Crohn disease. J Pediatr Gastroenterol Nutr 2012;54:298–305.

6　Buchanan E, Gaunt WW, Cardigan T, et al: The use of exclusive enteral nutrition for induction of remission in children with Crohn's disease demonstrates that disease phenotype does not influence clinical remission. Aliment Pharmacol Ther 2009;30:501–507.

7　Borrelli O, Cordischi L, Cirulli M, et al: Polymeric diet alone versus corticosteroids in the treatment of active pediatric Crohn's disease: a randomized controlled open-label trial. Clin Gastroenterol Hepatol 2006;4:744–753.

8　Heuschkel RB, Menache CC, Megerian JT, Baird AE: Enteral nutrition and corticosteroids in the treatment of acute Crohn's disease in children. J Pediatr Gastroenterol Nutr 2000;31:8–15.

9　Afzal NA, Davies S, Paintin M, Arnaud-Battandier F, Walker-Smith JA, Murch S, Heuschkel R, Fell J: Colonic Crohn's disease in children does not respond well to treatment with enteral nutrition if the ileum is not involved. Dig Dis Sci 2005;50:1471–1475.

10　Sandhu BK, Fell JM, Beattie RM, Mitton SG, Wilson DC, Jenkins H; IBD Working Group of the British Society of Paediatric Gastroenterology, Hepatology, and Nutrition: Guidelines for the management of inflammatory bowel disease in children in the United Kingdom. J Pediatr Gastroenterol Nutr 2010;50(suppl 1): S1–S13.

11　Johnson T, Macdonald S, Hill SM, Thomas A, Murphy MS: Treatment of active Crohn's disease in children using partial enteral nutrition with liquid formula: a randomized controlled trial. Gut 2006;55:356–361.

12　Gerasimidis K, Talwar D, Duncan A,

Moyes P, Buchanan E, Hassan K, O'Reilly D, McGrogan P, Edwards CA: Impact of exclusive enteral nutrition on body composition and circulating micronutrients in plasma and erythrocytes of children with active Crohn's disease. Inflamm Bowel Dis 2012;18:1672–1681.

13 Gassull MA, Fernández-Bañares F, Cabré E, Papo M, Giaffer MH, Sánchez-Lombraña JL, Richart C, Malchow H, González-Huix F, Esteve M: Fat composition may be a clue to explain the primary therapeutic effect of enteral nutrition in Crohn's disease: results of a double blind randomized multicentre European trial. Gut 2002;51:164–168.

14 Walters T, Griffiths A: Mechanisms of growth impairment in pediatric Crohn's disease. Nat Rev Gastroenterol Hepatol 2009;6:513–523.

15 Wilschanski M, Sherman P, Pencharz P, Davis L, Corey M, Griffiths A: Supplementary enteral nutrition maintains remission in paediatric Crohn's disease. Gut 1996;38:543–548.

（黄　瑛）

第十九节　囊性纤维化的营养问题

Michael Wilschanski

关键词

囊性纤维化,营养状况,胰酶,胃造口术

内容要点

- 囊性纤维化的存活率在过去的 40 年中已有根本性的提高。营养干预的进步是导致这种变化的一个因素。
- 这一章节对囊性纤维化的基础病变及其对患者营养状况的影响进行综述。
- 囊性纤维化的患者可以正常地生长和发育,为了达到这一目的,各个年龄段的营养咨询是很重要的。预防和早期发现生长落后是营养指导起效的关键因素。
- 提出对生长状态不佳的囊性纤维化患者进行治疗和营养干预的基本规范。

简介

囊性纤维化(CF)是白色人种中最常见的危及生命的常染色体隐性遗传病,其发病率在新生儿中为 1∶2500。该病的病因为位于 7 号染色体上编码 cAMP 耦联的氯离子通道蛋白的 cftr 基因突变[1]。无功能的 CFTR 蛋白影响众多器官如呼吸道、胃肠道、肝胆、生殖腺和汗腺的上皮中离子和水的转运。胰管中 CFTR 功能缺失导致 85% 的囊性纤维化患儿宫内胰腺梗阻和自身消化造成胰腺外分泌功能缺陷(PI)。

患有囊性纤维化和胰腺功能不全的婴儿的早期生长取决于诊断的年龄。临床诊断较困难,除非发生胎粪性肠梗阻,然而发生率仅为 15%;其余患者诊断较晚,主要表现为生长迟缓和脂肪泻,某些病例还伴有呼吸道症状。越来越多的国家已开展了运用 PI 的血清标志物对新生儿囊性纤维化进行筛查,从而有助于早期诊断获得良好的生长和营养状态[2]。新生儿筛查后的长期研究表明肺部疾病发生减少[3]。

大量的研究表明儿童低体重和生长落后以及成人期营养不良是预测死亡率的独立因素[4,5]。与此同时营养不良对肺移植的后果可能会产生不良的影响[6]。这些数据强调了预防及早期发现生长迟缓的重要性以及各个年龄段都应该关注营养干预治疗。欧洲及北美因此制定出版了营养指南[7,8]。

婴儿期

应当促进对囊性纤维化患儿的评估。一旦经脂肪泻试验及间接胰腺功能检测被诊断为胰腺功能缺陷,应当尽快开始胰腺酶替代治疗。在起初 4~6 个月,母乳喂养能够给 CF 婴儿提供充足的营养,但是有时候对于母乳喂养患儿可能需要利用配方奶强化母乳的部分不足,或者对于配方奶喂养或者混合喂养的患儿需要强化配方奶的能量[9]。基于普通牛奶的婴儿配方奶可以被使用,如果不选择母乳喂养,或者额外需要添加其他成分;大部分情况下不需要预先水解的奶粉。所给予的所有的食物和乳制品均含有酶包括含有中链甘油三酯的预消化食物配方。婴儿需要给予粉剂与果汁同服及在口周和肛周涂一层薄的含锌的婴儿软膏以防止脱皮。胰腺酶应当在饭前和饭中服用。胰腺酶的初始使用剂量应当大约为每天 5000IU 脂酶 /kg。根据症状及生长和脂肪吸收的客观评估可以逐步增加剂量。很多情况下,需要增加热量的摄入,这可通过强化母乳,增加脂肪或者碳水化合物,或者浓缩配方奶完成。一旦固体食物引入后,酶需要依据脂肪的摄入而调整。最大剂量为每天脂肪酶 10 000 单位。脂溶性维生素需要参照目前的推荐建议添加[7,8]。

北美囊性纤维化基金委员会的新指南在关于维生素 D 的添加方面建议比目前可用的 CF 维生素添加成分的含量要提高。额外的维生素 D 的补充需要推荐用来保持低限的 25- 羟维生素 D 水平 30ng/ml(75nmol/L)[10]。推荐每年监测血清维生素 A、维生素 E、维生素 D 的水平。婴儿时期可出现低钠性碱中毒,尤其发生在夏天;推荐使用氯化钠;对于生长落后的儿童需要考虑补充锌制剂[9]。

幼儿期

当婴儿开始正常普通饮食之后,饮食均衡非常重要,同时可以适当增加脂肪和蛋白的含量(表 1)。父母需要日常控制幼儿热量摄入以维持生长。CF 儿童需要避免低脂肪食物和纤维类食物。营养师应当促进餐桌上的良性互动。一定不能把进餐时间变成战场,否则会促成不良的喂养习惯的养成。

学龄期

这一时期可以鼓励儿童学习基本的生

表 1 囊性纤维化患者和非囊性纤维化患者推荐的饮食中营养素的组成(占能量摄入的 %)

	非囊性纤维化	囊性纤维化
蛋白质	10~15	15
碳水化合物	55~60	35~40
脂肪	30	45~50

理知识以促进逐步主动接受酶治疗以及营养治疗管理。

青春期

这一时期表现为生长旺盛、身体发育和活跃的体育活动。这些都明显增加对营养的需求,往往难以达到。肺部感染常是 CF 相关性糖尿病的起病症状,在少数病例中是 CF 相关性肝病的起病症状。这一时期,女性患者发生营养不良的风险比较高[11]。部分可能由于年轻健康女性对体重及体形不满。生长迟缓和青春期滞后的发生与社会压力和心理压力增加有关,在对青少年进行营养指导时这些因素应当加以考虑。理想状态下,饮食指导建议应该于孕前给予,因为孕前低 BMI 和体重下降有关联。整个孕期应该使得营养达到最佳状态,并且监测维生素的水平[12]。

骨骼健康

CF 患者骨密度的减低可发生于非常早的阶段[13]。在健康人和 CF 患者中有许多因素可影响骨骼健康。这些包括营养状态、钙的水平、维生素 D 和 K、肺部感染、运动、糖皮质激素以及 CFTR 基因突变的类型。骨密度低,是反映骨骼健康状态的指标,它发生的原因是多因素的。针对 CF 患者进行维持和促进骨健康的治疗,其确切效果的证据仍然不足,但是一个共识指南已经建立。推荐监测 BMD,并且在常规随访过程中维护和骨健康相关的各种有利因素。

随访

正规的营养评估应当每年进行。评估应当结合营养摄入、酶的剂量和使用时间、维生素的补充等方面综合评价。应当规律定期进行详尽的体格测量，且身体质量指数百分比图表应该用于营养状态的评估。在囊性纤维化中骨骼健康越来越受到关注[14]。骨矿物质密度和身体构成需通过双能X线吸收计量法进行评估[15]。

病情恶化时

图1说明了囊性纤维化患者发生营养不良的发病机制[16]。除了肺部疾病恶化和静息能量消耗增加之外，其他因素也是造成能量缺乏的原因。感染发生频次及其严重程度增加会导致厌食症和或呕吐发生，并引

起膳食摄入量减少。体重减轻导致肌肉组织减少，呼吸肌衰竭导致反应性咳嗽减少，从而进一步加重肺功能的减退。此外，营养不良被认为可以引起免疫功能低下。综合起来，可能造成恶性循环的建立，导致病情进一步的恶化。

营养不良儿童的管理

患儿被认定为生长发育不良后应当接受更为频繁的评估。随访内容应当包括体格检查、营养和行为。图2示工作程序。

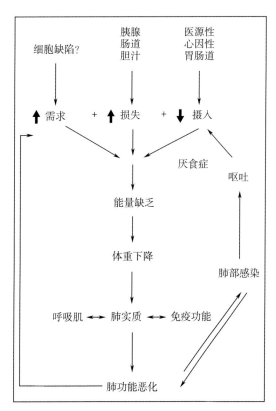

图1 囊性纤维化热量失衡发病机制

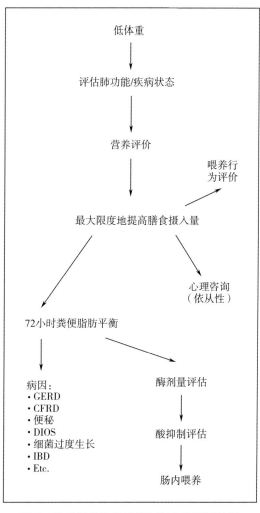

图2 囊性纤维化体重增加不良的活动计划
GERD= 胃食管反流病；CFRD= 囊性纤维病相关糖尿病；DIOS= 远端肠梗阻综合征；IBD= 炎性肠病

营养干预

如果造成体重不增加的原因是摄入不足,那么首要的策略是在进餐时间逐步增加热量。同时,可使用高热量补充食物进行营养干预。长期的高热量食物的干预是存在争议的,因其不能替代正餐的功能[17]。如果高热量食物干预失败,推荐使用肠内营养热量。喂养途径的选择需要和家庭一起商量。鼻饲喂养通常应该在留置胃造瘘管之前;热量高的食物(1.5~2.0kcal/ml)可能被很好地耐受,起初应该鼓励夜间推注喂养,以促进日间的正常饮食习惯。我们的经验是,一旦家庭发现6~8周鼻饲喂养成功后,留置胃造口就可被接受。过度恶心,胃胀气或者呕吐的患者可能通过使用增强胃动力的药物或者水解或者半水解配方奶得以缓解。

生长激素和食欲增加药物

最近正在对 CF 的生长激素治疗的有效性进行回顾性分析[19],虽然在接受治疗的患儿中,生长参数和肺功能得到了改善,但是目前可获得的证据还不足以证实对健康的总体效益。近期一项多中心临床试验发现,使用生长激素 12 个月能够改善生长和骨龄落后的患者生长状况和肺功能[20]。需要进行基于合适研究对象的更大型临床试验来验证它的安全性和有效性。

CF 患者,或者 CF 儿童家长经常要求食欲刺激物(AS)以改善胃口,从而增加能量摄入以促进体重增长[21]。甲地孕酮是针对 CF 患者最常被研究的增强食欲药物之一,目前对于 CF 患者使用 AS 的利弊仍无结论,需要更大的随机试验验证。

总结

● 总的目标是所有囊性纤维化的患者达到正常的生长发育。这需要有规律地监督随访,包括针对每个患者的年龄特异性个体化专家指导及营养护理计划。应当适时地进行营养干预治疗,以改善影响疾病的进展。

● 营养支持疗法是囊性纤维化患者护理中不可缺少的部分。

● 所有患者在接受诊断时都需要接受胰腺功能及营养状态的评估。

● 患者应当被仔细监护并接受营养咨询。

● 营养评估和干预具有年龄相关性。

● 治疗效果不佳的患者需要肠外补充营养治疗。

● 营养状况影响囊性纤维化的进展和预后。

参考文献

1　Welsh MJ, Tsui LC, Boat TF, et al: Cystic fibrosis; in Scriver C, Beaudet AL, Valle D (eds): The Metabolic and Molecular Basis of Inherited Disease, ed 7. New York, McGraw-Hill, 1995, pp 3799–3876.

2　Farrell PM, Kosorok MR, Laxova A, et al: Nutritional benefits of neonatal screening for cystic fibrosis. Wisconsin Cystic Fibrosis Neonatal Screening Study Group. N Engl J Med 1997;337: 963–969.

3　Sims E, Clark A, McCormick J, et al: Cystic fibrosis diagnosed after 2 months of age leads to worse outcomes and requires more therapy. Pediatrics 2007; 119:19–28.

4　Kraemer R, Rudelberg A, Hadorn B, Rossi E: Relative underweight in cystic fibrosis and its prognostic value. Acta Paediatr Scand 1978;67:33–37.

5　Sharma R, Florea VG, Bolger AP, et al: Wasting as an independent predictor of mortality in patients with cystic fibrosis. Thorax 2001;56:746–750.

6　Snell GI, Bennetts K, Bartolo J, et al: Body mass index as a predictor of survival in adults with cystic fibrosis referred for lung transplantation. J Heart Lung Transplant 1998;17:1097–1103.

7　Sinaasappel M, Stern M, Littlewood J, et al: Nutrition in patients with cystic fibrosis: a European consensus. J Cyst Fibros 2002;2:51–75.

8　Borowitz D, Baker RD, Stallings V: Consensus report on nutrition for pediatric patients with cystic fibrosis. J Pediatr Gastroenterol Nutr 2002;35:246–259.

9　Borowitz D, Robinson KA, Rosenfeld M, et al: Cystic Fibrosis Foundation evidence-based guidelines for management of infants with cystic fibrosis. J Pediatr 2009;155(suppl):S73–S93.

10　Tangpricha V, Kelly A, Stephenson A, et al: An update on the screening, diagnosis, management, and treatment of vitamin D deficiency in individuals with cystic fibrosis: evidence-based recommendations from the Cystic Fibrosis Foundation. J Clin Endocrinol Metab 2012;97:1082–1093.

11　Lai HC, Kosorok MR, Sondel SA, et al: Growth status in children with cystic fibrosis based on the National Cystic Fibrosis Patient Registry data: evaluation of various criteria used to identify malnutrition. J Pediatr 1988;132:478–485.

12　Edenborough FP, Borgo G, Knoop C, et al: Guidelines for the management of pregnancy in women with cystic fibrosis. J Cyst Fibros 2008;7(suppl 1):S2–S32.

13　Bianchi ML, Romano G, Saraifoger S, et al: BMD and body composition in children and young patients affected by cystic fibrosis. J Bone Miner Res 2006;21:388–396.

14　Buntain HM, Schluter PJ, Bell SC, et al: Controlled longitudinal study of bone mass accrual in children and adolescents with cystic fibrosis. Thorax 2006;61:146–154.

15　Kerem E, Conway S, Elborn S, Heijerman H; Consensus Committee: Standards of care for patients with cystic fibrosis: a European consensus. J Cyst Fibros 2005;4:7–26.

16　Durie PR, Pencharz PB: A rational approach to the nutritional care of patients with cystic fibrosis. J R Soc Med 1989;18(suppl 16):11–20.

17　Kalnins D, Corey M, Ellis L, et al: Failure of conventional strategies to improve nutritional status in malnourished adolescents and adults with cystic fibrosis. J Pediatr 2005;147:399–401.

18　Jelalian E, Stark LJ, Reynolds L, Seifer R: Nutritional intervention for weight gain in cystic fibrosis: a meta-analysis. J Pediatr 1988;132:486–492.

19　Phung OJ, Coleman CI, Baker EL, et al: Recombinant human growth hormone in the treatment of patients with cystic fibrosis. Pediatrics 2010;126:e1211–e1226.

20　Stalvey MS, Anbar RD, Konstan MW, et al: A multi-center controlled trial of growth hormone treatment in children with cystic fibrosis. Pediatr Pulmonol 2012;47:252–263.

21　Chinuck RS, Fortnum H, Baldwin DR: Appetite stimulants in cystic fibrosis: a systematic review. J Hum Nutr Diet 2007;20:526–537.

（王晓川）

第二十节　心脏疾病

Michelle M. Steltzer，Terra Lafranchi

关键词

先天性心脏病，反流，生长，营养，哺乳，咨询，母乳喂养

内容提要

- 每次就诊或随访都进行评估，并尽可能促进生长处于最佳状态。
- 如果可以获得并且耐受，应使用母乳喂养。
- 鼓励母乳喂养，在安全的前提下可以无营养性吸吮。
- 治疗有临床症状的反流、便秘以及配方奶或牛奶的不耐受。
- 就生长和发育目标进行密切交流。

简介

多年来，关于先天性心脏病（CHD）及其对婴儿生长和发育的影响在文献中已有充分的论述。风险最大的心脏疾病是发绀型 CHD，概述于表 1。这一节旨在关注存在生长迟滞高风险的功能性单心室婴儿，例如右室双出口、三尖瓣闭锁及 1 期姑息性手术（Norwood 或 Sano 手术）后的左心发育不良综合征。内容对于照料处于 1 期和 2 期姑息性手术（Glenn 手术）之间虚弱而危险新生儿的执业医师具有实用性指导意义。而且所述原则也可以用于表 1 中有生长迟缓的其他疾病患者。

表 1　影响生长迟滞的心脏疾病

非发绀型 CHD：体重增长不良[1]
主动脉狭窄
肺动脉狭窄
主动脉缩窄
室间隔缺损[2]
动脉导管未闭[2]
房间隔缺损[2]
房室瓣反流[2]
半月瓣反流（不常见）[2]

发绀型 CHD：体重和身高增长不良[3]
右室双出口
大动脉转位
法洛四联症伴 / 不伴肺动脉闭锁
三尖瓣闭锁
左心发育不良综合征

[1] 如果有显著分流和（或）肺动脉高压，也会引起身高增长不良
[2] 引起肺循环负荷增加的疾病对生长的影响更大
[3] 持续数年的低氧血症可以引起生长迟缓，低氧血症伴充血性心力衰竭对生长的影响更大

这里所述的是维持最佳生长必需的重要方面；包括：使用母乳喂养，哺乳咨询，增加热量，学习制订食谱以及促进正常生长和发育。语言指导和耳鼻喉科专业人员参与到护理团队也是达到最佳生长和发育的关键。同样重要的是发现反流、便秘及牛奶蛋白不耐受并进行早期治疗，这些问题对达到最佳生长至关重要。图 1 显示与 CHD 相关的许多常见的影响生长的因素。

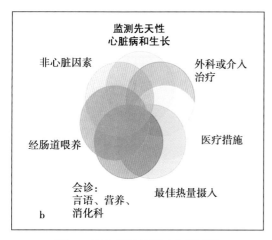

图1 CHD 常见的影响生长因素

家庭监测项目对营养和 CHD 的影响

随着 2000 年家庭监测的出现[1],对出生后进行 1 期姑息性手术婴儿出院后的营养问题关注增加,到 2 期姑息性手术,尤其 3~6 月龄的营养问题成为关注焦点[2-5]。

2003 年,美国首个多中心质量改进协作组织,CHD 委员会成立,随后推动将患儿父母和家庭护理人员纳入到治疗团队成员中[6]。该治疗团队致力于在每次就诊或随访时将脆弱的功能性单心室患儿们的生长策略最优化。CHD 委员会的许多经验教训可以与不同国家的中心分享。

营养:母乳、母乳喂养及配方奶

母乳有许多益处:亲子联结,抗体,更容易消化,通常比配方奶(65~70kcal/100ml)热量含量高出 20cal。母乳喂养也促使口腔运动并有助于说话[5]。

由于产前诊断的普及,父母有更多时间在分娩前接受母乳和母乳喂养的教育。哺乳咨询应该在产前与家庭成员面对面讨论以促进并确立早期母乳供给的方法、抽吸、早期无营养的母乳吸吮以及母亲膳食,从而达到母乳喂养最大化并在出生后就获得母乳进行喂养的最终目标。

对于 CHD 患儿,喂养过程常常较复杂,需根据患儿的医疗情况而定。母乳喂养可能需要以大部分母乳、强化奶、或者以奶瓶喂养或其他肠内营养的方式进行,尤其是新生儿手术后初期阶段。考虑到患儿接受医疗存在许多个体化的混杂因素[5,7],对于这一群体进行单纯母乳喂养的观点并不一致。在首次住院和不同期手术之间进行成功的母乳喂养是可行的。最近的一项个案研究报道一名在 1 期姑息性手术后出院时无法母乳喂养的高风险婴儿,在进行 2 期姑息性手术时已经成功过渡到纯母乳喂养[8,9]。

热量补充常常用于高风险单心室患儿以有助于生长。由营养学家教育指导恰当使用测量餐具十分重要,尤其对于那些语言交流和(或)教育困难的家庭。使用任何强化配方奶,一些患儿可能不能耐受较高热量密度,而出现更多胃肠道不适的征象并且体重增加不良[5]。通常,强化配方奶高于 90kcal/100ml[10]会导致更多胃肠道不适征象。当使用母乳作为强化奶,母乳来源是重要问题,因为后乳比前乳的热量更高。这对于生长停滞的婴儿尤为重要。在不同医疗机构有一些奶制品可选择[9]用于评估母乳的热量密度。母乳喂养成为更易被接受的方式。在一些医疗机构中,根据患儿生理状况和医疗护理团队的建议,在 Norwood 姑息术前患儿可以开始用获得的初乳进行肠道喂养和(或)鼻饲母乳,进行营养性和(或)非营养性母乳喂养[5,8]。

正常婴儿生长发育和胃食管反流

婴儿在生后数月存在胃食管反流(GER)。GER 可以表现为呕吐,也可以表现为静静的反流(进食中或进食后疼痛、体位改变、或排便时)。在整个喂养经历中达到正常婴儿的发育指标至关重要。确保护理人员在婴儿任何方式的喂养中和喂养后将其置于合适的体位有助于最大程度地减轻 GER。如果婴儿出现强化配方奶 / 母乳不耐受，表现为激惹、呕吐、腹泻及体重增长不良，应考虑回调 20cal（65~70kcal/100ml）或者连续母乳或配方奶喂养几天后再评估是否增加婴儿奶量来弥补失去的热量。喂养指导团队（语言 / 喂养治疗师和（或）耳鼻喉科医师）对于促进建立安全、积极并有效的喂养策略十分重要。

小儿胃肠科医师也可以作为团队咨询成员。尽管没有严格统一的推荐意见，鼓励将高热量密度最小化、GER 药物剂量最大化（尤其质子泵抑制剂，PPI）和（或）改变特殊配方奶[5]，并且可以同时进行。在不同期手术之间咨询小儿胃肠科医师可以确保最佳胃肠治疗方案和（或）重新评估治疗计划；如果可能，在喂养前 20~30 分钟服药使得药物到达小肠，并在那里发挥药效。在该群体中认识到抗凝剂安全性十分重要。医生需要和治疗团队一起权衡利弊。如果使用这些药物，如果婴儿出现复发症状，应该考虑调节体重增长，并且治疗应持续 7 天才能判断该措施是否无效。

抗凝剂

在这群患儿中常常使用抗凝剂来预防血流管道形成血栓。使用阿司匹林会刺激胃部，因此通常建议使用抑酸剂。对于有症状的患儿，采用"自上而下"方法，从 PPI（奥美拉唑或兰索拉唑）开始，而不是 H_2 阻滞剂（雷尼替丁）。暴露数周后使用雷尼替丁往往不太有效；然而，对于极难治性反流的婴儿，采用雷尼替丁联合 PPI 治疗以缓解极期症状，例如在 PPI 覆盖不了的时间段（PPI 每日 2 次，在 2 剂 PPI 之间加用 1 次 H_2 阻滞剂）。治疗团队成员也可以是胃肠科医师，尽管在各大医疗中心没有严格统一的推

荐意见，波士顿儿童医院的团队关注将热量密度最佳化，以最低密度满足促进生长所需、GER 药物剂量最大化和（或）改变配方奶类型[5]。同时推荐在不同期手术治疗之间咨询小儿胃肠科医师以确保治疗最佳化和（或）重新评估治疗计划。

便秘

如果婴儿已经存在反流、呕吐、喂养差等情况，应该考虑开始每天 2 次给予含聚乙二醇 3350，不要等到排便困难或次数减少。目标是婴儿每天排便 3~4 次，并且排便过程顺畅没有疼痛。使用利尿剂、高热量配方奶或蛋白过敏者常常伴发糊状大便，可以考虑使用聚乙二醇。当婴儿用力排便时，胸腔压力增加，可引起婴儿呕吐或反流。对于排便费力的婴儿（如排便时哼叫、排软便时亦哭吵、呕吐及拒食），聚乙二醇有助于大便软化。聚乙二醇结合水分子，在结肠中保留水分子，从而使大便软化。药物安全性说明特别指出不推荐用于该人群，因此需要咨询主管医师和胃肠科医师。婴儿最初会有一点水样便，过些时间会缓解。

牛奶蛋白过敏

这一群体儿童对牛奶、大豆和鸡蛋蛋白过敏（或不能消化大蛋白分子）。症状包括：松散的或黏液样便（可能含血丝）、便秘、反流、呕吐、恶心、拒食、激惹或痉挛以及皮疹（乳痂、尿布疹和湿疹）。母乳喂养的母亲可以尝试回避奶制品、大豆及鸡蛋的饮食（参阅所有食物标签的小字）。配方奶喂养的婴儿可以转换为低敏氨基酸配方奶（如 EleCare 或 Neocate），具体建议请胃肠科室咨询，由于 EleCare 配方奶的中长链甘油三酯比例更高，通常作为首选。如果婴儿不喜欢这种口味，可以从 120ml 普通配方奶加 30ml 特殊配方奶开始。逐渐加量每

周 30ml 直到全部换成特殊配方奶。通常， 例比较高。
这群患儿生后 1 年内应用特殊配方奶的比

参考文献

1　Ghanayem N, Hoffman G, Mussatto K, et al: Home surveillance program prevents interstage mortality after the Norwood procedure. J Thorac Cardiovasc Surg 2003;126:1367–1377.

2　Steltzer M, Rudd N, Pick B: Nutrition care for newborns with congenital heart disease. Clin Perinatol 2005;32:1017–1030.

3　Braudis J, Curley M, Beaupre E, et al: Enteral feeding algorithm for infants with hypoplastic left heart syndrome poststage 1 palliation. Pediatr Crit Care Med 2009;10:460–466.

4　Ghanayem N, Tweddell J, Hoffman G, et al: Optimal timing of the second stage of palliation for hypoplastic left heart syndrome facilitated through home monitoring, and the results of early cavopulmonary anastomosis. Cardiol Young 2006;16(suppl 1):61–66.

5　Slicker J, Hehir D, Horsley M, et al: Nutrition algorithms for infants with hypoplastic left heart syndrome: birth through the first interstage period. Congenit Heart Dis 2013;8:89–102.

6　Kugler J, Beekman R 3rd, Rosenthal G, et al: Development of a pediatric cardiology quality improvement collaborative: from inception to implementation. From the Joint Council on Congenital Heart Disease Quality Improvement Task Force. Congenit Heart Dis 2009;4:318–328.

7　Uzark K, Wang Y, Rudd N, et al: Interstage feeding and weight gain in infants following the Norwood operation: can we change the outcome? Cardiol Young 2012;22:520–527.

8　Steltzer M, Connor J, Sussman-Karten K: Case study: transition to full breastfeeding in an infant with single ventricle heart disease in the interstage period (poster presentation). Boston Children's Hospital, May 2013.

9　Nutrition month: breastfeeding the HLHS baby – the practitioner perspective. March 7, 2013. http://www.sisters-by-heart.org/2013/03/nutrition-month-breastfeeding-hlhs-baby_7.html.

10　Boctor D, Pillo-Blocka F, McCrindle B: Nutrition after cardiac surgery for infants with congenital heart disease. Nutr Clin Pract 1999;14:111–115.

（王晓川）

第二十一节 慢性肾脏疾病的营养治疗

Lesley Rees

关键词

慢性肾脏疾病,身材矮小,添加剂,蛋白质,肠内营养

内容要点

- 身材矮小是慢性肾脏疾病常见的并发症。营养摄入不足被认为是导致生长缓慢的主要原因,并且加剧肾小球滤过率的下降。
- 婴儿阶段的线性增长最易受到影响;如果没有早期营养干预,在最初的6个月内可能损失高达2SD的期望身高。
- 先天性肾脏和尿路异常的儿童可能会丢失盐(钠)、水和碳酸氢盐,并且导致慢性体质下降和酸中毒,从而影响生长。氯化钠、碳酸氢盐和水的适宜供应在这种情况下是很重要的。
- 能量摄入量应保持在相当于相同年龄儿童的平均需要量水平,蛋白质的摄入量则推荐相当于同等身高儿童的推荐摄入量。蛋白质添加剂则用来弥补透析损失量。
- 为了预防甲状旁腺功能亢进常常需要限制磷酸盐的摄入,这可能会导致钙和维生素D的缺乏,因为这些营养物质主要来源于含磷酸盐的食物。

简介

儿童慢性肾脏疾病的死亡率是健康同龄儿童的30倍。营养不良及身材矮小的发生率同样很高。这些因素是相互关联的:身材矮小的患者开始透析时其死亡率风险增加2倍,上学率减少而住院率增加。这可能是营养不良导致的血清白蛋白与发病率和死亡率有关[1]。因此,密切注意营养对于优化线性增长、提高生存质量及存活率至关重要的。

流行病学

国内外已确诊为CKD的患儿均显示较低的平均身高。在美国,约1/3的患儿身高标准差(Ht SDS)低于第三百分位数,在他们开始需要透析时这个比例上升为约1/2,并且身高持续下降。然而,在21个国家中,接受透析儿童的平均身高标准差水平存在巨大差异,从1.3(英国)到3.5(巴西)。BMI的标准差与身高的标准差并不平行,从美国的0.8到印度的1.4。这些不同国家的差异可能反映出发展中国家能够获得足够资源的能力有限[2],婴儿因其易受伤害而受到更严重的影响。肾脏移植术后的追赶生长依赖于移植物的功能及使用类固醇治疗,这最有可能发生在年幼的儿童中。最近几十年长期趋势表明,CKD患儿的身高有所提高[3]。

生长缓慢的原因

增长缓慢的最主要原因是营养摄入的减少。然而,病因是多种多样的,包括:酸中毒等代谢紊乱、慢性钠和矿物质的消耗、骨骼疾病、贫血、生长激素/胰岛素样生长因子1轴和其他激素代谢紊乱。另一个重要

因素则是透析剂量影响了饮食、营养状况以及生长[1]。

营养摄入减少的原因

慢性肾病的特点是厌食和呕吐的倾向。对于腹部腹膜透析（PD）的患儿而言，胃口不好可能是由于味觉异常，服用多种药物，多尿的患儿饮水量增加。呕吐很常见，特别是婴儿，可能由于胃食管反流、胃排空延迟或多肽激素增加。促进胃肠蠕动、抑制反流、抗恶心药物等的应用可能有效，而若婴儿呕吐严重，还可行尼尔森胃底折叠术。摄入不足可能发生在败血症和手术期间，或由于透析患儿的液体限制，透析过程中可能发生氨基酸和蛋白质的丢失。酸中毒和炎症可能增加血液中细胞因子如瘦素的水平；在营养不良的患者中其水平反而异常升高，这是因为该激素是由肾脏分泌并且不能由透析清除，因而造成进一步食物摄取的减少及能量需求的增加[1]。

营养不良的治疗

确保足够的营养，以促进最佳增长是治疗 CKD 患儿最重要的方面。目的是控制症状和防止并发症，特别是尿毒症及肾性骨病。也有一些证据表明，确保正常碳酸氢盐和磷酸盐水平可能减缓 CKD 的进展。2008年，肾脏疾病成果及质量改进会议中，一组儿童膳食管理领域的专家为 CKD 患儿制定了一项指南，涵盖了所有需要的营养，这一指南已在国际上应用[4]。

营养师的作用

儿科肾脏营养师的参与对营养管理至关重要。其目的是维持正常生长以及身体所需；可以通过供给适当数量的热量、蛋白质、脂肪、钠、水、碳酸氢盐、铁、钙、磷酸盐、维生素和矿物质满足需要。营养评估则包括身高、体重和头围测定，并定期绘制百分位数图表。婴儿最易受到损害，特别是生后 6 个月内，其损失可高达 2 个身长标准差（图 1）[5]。为了早期检测到快速的体重下降，需要进行多次的评估。我们的目标是预防而不是治疗，因此早期干预是至关重要的。

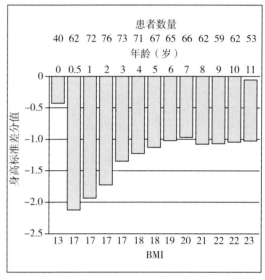

图 1　CKD 患儿生后前 6 个月身长标准差分值减少
根据 Mekahli 等改制[5]

热量

饮食计划应该包含所有年龄的估计平均需求。非蛋白来源的能量不足将导致膳食蛋白质转化为热量而并不用于生长，并且导致血浆尿素和钾的水平升高。对于应用含糖 PD 的儿童则需要每天的能量额外增加 10~12kcal/kg[6]。

蛋白质

摄入蛋白质的量必须满足参考营养摄入（RNI）来防止不生长。血清白蛋白必须是正常的。为了确保摄入足够的蛋白质，身高年龄 RNI 使用的是低于第三百分位数。另一方面，过多的蛋白质会导致高尿素并增加有毒代谢物的新陈代谢。我们的目标是 10 岁以下血浆尿素水平低于 20mmol/L，年龄较大儿童低于 30mmol/L；当尿素水平超过 20mmol/L 时,恶心和厌食会增加。血清尿素水平反映蛋白质的摄入量,除非在组织分解状态下。尿素水平低则意味着较低的蛋白质摄入量以及有蛋白质营养不良的风险。饮食蛋白摄入在 CKD 透析前很少有不足,但在透析后需要补充在透析时流失的部分,这种丢失在婴儿及腹膜炎患者中更明显[6]。

钙和磷酸盐

CKD 患者因限制食用磷酸盐来预防继发性甲状旁腺功能亢进。磷酸盐主要在含蛋白质的食物中如肉类和乳制品。大多数加工过的食物都含有大量的磷酸盐,用来保存水分并增加风味。食品是钙和维生素 D 的主要来源,而磷酸盐的缺失通常与人体内 25- 羟维生素 D 和钙缺乏有关[6]。

钠、碳酸氢盐和水

不同类型的肾脏疾病对于钠、水和碳酸氢盐的需求量不同,肾脏和泌尿系统先天性畸形的患儿由于主要影响肾小管功能,通常都表现为缺少钠、碳酸氢盐和水。因此,这些孩子需要补充盐和重碳酸盐,并且不限制水的入量。许多婴儿在腹膜透析过程中丢失了过多的钠,因此也需要补充。慢性肾病患者由于肾小球的疾病使盐和水潴留,而常发展为高血压。这些患儿则应当应用"限盐"饮食[3]。

钾

CKD 患者可出现钾潴留,但通常在肾小球滤过率 <10% 前,并不会出现高钾血症。通常可以通过增加防止蛋白质分解代谢的能量摄入,避免高钾饮食来适当控制血清钾[6]。

维生素和矿物质

关于 CKD 儿童微量营养素的需求的报道很少。由于 CKD 患者排泄维生素 A 的肾代谢产物功能受损,通常规定不需常规补充维生素。维生素 D(人体内 25- 羟维生素 D)的缺乏是常见的,而当肾小球滤过率低于 $40ml/(min \cdot 1.73m^2)$ 时,其活化产物也需要替换[6]。

肠内营养

当自发摄入不足以维持生长需要时,口服补充和(或)肠内营养是必要的,并且应

表 1 不同年龄 CKD 患者热量及蛋白质每日需求量

	热量[1] kcal/kg	蛋白质 RNI g/(kg·d)	PD 透析患儿蛋白质 需要量 g/(kg·d)	HD 透析患儿蛋白质 需要量 g/(kg·d)
早产儿	120~180	2.5~3.0	3.0~4.0	3.0
0~3months	115~150	2.1	≥2.4	≥2.2
4~6months	95~150	1.6	≥1.9	≥1.7
7~12months	95~150	1.5	≥1.8	≥1.6
1~3 岁	95~125	1.1	≥1.4	≥1.2
4~6 岁	90~110	1.1	≥1.3	≥1.1
7~10 岁	1,740♀~1,970♂ kcal/d	28g/d	≥1.2	≥1.0
11~14 岁	1,845♀~2,220♂ kcal/d	42g/d	3.0~4.0	3.0
15~18 岁	2,110♀~2,755♂ kcal/d	55g/d♂ 45g/d♀	≥2.4	≥2.2

PD 丢失量按 RNI+0.3g/(kg·d);HD 丢失量按 RNI+0.1g/(kg·d);HD:血透;[1] 估计平均需求量

当在生长速率低于正常时尽早开始。行胃造口术进行肠内营养被证明在小于 2 岁的 PD 儿童中较鼻胃管喂养效果更佳。在婴儿阶段以后开始肠内喂养是否能诱导追赶生长，目前是存在争议的，尽管它可以改善营养状况。对于厌食症患者，补充剂可以作为添加物在夜间或持续喂养。Whey-based 公式用于 <2 岁的儿童，而对于 >2 岁儿童则使用全蛋白质肠内喂养。这可以补充脂肪或碳水化合物或两者兼有。蛋白质可以补充乳清浓缩蛋白和氨基酸[6]。

肥胖

世界范围内 CKD 合并肥胖的患者越来越多，其发病率与正常人群相仿。高 BMI 增加了心血管疾病的风险，CKD 患者同样如此。必须注意不要在满足需求后增加能量摄入，尤其是接受肠内营养的患儿[1]。

参考文献

1 Rees L, Mak RH: Nutrition and growth in children with chronic kidney disease. Nat Rev Nephrol 2011;7:615–623.

2 International Pediatric Dialysis Network. http://www.pedpd.org/index.php?id=98.

3 Rees L, Jones H: Nutritional management and growth in children with chronic kidney disease. Pediatr Nephrol 2013;28:527–536.

4 KDOQI Work Group: KDOQI Clinical Practice Guideline for Nutrition in Children with CKD: 2008 Update. Am J Kidney Dis 2009;53(suppl 2):S11–S104.

5 Mekahli D, Shaw V, Ledermann SE, Rees L: Long-term outcome of infants with severe chronic kidney disease. Clin J Am Soc Nephrol 2010;5:10–17.

6 Rees L, Shaw V: Nutrition in children with CRF and on dialysis. Pediatr Nephrol 2007;22:1689–1702.

7 Rees L, Azocar M, Borzych D, Watson AR, Büscher A, Edefonti A, Bilge I, Askenazi D, Leozappa G, Gonzales C, van Hoeck K, Secker D, Zurowska A, Rönnholm K, Bouts AH, Stewart H, Ariceta G, Ranchin B, Warady BA, Schaefer F; International Pediatric Peritoneal Dialysis Network (IPPN) registry: Growth in very young children undergoing chronic peritoneal dialysis. J Am Soc Nephrol 2011;22:2303–2312.

（王晓川）

第二十二节　进食障碍患者的营养康复

Berthold Koletzko

关键词

进食障碍,营养不良,经口腔营养补充物,鼻饲喂养,再喂养综合征

内容要点

- 神经性厌食症(AN)是一种进食障碍,主要表现为对体重增长表示恐惧,不寻常的进食习惯和进食限制。
- 神经性厌食主要发生于年轻女性。
- AN 患者倾向于限制能量摄入,避免能量密度高和油腻的食物,选择比较窄的食物谱,进食能量密度低的蔬菜类食物。
- 经常出现严重的营养不良,合并有明显的体重下降,BMI 下降,体脂下降以及明显的并发症(如继发性无月经,骨质疏松,身材矮小,心动过缓以及高死亡率)。

简介

神经性厌食(AN)是一个复杂而且慢性的功能失调,主要的特征有:担心体重增长,不寻常的饮食习惯,以及限制食物摄入。AN 主要表现在青春期女性,累及多达 0.7% 这个年龄段的女性[1]。AN 患者倾向于限制其能量摄入,避免高能量和油腻食物的摄入,进食能量密度低的素食饮食[1]。结果,AN 患者每日消耗的能量不超过 10~20kcal/kg,并且出现严重的营养不良,体重、BMI、体脂含量明显下降,这些可能导致许多并发症的发生(如继发性无月经,骨质疏松,身材矮小,心动过缓以及高的死亡率)。治疗也要涉及心理和医学问题。这主要是基于门诊和住院心理治疗,但也需要涉及许多医学专业,包括营养康复专家[2]。

营养康复

美国心理协会和英国国家健康和临床促进研究院已经发表了 AN 患者的营养康复指南(表 1,表 2)[3,4]。两份指南均推荐中度速率的体重增长,可多至 ~1kg/ 周。然而由于 AN 患者经常否认疾病并且拒绝治疗,并且倾向于放弃推荐的治疗方案,因此利用增加从食物中摄入、经口营养添加剂、或者通过管道进食均存在一定的困难。

表 1　美国心理协会 AN 营养康复治疗指南

对于严重营养不良患者的营养康复治疗的目的是恢复体重,使饮食习惯恢复正常,获得正常的饥饿和饱食感,纠正营养不良导致的生物和心理的不良结局	I
在获得目标体重的同时,治疗计划中应该建立预期的体重增长速率,临床共识建议住院患者实际的目标为 0.9~1.4kg/wk,门诊计划中为 0.2~0.5kg/wk	II
注册营养师可以帮助患者选择他们自己的食物,提供一个结构化的饮食计划,以确保营养,并且其他主要的食物种类不被避免	I

续表

非常重要的是鼓励 AN 患者扩大他们的食物种类,以减少他们最初选择的极窄的食物种类	Ⅱ
热量摄入应该开始于 30~40kcal/d(约 1000~1600kcal/d),在体重增长时期,部分患者摄入量需要被迅速增加至 70~100kcal/(kg·d),许多男性患者需要非常多的热量以增长体重	Ⅱ
对于那些需要更少热量的患者,或者怀疑存在由于液体负荷过重所致假性增长,应该于早晨排泄后称重,并且仔细监测他们的液体摄入量	Ⅰ
在患者称体重时采集尿液标本进行评估特定的重量,以评估过多的液体摄入对于体重增长的影响程度	Ⅰ
对于持续呕吐的患者,推荐常规监测血钾水平	Ⅰ
半饥饿状态下,体重的增长能够改善大部分患者的生理和心理状况	Ⅰ
非常重要的是温暖患者,告知患者如下早期恢复的情况	Ⅰ
当她们开始恢复,感觉他们的身体开始变大,尤其是当他们变得恐惧,体重秤上面的数字代表了恐惧的体重,她们可能体验到焦虑和抑郁症状的增加,出现不安,有时候出现自杀的想法,这些情绪症状,非食物相关的难于摆脱的想法,强迫的行为,尽管难于清除,经常伴随着体重增加和体重的维持而减轻。起初的再进食可能和短暂的液体潴留相关,但是突然停止使用通便剂或者利尿药的患者可能体验到明显的液体复苏的感觉。当体重增加进展,许多患者可能体到到粉刺和乳房胀痛,并且出现不愉快感,因为体形发生的变化变得不开心和意志消沉。患者可能体验到腹痛和胃胀气,伴随营养不良的胃排空延迟所致。这些症状可通过促胃动力药物而改善	Ⅲ
当给拒绝进食而需要挽救生命的患者提供营养时,鼻饲比静脉营养好	Ⅰ
Ⅰ = 推荐而且有充足临床证据;Ⅱ = 推荐而且有中等量的证据;Ⅲ = 在特定条件下可被推荐;从美国心理协会修改而来[3]	

表2 英国国家健康和临床促进研究院对于 AN 患者营养康复推荐指南

AN 患者管理体重增长

对于大部分 AN 患者,在病房平均每周增长 0.5~1kg,在门诊平均每周增长 0.5kg 是治疗的目标。这大约每周需要额外 3500~7000cal 的能量	
在 AN 患者病房或者门诊恢复体重的过程中,推荐常规进行体格的监测,对于部分患者需要以口服的形式补充多种维生素	C
全肠道外营养对于 AN 患者并不推荐,除非有明显的胃肠功能不全	C

AN 患者管理风险

健康护理专家需要监测 AN 患者的生理风险。如果出现风险增加,需要及时调整监测的频度和内容	C
如果身体状态不佳风险增加,应该通知 AN 患者和照料者	C
对于存在心理障碍的 AN 患者,需要有治疗心理危机患者能力的医师或者儿科医师参与	C
对于妊娠的目前合并有或者目前症状缓解的 AN 患者,需要额外的产前护理,以确保产前充足的营养和胎儿的发育	C
雌激素不能被用于治疗儿童和青少年骨质疏松的问题,这可能导致骨骺的提前愈合	C

证据 C:这个等级提示直接可用的高质量的临床研究目前是缺失的或者仍不可及,从国家健康和临床促进研究院修改而来[4]

没有进食障碍的健康妇女每天需要20~40kcal的热量维持体重,AN患者的能量摄入需要逐渐增加至每天60~100kcal/kg用于维持体重的增长[1]。这一足够高的能量需求反映了高代谢状态,可能部分由于过度的体力活动和运动——AN患者的共同行为。增加能量和营养的摄入以达到营养康复可通过增加常规食物的摄入、能量密度高的(>1kcal/ml)口服营养物的添加,鼻胃管喂养或者组合在一起。已经达成广泛共识,除非肠功能严重受损影响口腔或者肠道营养的利用,否则应该避免使用肠道外营养。

再喂养方法的选择

Hart等[5]回顾了文献以识别AN有哪些喂养方法是最有效和最有利的。对于发表的信息进行分析发现,最常用的重新进食方式是通过鼻饲进食和食物,然后接着进食高能量的口腔营养添加物或者食物[5]。然而由于可收集到的证据有限,目前对于AN患者营养康复何种方式最有效,目前仍无结论。笔者收集了AN患者不同喂养方法的益处和不足之处(表3)。同样,Rocks等[6]通过分析收集到的文献得到共识,对于住院儿童和青少年AN患者最有效和安全的恢复体重的方法目前仍不存在。除了正常饮食外,利用管道喂养能够增加能量的摄入和增加体重,这和更加常见的不良反应相关。

特别值得注意的是,营养不良患者鼻饲喂养可能导致再喂养综合征合并有低磷血症。营养不良儿童和青少年适应饥饿是和下降的代谢更新率、细胞和器官功能、胰岛素分泌减少以及其他的微量元素、矿物质、电解质缺乏相关[7]。分解代谢为主的患者主要利用脂肪和肌肉作为能量来源的底物,机体总的氮、磷、镁和磷变得缺乏。突然增加能量和营养物逆转了分解代谢,导致胰岛素分泌增加,从而导致磷、镁和钾大量进入细胞内,从而使得血清中的浓度下降。电解质紊乱包括低磷导致的临床结局包括溶血性贫血、肌肉无力和心功能受损,同时可出现液体超负荷、心衰、心律失常和死亡。

再喂养综合征和结局

合并严重低体重的AN患者最常见的风险是再喂养综合征,体重低是比能量摄入更好的风险预测指标[8]。开始肠道喂养的第一周是发生再喂养综合征最常见的时间。为了减少这一风险,在重新喂养之前,应该评估患者的营养和脱水状态以及血清电解质、镁和磷的水平。在重新喂养的起初阶段,建议每天评估血清电解质、磷、镁、钙、尿素氮和肌酐水平以及心功能状态(脉搏、是否有心衰)[8]。起初的肠道喂养应该仅能够提供严重病例大约3/4的能量供应[如11~14岁,45kcal/(kg·d);15~18岁:40kcal/(kg·d)]。如果这一供给能够被耐受,并且未发现不平衡现象,1~3周后供给可被逐渐增加,以至达到摄入能够维持体重的增加。频繁用少量能量密度为1kcal/ml的食物来减少液体的摄入。需要提供如下食物补充物。钠1mmol/(kg·d),钾4mmol/(kg·d),镁0.6mmol/(kg·d),口服磷对于儿童和大于5岁的青少年小于100mmol[8]。需要纠正低钙血症,维生素B_1、核黄素、叶酸、维生素C、维生素B_6以及脂溶性维生素应该和微量元素一起添加。BMI小于16,体重丢失大于15%,并且之前3~6个月当中,摄入很少或者无营养物质摄入超过10天,喂养前低钾、低磷、或者镁是发生再喂养综合征的高危因素,不仅起初要限制蛋白和能量的摄入,同时应该补充维生素B_1和其他的B族维生素以及平衡的多种维生素和微量元素,并且密切监测血浆钾、镁、磷含量。

Agostino等[9]评估了单中心利用鼻饲管喂养或者标准分次进餐喂养AN的结局。

表 3　AN 患者不同进食方式优缺点的比较

优点	缺点
仅供给常规食物 – 教育了进食的技巧,促进正常的行为和挑战了无用的应对行为 – 患者体验了满足体重增长和保持的充足食物的量 – 食物使得医院的饮食管理像家庭一般并且很现实,让她们暴露于可导致焦虑的环境中,给予她们信心管理好家中的饮食	– 和鼻饲相比,进食的能量偏少
高能量的经口营养补充物 – 和食物相比,更小的体积能够提供体重增长所需的更多的能量 – 对于在乎促进体重增长所需食物量,并很难满足的患者有一定的帮助 – 可以被看成是一种药物	– 经常使用补充食物可能鼓励她们远离食物,强迫她们避免食物,可形成对人工食物的依赖
鼻饲喂养 – 相比于大量的食物,对于患者更加舒适,可以减轻疼痛,身体不适以及腹部胀痛 – 帮助恢复的有价值的方法 　将体重增长的责任转加给了治疗团队,开始于入院时,使得治疗更加医疗化,减少了患者和临床医师之间的对抗 – 来自患者和照护者的观点: 　部分患者需要鼻饲喂养,因为她们缺乏身体上和心理上的进食能力 　父母认为这是保持她们孩子生存的最后防线,减轻了施加于患者身上的患者所感知的进食压力,暂时减轻了她们改进进食行为的责任。	– 干扰了患者和治疗团队之间脆弱的同盟关系 – 患者可能感觉丧失了全力,并且怨恨治疗团队,可能影响未来的个人和医护关系 – 对于不情愿的患者,治疗者可能产生心理压力 – 对于长期康复并无帮助: 　当管道拔出,患者可能不能够维持充足的能量摄入和体重增长 　低体重患者的强迫喂养在恢复疾病或者环节痛苦方面发挥的作用很少 　患者可破坏管道,通过调整控制器或者将进食放入其他容器,当未被监视时,并且撕咬和移除管道 – 医学并发症(误吸、鼻出血和鼻腔损害、反流和鼻窦炎) – 管道可能不能恰当的置入,尤其当管道置入是违背患者意愿时 – 患者和照料者的建议: 　它掩饰了食物的摄入 　患者变得感情上和身体上依赖于鼻饲,当管道被移除时出现焦虑状态; 　患者认为这是一种惩罚及医师控制她们的手段
肠外营养 – 很少需要患者配合	– 可能强化一种观念,只重视 AN 的躯体症状而忽视了心理方面 – 可通过将补液放入水槽或者拔出装置而破坏补液 – 不能教育患者任何关于进食、食物选择,食物量,或者更加精确感知她们的身体 – 医疗并发症:[感染,动脉损伤,心律失常,(源于设备的置入)血管内膜的改变,高渗和高血糖,低磷以及低钾血症] – 是更加强烈的医疗行为,可引起更多的费用

从 Hart 等修改而来[5]

鼻饲喂养患者住院天数更短（33.8VS.50.9天；*P*=0.0002），体重增长速率更快，而入院时预防性补充磷，并发症或者电解质紊乱发生率相同。可以得出结论，尽管个性化的再喂养 AN 患者的方式恰当，目前可用的数据支持治疗住院营养不良的 AN 患者使用鼻饲喂养，同时给予必要的注意和监测。

总结

● AN 患者需要住院和门诊心理治疗，但是也需要涉及营养康复的常规治疗。

● 营养康复治疗目标为中度体重增长速率，最多 1kg/wk。

● 再喂养能够通过增加食物来源、经口营养补充物或者管饲营养物质来实现，但是难于执行，因为 AN 患者经常否认疾病或者拒绝治疗。

● 需要缓慢开始再喂养，并且持续监测，尤其是对于明显营养不良的患者应该注意减少再喂养综合征和低磷血症的风险。

● AN 患者等能量摄入需要逐渐增加至 60~100kcal/（kg·d），以达到持续的体重增长，部分由于过度体力劳动所致高能量消耗。

● 除了常规食物，经口添加营养补充物，鼻饲喂养是再喂养 AN 患者的恰当选择。

参考文献

1 Marzola E, Nasser JA, Hashim SA, Shih PA, Kaye WH: Nutritional rehabilitation in anorexia nervosa: review of the literature and implications for treatment. BMC Psychiatry 2013;13:290.
2 Weaver L, Sit L, Liebman R: Treatment of anorexia nervosa in children and adolescents. Curr Psychiatry Rep 2012;14:96–100.
3 American Psychiatric Association: Treatment of patients with eating disorders, third edition. American Psychiatric Association. Am J Psychiatry 2006;163(suppl):4–54.
4 National Institute for Health and Clinical Excellence: Eating Disorders. Manchester, National Institute for Health and Clinical Excellence, 2004.
5 Hart S, Franklin RC, Russell J, Abraham S: A review of feeding methods used in the treatment of anorexia nervosa. J Eat Disord 2013;1:36.
6 Rocks T, Pelly F, Wilkinson P: Nutrition therapy during initiation of refeeding in underweight children and adolescent inpatients with anorexia nervosa: a systematic review of the evidence. J Acad Nutr Diet 2014;114:897–907.
7 Koletzko B, Goulet O: Nutritional support in infants, children and adolescents; in Sobotka L (ed): Basics in Clinical Nutrition. Prague; Galén, 2011, pp 625–653.
8 O'Connor G, Nicholls D: Refeeding hypophosphatemia in adolescents with anorexia nervosa: a systematic review. Nutr Clin Pract 2013;28:358–364.
9 Agostino H, Erdstein J, Di Meglio G: Shifting paradigms: continuous nasogastric feeding with high caloric intakes in anorexia nervosa. J Adolesc Health 2013;53:590–594.

（王晓川）

第二十三节　血液 - 肿瘤

John W. L. Puntis

关键词

恶性病,骨髓 / 干细胞移植,黏膜炎,肠
内营养,肠外营养

内容要点

- 营养不良是恶性病及其治疗过程中
常见的并发症,它通常会在实体瘤的
晚期以及急性髓系白血病和骨髓 / 干
细胞移植时发生。

- 营养支持是治疗的重要部分;至今没
有证据表明过剩的营养会刺激肿瘤
生长。

- 营养支持的目标是改善营养不良,
诊断、预防治疗过程中的营养状况恶
化,并促进患儿的正常生长。

- 存在低营养风险的儿童可以通过饮
食来摄入高热量;患者可以从饮食及
用餐时间的多样性上受益。

- 如果饮食摄入的热量仍然不足,则需
要肠内营养;这通常易被患者接受,
即使患者在化疗阶段,肠管饲法仍能
促进健康。

- 肠外营养用于接受化疗、放疗以及存
在严重消化系统症状的患者。

简介

营养状况影响着癌症儿童的预后、治疗
耐受性以及对感染的易感性。患者往往在
长期治疗、反复住院以及有特殊的营养需求

的饮食上存在很大困难[1]。营养不良是很
常见的,依不同类型、阶段和部位的肿瘤以
及癌症治疗的毒性,营养不良的发病率高达
约 50%[2]。患有巨大腹部实体瘤(如神经母
细胞瘤、肝母细胞癌、Wilm 瘤)的患儿可能
表现为体重正常,但存在严重的营养不良,
因此简单的体重测量评估可能会误诊[3]。
对于营养状况的最大威胁来自于晚期的实
体肿瘤、急性髓细胞性白血病、多次复发的
白血病、头颈部肿瘤、髓母细胞瘤以及骨髓 /
干细胞移植。营养不良的病理生理机制是
多因素的,包括能量与酶作用物间、激素与
炎症物质间以及代谢产物间的复杂的相互
作用。这些导致消耗加速,能量底物氧化以
及身体蛋白质的丢失[4]。

表 1 为发生营养不良常见的风险因素。
某些治疗能诱发恶心,致使患者对食物反
感,从而出现呕吐表现。化疗可能影响食物
的摄入和肠胃功能改变,这是因为化疗可引
起口腔或食道溃疡、味觉改变、厌食、恶心和
呕吐,也能导致肠炎、吸收不良和腹泻,提供
冷的或常温的食物、使用吸管喝饮料可以降
低味觉和嗅觉,从而使患儿更易接受。头部
或者颈部放疗能引起黏膜炎、厌食、恶心、呕
吐、吞咽困难、口干和味觉改变。而腹部放
疗可能导致肠炎甚至肠狭窄。

骨髓移植(BMT)或者干细胞移植已经
广泛用于恶性肿瘤和非恶性肿瘤的患者。
使用化疗和(或)放疗是为了减少宿主细胞
含量,使供体的干细胞能成功植入(异基因
骨髓移植),也可以减轻肿瘤负荷,从而使患
者自己的干细胞成活(自体骨髓移植)。化

表 1　营养异常的高风险因素

食物摄入减少
　食物量不足
　乏味的食物;不能满足儿童的要求
　食物过量
　强制喂养
　疾病致食欲减低
　疾病和治疗引起的症状,如恶心、呕吐、口腔疼
　痛、疼痛、腹泻、气短等
　因治疗而反复禁食
　黏膜炎、吞咽或咀嚼困难
　自主进食困难
　就餐时儿童与照护人员关系不佳
　神志不清

营养需求增加
　疾病 / 代谢应激
　创伤或瘘管损失增多

吸收和利用营养素能力受损
　因疾病或治疗所致,如化疗导致肠病或胰腺外分
　泌功能受损
　免疫抑制治疗后感染

疗预处理导致严重恶心、呕吐和口腔溃疡,还会引起腹泻、蛋白质丢失性肠病、锌和电解质缺乏[5,6]。因为以上这些不良反应以及作为为数不多的一项可以锻炼控制的内容,大多数化疗的患儿都会停止进食。胃肠道屏障功能的受损可能增加病毒、细菌和真菌感染的风险。败血症则可引起蛋白质分解代谢增加和负氮平衡。经肠道喂养食物需尽量无菌,如果不能耐受肠内营养并保持良好的营养状况,必要时可行肠道外营养。

提供营养支持

多学科的血液肿瘤治疗小组应该针对每一个患者制订特定的营养计划。营养支持的目的是减少发病率、预防感染和生长迟缓等并发症。至今没有营养支持会帮助肿瘤生长的证据。基本营养状况最为重要,包括饮食习惯和任何来自于家庭对食物的观念都应该注意。测量体重对于患有大肿瘤的患儿并不能说明其营养状况,而上臂围、皮肤褶的厚度更能有效地说明问题[7]。中性粒细胞减少症患者要尽量避免可能带有大量微生物的食物,如未熟的肉、软干酪、肉酱、贝类以及生或半生的鸡蛋等。但是大部分感染为院内感染而非食物引起,因此对饮食过分约束反而适得其反。黏膜炎(疼痛性口腔溃疡伴或不伴二重感染)、呕吐和厌食都会影响进食。患儿需要用盐水漱口,同时还需要一些镇痛剂(必要时可用麻醉剂)。多次小量的开胃餐非常有效,还应该经常注意高热量食物的摄入量。饮食的多样性、饮食时间和家长的干预都应适当放松制约。应该鼓励住院的患儿一起进食。患儿在用了某些药物(如丙卡巴肼和环磷酰胺)后味觉会较苦,甚至失去味觉。一些患儿因此养成了重口味,爱吃泡菜、调味品等。如果患儿口腔干燥,难以进食,那么可以在食物中加入酱和卤汁来使口腔湿润。医院的食物可能并不可口,可以从商店、餐馆或者家中带来食物。较理想的情况是,医院提供一个可以满足做饭需求的病房厨房,或者全天候的供应餐饮服务而不仅仅是就餐时间[8]。对孩子使用奖励机制(如星星榜)会增进他们的食欲,但是要注意,奖励应根据孩子年龄而定,目标一定要与饮食有关并且在孩子的能力范围内。

经肠插管喂养和肠道外营养

经肠插管喂养(enteral tube feeding,ETF)和 PN 在以下情况需要使用:

- 诊断疾病时发现伴随营养不良;
- 治疗中体重减轻 5% 以上;
- 体重 / 身高小于 90%;
- 体重减轻超过 2 个百分位数;
- 食物实际摄入量小于预期需求量的 80%;

● 三头肌皮褶厚度小于第 5 个百分位数；

● 骨髓移植患儿。

婴儿期长期使用 ETF 常会导致后续喂养困难，早期应当使用语言教育。如果需要进行超过 4 个月的 ETF 或者患儿不耐受胃管（如引起黏膜炎和呕吐），可以考虑胃造口术。理想情况下，年龄大一些的儿童可选择使用鼻胃管或经皮内镜胃造口术。管饲一般在夜里进行，这样不妨碍日常活动和日间进食。管饲[9]喂养可能引起一些并发症，包括呕吐、反胃/误吸、腹泻（表 2）。应尽量使用经肠道喂养，而消化道功能异常导致 5 天以上不能进食者应使用静脉营养。例如发生严重的消化道黏膜炎、肠炎、中性粒细胞减少性小肠结肠炎、肠梗阻、肠阻塞、手术后乳糜性腹水、严重的移植物抗宿主病等。尽管存在重新喂养后困难的问题，有些营养不良患儿有时必须进行标准化肠外营养及仔细监测[10]；并且应根据营养状况进行调整。定期个体化评估患者的营养支持治疗的状况十分重要。评估内容包括营养摄入情况、相关人体测量数据、生化及血液学指标、临床状况、胃肠功能和喂养管/中心静脉插管等。

晚期营养并发症

常见恶性肿瘤儿童治疗后存在肥胖风险，并进而与心血管及内分泌疾病相关。在小于 4 岁被诊断为急性淋巴细胞白血病以及脑部肿瘤（特别是颅咽管瘤）患者在颅脑放射治疗后的 BMI 指数增加明显[11]。在某

表 2　经肠插管喂养：问题和解决

症状	原因	可能解决的方法
腹泻	肠道功能受损儿童喂养不当	水解配方或模块化喂养
	输注速度过快	减慢速度，适应后增加
	不适应大量喂养	少量多次或连续喂养
	食物渗透压高	喂养减慢并可连续输注
	微生物污染	灭菌，商业化食品；清洁环境中喂养
	药物（如抗生素、泻药）	察看药物说明
恶心/呕吐	输注速度过快	减慢喂养速度
	胃排空延迟	右侧卧位；胃肠蠕动剂
	便秘	规律排便习惯，充足液体摄入，含纤维素饮食和（或）泻药
	进食时服药	进食和服药时间间隔或服药时短时停止连续喂养
	心身因素	了解进食行为；心理学家会诊
反胃/误吸	胃食道反流	体位；喂养较稠食物；药物；连续喂养；空肠管喂养（考虑胃底折叠术）
	喂养管移位	充分固定并定时检查位置
	输注速度过快	减缓输注速度
	不适应大量喂养	少量多次或连续喂养

些患儿中,晚期营养并发症还包括净体重减轻[12]。活动减少、钙摄入减少以及糖皮质激素治疗可使骨密度减低;少部分患者骨矿化可能持续低下。生长及营养状况应当长期跟踪随访。

总结

● 了解患儿喜欢的食物,并且在化疗阶段尽量避免食用,以防止今后厌恶这类食物。

● 少食多餐。

● 鼓励使用膳食补充剂。

● 提供良好的膳食咨询和建议。

● 积极处理化疗不良的反应(恶心、呕吐)。

● 尽早考虑插管喂养,尤其是存在高风险营养问题的患者。

● 在家中,更有利于儿童进食。

● 适当的使用肠道外营养(如因胃肠功能障碍无法接受肠道营养者)。

参考文献

1 Capra S, Ferguson M, Ried K: Cancer: impact of nutrition intervention outcome – nutrition issues for patients. Nutrition 2001;17:769–772.

2 Bauer J, Jürgens H, Frühwald MC: Important aspects of nutrition in children with cancer. Adv Nutr 2011;2:67–77.

3 Skipworth RJ, Stewart DFG, Dejong CH, Preston T, Fearon KC: Pathophysiology of cancer cachexia: much more than host-tumour interaction? Clin Nutr 2007;26:667–676.

4 Murphy AJ, White M, Davies PSW: The validity of simple methods to detect poor nutritional status in paediatric oncology patients. Br J Nutr 2009;101: 1388–1392.

5 Papadopoulou A, Williams MD, Darbyshire PJ, Booth IW: Nutritional support in children undergoing bone mar-

row transplantation. Clin Nutr 1998;17: 57–63.

6 Papadopoulou A, MacDonald A, Williams MD, Darbyshire PJ, Booth IW: Enteral nutrition after bone marrow transplantation. Arch Dis Child 1997;77: 131–136.

7 Smith DE, Stevenson MCG, Booth IW: Malnutrition at diagnosis of malignancy in childhood: common but mostly missed. Eur J Pediatr 1991;150:318–322.

8 Royal College of Nursing: Nutrition in children and young people with cancer. London, Royal College of Nursing, 2010. http://www.rcn.org.uk/_data/assets/pdf_file/0010/338689/003805.pdf.

9 Smith DE, Handy DJ, Holden CE, et al: An investigation of supplementary naso-gastric feeding in malnourished chil-

dren undergoing treatment for malignancy: results of a pilot study. J Hum Nutr Dietet 1992;5:85–91.

10 Afzal NA, Addai S, Fagbemi A, Murch S, Thomson M, Heuschkel R: Refeeding syndrome with enteral nutrition in children: a case report, literature review and clinical guidelines. Clin Nutr 2002;21: 515–520.

11 Meacham LR, Gurney JG, Mertens AC, et al: Body mass index in long-term adult survivors of childhood cancer: a report of the Childhood Cancer Survival Study. Cancer 2005;103:1730–1739.

12 Oeffinger KC, Mertens AC, Sklar CA, et al: Obesity in adult survivors of childhood acute lymphoblastic leukemia: a report from the Childhood Cancer Survivor Study. J Clin Oncol 2003;21:1359–1365.

(王晓川)

第二十四节　重症监护

Jessie Hulst,Hans Van Goudoever

关键词

重症监护,烧伤,创伤,危重病,营养支持

内容要点

- 儿科患者的营养不良将导致各种患病率和死亡率增高,在急重症患儿中尤为严重。
- 无论营养不足或过量都会产生不良后果。
- 对于危重症患儿,营养支持是临床医疗的重要部分,应该纳入日常护理。
- 由于研究有限,此领域的营养指南尚缺乏循证依据。

简介

儿科的重症监护工作中,对于急重症及恢复期患儿给予恰当的营养支持是临床治疗的基本内容,恰当的喂养是患儿完全康复和正常生长的基本保障。因此,医生既要提供恰当的营养以保证患儿最佳的组织合成修复与免疫功能,同时又要避免营养不足或过量所带来的并发症。这对儿科重症监护单位(PICU)的医生而言是很大的挑战。

PICU 中患儿营养不良的发生率很高,包括烧伤和创伤的患者。住院患儿中各种疾病如果伴随着蛋白质-热量营养不良,其并发症和死亡率明显增加[1,3]。这些问题包括:免疫功能低下导致感染风险增加、创伤修复不良、肠道功能下降、机械通气延长以及住院时间延长[1,4]。

研究显示,由于常常得不到恰当的喂养,住院期间 PICU 中患儿的营养状况都会恶化。不仅仅喂养不足会造成不良后果,喂养过量同样如此[2]。喂养过量会造成脂肪合成增多,对维持净体重并无好处。另外可能造成肝脂肪变并导致肝功能受损,引起高血糖。在儿童急重症患者,高血糖本身就可以导致疾病并发症增高和死亡率增加[5]。危重症患儿主要为营养不足,恰当的营养支持有助于改善死亡率和患病率[6]。

营养需要量

由于儿童年龄和营养状况不同,其对营养的需求因人而异。代谢反应类型也各不相同,这取决于疾病的特点以及个体对疾病损伤的反应,低代谢和高代谢情况都可能发生[7]。尤其在烧伤患儿,表现是过度的分解代谢,同时还伴随着经皮肤的营养素渗出,在这种情况下患儿对热量、蛋白质和其他营养素的需求额外增加[8]。

热量

临床实践中,急重症患儿每天的热量需要量应基于以下方法进行个体化计算:

(1)对行机械通气和非机械通气的患儿,采用间接热量测定以测量其静息热量消耗。

(2)通过公式,输入体重(及身高)、年龄和性别,估算静息状态下的热量消耗。

(3)健康儿童则根据年龄和性别相关推荐摄入量。

我们通常选择测量热量消耗,测得的热

量消耗是患儿所需的最小热量值。

在 ICU 患儿计算热量需求的时候，还有一些因素要考虑，比如发热可以增加能量消耗。同样，镇静剂、麻醉剂和肌松剂可能会减少消耗。表 2 所示的 Scofield 公式[9]是另一种测量静息状态时热量消耗的可选方法（表 1）。

在恢复期，计算热量需求的时候，还有一些因素要考虑，如患儿活动、疾病因素、生长因素以及肠内营养的吸收等等。一般来说，接受肠内营养比接受肠道外喂养多需要 10%~20% 的热量。这个差异在儿童不太明显，只有将近 10%。这主要是因为年长者对于肠道喂养的吸收效率更高。

蛋白质

危重病患儿的蛋白质合成和分解都会加剧，其中蛋白质分解尤为突出。因此，危重病患儿典型的特点为负蛋白质平衡，临床表现为体重减轻、骨骼肌消耗，影响疾病结果。蛋白质摄入增加不能逆转蛋白质分解，但可以促进蛋白质合成，而改善蛋白质平衡。蛋白质和能量代谢之间存在密切的关系。缺乏能量供应可促使已存在的蛋白质分解代谢加速。然而，能量供应增加不会促进氮元素保留，除非蛋白质摄入充足。相应地，如果能量不足，蛋白质摄入增加也是无用的。肠道外氨基酸摄入的指南（表 2）对于肠道内营养，相同的摄入量也适用[10]。

碳水化合物

葡萄糖是人体，尤其是大脑主要的能量来源。血糖水平主要取决于外源性葡萄糖的摄入、内源性葡萄糖的产生（糖原分解和糖异生）以及葡萄糖利用（氧化利用或者作为糖原和甘油三酯储存）。危重患者对低血糖和高血糖的测定需作为初期检查。低血糖和高血糖以及血糖不稳定都可能导致预

表 1　计算静息热量消耗的 Schofield 公式（kcal/d）

年龄	男	女
0~3	$60.9 \times$ 体重 -54 $0.167 \times$ 体重 $+1516.7 \times$ 身高 -617.6	$61 \times$ 体重 -51 $16.2 \times$ 体重 $+1022.7 \times$ 身高 -413.5
3~10	$22.7 \times$ 体重 $+495$ $19.6 \times$ 体重 $+130.2* $ 身高 $+414.9$	$22.5 \times$ 体重 $+499$ $17 \times$ 体重 $+161.7 \times$ 身高 $+371.2$
10~18	$17.5 \times$ 体重 $+651$ $16.2 \times$ 体重 $+137.1 \times$ 身高 $+515.5$	$12.2 \times$ 体重 $+746$ $8.4 \times$ 体重 $+465.4 \times$ 身高 $+200$

计算总热量需求，还需考虑以下因素：
危重症患儿的疾病因素：PICU 患者 1.2~1.6，烧伤患者 1.4，创伤患者 1.3~1.5；急重症患者活动因素：1.0~1.1；生长因素：急性期 1.0，恢复期：<4 个月 1.3，4~12 个月 1.1，其他儿童 1.0~1.04；1kcal=4.186KJ；以上体重单位为 kg，身高为 m

表 2　急重症患儿营养推荐供给量

年龄	总热量（kcal）	静息热量（kcal）	肠道外氨基酸[g/(kg·d)]	肠道外脂类[g/(kg·d)]
0~2 个月	110	50	1.5~3.0	3~5
3~12 个月	100	50	1.0~2.5	3~4
1~6 岁	90	45	1.0~2.0	2~3
7~12 岁	70	35	1.0~2.0	2~3
>12 岁	50	25	1.0~2.0	2~3

后不良,故应积极处理。高血糖时胰岛素水平增高,是由于在应激条件下胰岛素不敏感所致。在危重病患儿中,胰岛素抵抗和β细胞功能失调是高血糖的重要因素[11]。

对于体重低于30kg的儿童,推荐的碳水化合物供给量为4~6mg/(kg·min),体重超过30kg的儿童推荐量为2~4mg/(kg·min)。对于高血糖病例,葡萄糖摄入应该减少,但推荐早期使用胰岛素治疗[12]。关于儿童危重症中胰岛素对维持血糖的研究尚无大样本随机试验结果。最近有一项研究结果显示,在PICU患者中进行密切的血糖控制有利于治疗结果[13]。

脂肪

脂类代谢一般会因疾病和应激而加剧,脂类是热量的主要来源。脂肪乳剂的输注提供更高热量,有利于避免大量葡萄糖输注,也提供了对必需脂肪酸的供应渠道。在完全肠外营养的患者中,提供的脂肪可以提供25%~40%的非蛋白质能量(表2)。为防止脂肪酸缺乏,婴儿及儿童需摄入最少0.1g/(kg·d)的亚油酸。但是摄入的脂肪量不能超过脂肪消耗量,如果出现高血脂,摄入量就应该调整。如果婴儿甘油三酯水平>250mg/dl(>2.9mmol/L)以及儿童>400mg/dl(>4.6mmol/L),建议减少或停止使用肠外脂肪类输注。

烧伤

在儿童烧伤患者中,可应用额外能量需要量的计算公式,但计算结果可能显示低于或者高于热量的消耗[14,15]。因此,对于烧伤儿童的治疗,推荐使用实际测得的热量消耗量。在缺乏直接的热量测定时,应用基于体重和身高[9]的Schofield公式是评估静息能量消耗最好的方法(表1)。

烧伤患儿比普通儿童需要更多的蛋白质。除了伤口会一直损失蛋白质,伤口的修复、宿主防御也需要大量的蛋白质,氨基酸

的糖异生这时就成了主要的热量来源。根据最近的经验,对于烧伤面积占身体表面积10%以上的患者,20%的热量应来自于蛋白质/氨基酸[儿童:3g/(kg·d)],55%~60%的热量应来自于碳水化合物(不超过每分钟5mg/kg),最多30%的热量来自脂肪。

营养支持治疗

指征和目标

对于危重病患儿,当消化道摄入的营养不足时,营养支持则显得十分重要。为警惕忽视营养地位的风险,提倡使用风险筛查工具(如STRONG$_{kids}$),这样可以减少净体重的丢失并有利于重要脏器蛋白的合成[16]。

营养支持治疗的时机

若患者血流动力正常,并且有正常的胃肠功能,那么进入重症监护病房的24小时内就应开始营养支持治疗。

营养支持的方法

通过置管喂养进行肠内营养治疗是支持危重症及烧伤患儿的最好方法。肠内营养可以改善肠道黏膜的完整性,维持肠内血流量,保护IgA依赖的免疫,并有利于维持宿主免疫应答。临床研究的Meta分析表明,肠道营养可以降低感染风险且节约花费,而肠道外营养则不然[17]。与胃管置入不同,幽门远端置管喂养可避免胃潴留和食道反流,但临床研究还不能证实其可以预防吸入性肺炎。

如果患者对肠内营养有禁忌或者摄入不足,可以考虑采取完全肠外营养来补充或替代。最近的一项成人患者的大样本随机对照研究显示,如果肠内营养提供的热量不能满足需要,早期采取肠外营养的治疗效果[18]并不明显优于1周后才开始的肠外营养治疗;相对早期采取的肠外营养治疗,晚期的肠外营养治疗患者的患病率降低。在儿童中缺乏此类研究,由于儿童的能量储备少以

及对应激反应时间短,可能有不同的结果。

配方的种类

对于危重症患儿,没有研究结果证明小分子聚合物配方比大分子聚合物配方更有临床价值(见本章第三节)。也没有证据表明具有免疫调节功能的配方(如谷氨酰胺、精氨酸或核苷酸配方)存在确切的临床价值。在烧伤和创伤的患儿中可考虑使用这类配方。

依从性

我们应该意识到,因为操作过程和依从性的问题,配方设计的期望营养价值与实际使用的营养治疗效果有很大的距离[19]。营养治疗效果不理想的主要原因为胃肠道功能失调(如呕吐、反胃、潴留、腹泻)、诊断时或手术前禁食、延迟启动肠内营养、液体限制、使用血管活性药物、营养消化不理想。

营养治疗的随访

营养治疗一旦开始,其效果就可以通过一些营养参数进行评估,如体格测量、间接测定热量以及炎症指标(C反应蛋白)。最基本的营养评估应包括测量体重、上臂围以及身长和间接热量测定。一些化学指标,如前白蛋白(短期)或白蛋白(长期)可用于评估营养情况,但缺乏特异性。图1为营养指南总的实施程序。

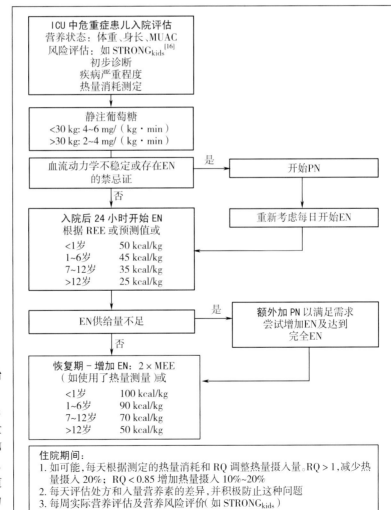

图1 儿科 PICU 的营养治疗措施

重症监护患儿的营养治疗; MUAC=上臂围; MEE=能量消耗计量; RQ=呼吸商; EN 禁忌证:严重胃肠道疾病,先天性消化道畸形,胃肠道手术,短肠疾病,血流动力学异常,窒息

总结

危重症患儿处在分解代谢状态,主要表现为以下三种代谢改变:①肝脏蛋白合成增加、肌肉蛋白分解加速形成负氮平衡;②脂类分解加速;③胰岛素抵抗导致高血糖。

● 营养治疗是临床工作的基本内容,并应包括在每天的治疗中。

● 条件允许时,优先选择肠内营养,入院后 24 小时内就应进行实施。

● 肠内营养较肠外营养的主要优点包括保留胃肠功能、减少花费、易管理、安全。

● 临床喂养指南的使用,包括营养评估、早期肠道内营养、通过间接热量测定控制热量平衡。发现耐受性以及减少中断将有利于危重病患儿得到充足肠道内营养。

参考文献

1　Pollack M, Ruttimann U, Wiley J: Nutritional depletions in critically ill children: associations with physiologic instability and increased quantity of care. JPEN J Parenter Enteral Nutr 1985;9:309–313.

2　Hulst J, Joosten K, Zimmermann L, Hop W, van Buuren S, Büller H, et al: Malnutrition in critically ill children: from admission to 6 months after discharge. Clin Nutr 2004;23:223–232.

3　Klein GL, Herndon DN: Burns. Pediatr Rev 2004;25:411–417.

4　Briassoulis G, Zavras N, Hatzis T: Malnutrition, nutritional indices, and early enteral feeding in critically ill children. Nutrition 2001;17:548–557.

5　Srinivasan V, Spinella PC, Drott HR, Roth CL, Helfaer MA, Nadkarni V: Association of timing, duration, and intensity of hyperglycemia with intensive care unit mortality in critically ill children. Pediatr Crit Care Med 2004;5:329–336.

6　Mehta NM, Bechard LJ, Cahill N, Wang M, Day A, Duggan CP, et al: Nutritional practices and their relationship to clinical outcomes in critically ill children: an international multicenter cohort study. Crit Care Med 2012;40:2204–2211.

7　Mehta NM, Bechard LJ, Dolan M, Ariagno K, Jiang H, Duggan C: Energy imbalance and the risk of overfeeding in critically ill children. Pediatr Crit Care Med 2011;12:398–405.

8　Jeschke MG, Gauglitz GG, Finnerty CC, Kraft R, Mlcak RP, Herndon DN: Survivors versus nonsurvivors postburn: differences in inflammatory and hypermetabolic trajectories. Ann Surg 2013, Epub ahead of print.

9　Schofield W: Predicting basal metabolic rate, new standards and review of previous work. Hum Nutr Clin Nutr 1985; 39(suppl 1):5–41.

10　Koletzko B, Goulet O, Hunt J, Krohn K, Shamir R; Parenteral Nutrition Guidelines Working Group; et al: 1. Guidelines on Paediatric Parenteral Nutrition of the European Society of Paediatric Gastroenterology, Hepatology and Nutrition (ESPGHAN) and the European Society for Clinical Nutrition and Metabolism (ESPEN), Supported by the European Society of Paediatric Research (ESPR). J Pediatr Gastroenterol Nutr 2005; 41(suppl 2):S1–S87.

11　Preissig CM, Rigby MR: Hyperglycaemia results from beta-cell dysfunction in critically ill children with respiratory and cardiovascular failure: a prospective observational study. Crit Care 2009; 13:R27.

12　Verbruggen SC, Joosten KF, Castillo L, van Goudoever JB: Insulin therapy in the pediatric intensive care unit. Clin Nutr 2007;26:677–690.

13　Vlasselaers D, Milants I, Desmet L, Wouters PJ, Vanhorebeek I, van den Heuvel I, et al: Intensive insulin therapy for patients in paediatric intensive care: a prospective, randomised controlled study. Lancet 2009;373:547–556.

14　Suman OE, Mlcak RP, Chinkes DL, Herndon DN: Resting energy expenditure in severely burned children: analysis of agreement between indirect calorimetry and prediction equations using the Bland-Altman method. Burns 2006; 32:335–342.

15　Rousseau AF, Losser MR, Ichai C, Berger MM: ESPEN endorsed recommendations: nutritional therapy in major burns. Clin Nutr 2013;32:497–502.

16　Hulst JM, Zwart H, Hop WC, Joosten KF: Dutch national survey to test the STRONG$_{kids}$ nutritional risk screening tool in hospitalized children. Clin Nutr 2010;29:106–111.

17　Petros S, Engelmann L: Enteral nutrition delivery and energy expenditure in medical intensive care patients. Clin Nutr 2006;25:51–59.

18　Casaer MP, Mesotten D, Hermans G, Wouters PJ, Schetz M, Meyfroidt G, et al: Early versus late parenteral nutrition in critically ill adults. N Engl J Med 2011;365:506–517.

19　Mehta NM, McAleer D, Hamilton S, Naples E, Leavitt K, Mitchell P, et al: Challenges to optimal enteral nutrition in a multidisciplinary pediatric intensive care unit. JPEN J Parenter Enteral Nutr 2010;34:38–45.

（王晓川）

第四章 附录

第一节 WHO 的儿童生长标准

Mercedes de Onis

关键词

生长标准,生长参考值,营养状态,人体测量学,营养评价

内容要点

- 生长评价是衡量儿童健康和营养状况的重要筛查工具。
- 人体测量学是广泛用于儿童生长状况评价的非损伤性方法。
- 使用生长曲线图能够清晰描述儿童生长的轨迹和趋势。
- WHO 儿童生长标准的制订是基于健康母乳喂养儿的正常生长调查结果,WHO 推荐全世界统一使用此生长标准的曲线图。
- 人体测量学指标测定应该准确无误。适当的设备和标准技术的使用对减少测量误差以利于偏差最小化是必要的。

简介

无论是发达地区还是资源短缺严重的地区,评价儿童生长发育的状况依然是所有地区儿童保健的主要工作。如果生长发育

正常,说明儿童健康和营养良好。另一方面,如果出现生长偏离,显示某方面存在问题,需要进行细致的诊断性随访和干预措施。生长发育评价的价值在于它是一个重要而实用的筛查工具,可以评价儿童的总体健康,识别生长迟缓和过度生长,评估母亲哺乳情况和婴儿喂养实践,监测对生长有不良影响的疾病(如肾脏和心脏疾病)患儿的生长情况。

通过恰当地使用人体测量学指标能很好地进行生长评价[1]。人体测量学是全世界应用最广泛的单一指标,具有价廉和无损伤性的优点,能进行身体的比例、大小和构成的评价。应用人体测量学进行评价须注意:①选择合适的人体测量学指标;②人体测量学指标测量的准确性和可靠性;③选择合适的生长曲线图以及选择合适的界值点来评价风险,或者根据营养不良、超重 / 肥胖的不同程度进行分类。

附录中的生长曲线图是 WHO 儿童生长标准中的一部分[2,3],是基于在健康的母乳喂养婴儿和小年龄儿童中进行的国际性样本调查结果而制订的[4]。

WHO 儿童生长标准的制定

这个 WHO 儿童生长标准的起源可追溯到 20 世纪 90 年代早期,当时 WHO 开始

对人体测量学指标参考值的使用和解释做了一个全面的评估分析。分析结果显示健康母乳喂养儿的生长模式显著背离NCHS（美国国家健康统计中心）/WHO的国际参考值[5]，从而特别质疑这个NCHS/WHO国际参考值对评价健康母乳喂养的生长状态可能是不合适的。因此，专家组建议制订一套新的标准，采用一个全新的方法，可以描述当儿童处于无疾病状态下、得到健康养育条件时（如母乳喂养和无烟环境下）的生长趋势[5]。这个方法旨在制订生长的标准而不仅仅制定生长参考值，描述在特定地点和时间下儿童是如何生长的。虽然标准和参考值两者都是以比较为基础的，但是得到的解释不同。因为标准是定义儿童正常生长的趋势，所以偏离了这个标准的生长模式就表明是生长偏离。但是仅有参考值就不能提供这样的比较判断，在实际工作中，参考值经常被当作标准而误用。

根据1994年世界健康大会签署的有关这些建议的决议，WHO多中心生长参考值研究（MGRS）在1997年启动，开始收集原始资料，计划制订由理想的健康模式组成的新生长标准的曲线图[4]。

MGRS的目标是描绘健康儿童的生长模式。MGRS是一个群体研究，在巴西、加纳、印度、挪威、阿曼和美国[4]6个不同地域的国家中进行[4]。研究内容包括一个从出生到24个月的纵向随访和一个18~71个月儿童的横向研究。在纵向随访研究中，母亲和新生儿在婴儿出生时就招募入组，然后分别在1、2、4、6周龄进行家访；2~12个月每月家访一次；在第2年每两个月家访1次，一共随访21次。

生活在社会经济状况适宜生长条件下的人群被选择为研究对象时，入选标准包括：没有已知的抑制生长和健康的环境、母亲愿意遵循MGRS的喂养建议（如在生后

4个月纯母乳喂养或母乳喂养为主、6个月开始添加辅助食品、持续母乳喂养至少到12个月）、母亲产前产后均不吸烟、单胎、没有严重疾病。严格的资料收集方法和各中心资料管理过程带来了高质量的资料来源[2,3]。

在6个中心的调查结果中，儿童的身长惊人地相似，和来自中心内部的个体差异达70%的结果相比，来自不同的中心之间的身长差异仅为3%[6]。在不同人群中，儿童早期生长的惊人相似意味着人类或许有同一起源，如某些人认为[7]，或许不同环境下生存的婴儿具有很强的生长发育选择优势。采用当前最新的统计方法，将来自多中心研究的资料整合在一起，构成了这套新的WHO儿童生长标准[2]。

在附录的生长曲线图包括：年龄别体重、年龄别身长/身高、身长/身高别体重、年龄别体质指数（BMI）、年龄别头围，年龄在0~60个月的男童和女童的百分位数值。所有的表格和曲线图在WHO网站上都可以找到（www.who.int/childgrowth/en），还包括一些工具如软件和培训材料以方便临床应用。24个月的身长/身高曲线图是分开的，代表了从测量卧位身长到站立身高的变化。其他人体测量学指标的标准（如中上臂围、三头肌和肩胛下皮褶厚度）同样可在网站上获得。

使用WHO儿童生长标准的意义

在生长评估工具的发展和应用历史上，没有审查已经制定的WHO标准的先例。通常在决定使用新标准之前，政府应该设立委员会进行审查评估，由专业团体通过标准的审查方法来执行。详细的评估包括新标准的影响力和记录它们对儿童健康计划的支撑力和益处。自2006年颁布以来，WHO生长标准在全球范围内被广泛使用[8]。被

使用的理由包括:①提供了更可靠的评价工具,适用于评价与全球婴幼儿喂养策略一致的生长状况;②保护和促进母乳喂养;③可以监测双重的营养不良,如生长迟缓和超重;④促进健康生长,保护儿童实现理想生长潜力的权益;⑤协调各个国家的生长评估体系相一致。通过应用 WHO 生长标准,在不同的国家之间统一了对儿童生长评估的标准,并且建立了以母乳喂养儿为评价标准的理念,有助于儿童充分实现其理想生长潜力的权益。

由科学家和技术人员共同制订的 WHO 生长标准具备详细和可靠的规范方法,表现出以下明显的优势:

● 采用 WHO 标准能识别更多严重消瘦儿童[9]。更精确地预测死亡率的风险[10-12],缩短治疗时间、提升治愈率和减少死亡数,降低失访率以及减少住院治疗的需求[13]。

● 采用 WHO 标准,证实了母乳喂养儿和人工喂养儿的生长模式不同,提供了正确评价母乳喂养儿正常生长的改进版的工具[14-16];从而显著降低了不必要的辅食添加或停止母乳喂养的风险,从而消除了在卫生条件不良环境下婴儿患病率和死亡率的主要原因。

● 除了证实生后 2 年是促进婴幼儿生长的关键时期外,采用 WHO 标准表明的结果显示宫内线性生长迟缓的情况比以往想象的更加普遍[17],为从孕前和孕早期就开始干预提供了强有力的证据。

● 采用 WHO 标准的另一个重要结果就是发现出生后前 6 个月期间的营养不良问题比以往发现的更严重[16-18]。因此,婴儿营养不良发生率、低出生体重儿的出生率和早期放弃纯母乳喂养发生率的统计数据得以调整归真。

● 采用 WHO 标准也有助于早期发现婴儿和幼儿中体重增重过度[19,20],揭示肥胖

常常起始于儿童早期,应该采取相应措施来解决这个全球性的"定时炸弹"。

● 最后,WHO 标准是确保所有儿童健康和充分实现理想生长潜力权益的重要基石,由此产生的确凿科学依据表明,平均而言,当健康和营养需求得到满足时,任何地方婴幼儿的生长模式是相似的。因此,WHO 标准被来评价联合国儿童权益公约的遵守情况,如果没有评价人类正常生长的标准,那么就不可能履行对儿童健康的职责和义务。

总结

制订 WHO 儿童生长标准的基础资料来自处于阻碍生长因素(如食物缺乏和感染等)最小化环境中的儿童。他们的母亲都能遵循健康养育方式如母乳喂养、怀孕后不吸烟。这个生长标准描绘了人类在理想环境下的生长模式,因此能用于评价任何地方的儿童,无论其所处的种族、社会经济状况和喂养方式有所不同。这个研究结果也显示,尽管处于世界各地,但是生活在良好环境下并且遵循适宜养育方式的健康儿童具有惊人相似的生长模式。国际儿科协会已经正式签署使用 WHO 标准,称其为"能够同时监测营养不良和肥胖的有效工具"[21]。

早期识别生长发育偏离(如生长迟滞和体重超重)的检查评价,应该成为临床工作的规范:

● 常规记录体重和身高的准确测定值以监测儿童生长。

● 根据 WHO 儿童生长标准,正确评价人体测量学的测定指标,如年龄别身高、年龄别 BMI。

● 根据观察到的生长模式早期变化(如高于或低于百分位数曲线),及时向父亲和养育者提供恰当的咨询指导和帮助。

参考文献

1　Physical status: the use and interpretation of anthropometry. Report of a WHO Expert Committee. World Health Organ Tech Rep Ser 1995;854:1–452.

2　WHO Multicentre Growth Reference Study Group: WHO Child Growth Standards: length/height-for-age, weight-for-age, weight-for-length, weight-for-height and body mass index-for-age: methods and development. Geneva, WHO, 2006.

3　WHO Multicentre Growth Reference Study Group: WHO Child Growth Standards based on length/height, weight and age. Acta Paediatr Suppl 2006;450: 76–85.

4　de Onis M, Garza C, Victora CG, et al (eds): WHO Multicentre Growth Reference Study (MGRS): rationale, planning and implementation. Food Nutr Bull 2004;25(suppl 1):S3–S84.

5　Garza C, de Onis M; WHO Multicentre Growth Reference Study Group: Rationale for developing a new international growth reference. Food Nutr Bull 2004; 25(suppl 1):S5–S14.

6　WHO Multicentre Growth Reference Study Group: Assessment of differences in linear growth among populations in the WHO Multicentre Growth Reference Study. Acta Paediatr Suppl 2006;450: 56–65.

7　Rosenberg NA, Pritchard JK, Weber JL, et al: Genetic structure of human populations. Science 2002;298:2381–2385.

8　de Onis M, Onyango A, Borghi E, Siyam A, Blössner M, Lutter CK; WHO Multicentre Growth Reference Study Group: Worldwide implementation of the WHO Child Growth Standards. Public Health Nutr 2012;15:1603–1610.

9　Dale NM, Grais RF, Minetti A, Miettola J, Barengo NC: Comparison of the new

World Health Organization growth standards and the National Center for Health Statistics growth reference regarding mortality of malnourished children treated in a 2006 nutrition program in Niger. Arch Pediatr Adolesc Med 2009;163:126–130.

10　Lapidus N, Luquero FJ, Gaboulaud V, Shepherd S, Grais RF: Prognostic accuracy of WHO growth standards to predict mortality in a large-scale nutritional program in Niger. PLoS Med 2009;6: e1000039.

11　Vesel L, Bahl R, Martines J, Penny M, Bhandari N, Kirkwood BR; WHO Immunization-Linked Vitamin A Supplementation Study Group: Use of new World Health Organization child growth standards to assess how infant malnutrition relates to breastfeeding and mortality. Bull World Health Organ 2010;88: 39–48.

12　O'Neill S, Fitzgerald A, Briend A, van den Broeck J: Child mortality as predicted by nutritional status and recent weight velocity in children under two in rural Africa. J Nutr 2012;142:520–525.

13　Isanaka S, Villamor E, Shepherd S, Grais RF: Assessing the impact of the introduction of the World Health Organization growth standards and weight-for-height z-score criterion on the response to treatment of severe acute malnutrition in children: secondary data analysis. Pediatrics 2009;123:e54–e59.

14　Saha KK, Frongillo EA, Alam DS, Arifeen SE, Persson LA, Rasmussen KM: Use of the new World Health Organization child growth standards to describe longitudinal growth of breastfed rural Bangladeshi infants and young children. Food Nutr Bull 2009;30:137–144.

15　Bois C, Servolin J, Guillermot G: Usage

comparé des courbes de l'Organisation mondiale de la santé et des courbes françaises dans le suivi de la croissance pondérale des jeunes nourrissons. Arch Pediatr 2010;17:1035–1041.

16　de Onis M, Onyango AW, Borghi E, Garza C, Yang H; WHO Multicentre Growth Reference Study Group: Comparison of the WHO Child Growth Standards and the NCHS/WHO international growth reference: implications for child health programmes. Public Health Nutr 2006; 9:942–947.

17　Victora CG, de Onis M, Hallal PC, Blössner M, Shrimpton R: Worldwide timing of growth faltering: revisiting implications for interventions using the World Health Organization growth standards. Pediatrics 2010;125:e473–e480.

18　Kerac M, Blencowe H, Grijalva-Eternod C, McGrath M, Shoham J, Cole TJ, Seal A: Prevalence of wasting among under 6-month-old infants in developing countries and implications of new case definitions using WHO growth standards: a secondary data analysis. Arch Dis Child 2011;96:1008–1013.

19　van Dijk CE, Innis SM: Growth-curve standards and the assessment of early excess weight gain in infancy. Pediatrics 2009;123:102–108.

20　Maalouf-Manasseh Z, Metallinos-Katsaras E, Dewey KG: Obesity in preschool children is more prevalent and identified at a younger age when WHO growth charts are used compared with CDC charts. J Nutr 2011;141:1154–1158.

21　International Pediatric Association Endorsement: the new WHO Growth Standards for infants and young children. 2006. http://www.who.int/childgrowth/Endorsement_IPA.pdf.

男童年龄别体重

出生~5岁（百分位数）

WHO儿童生长标准

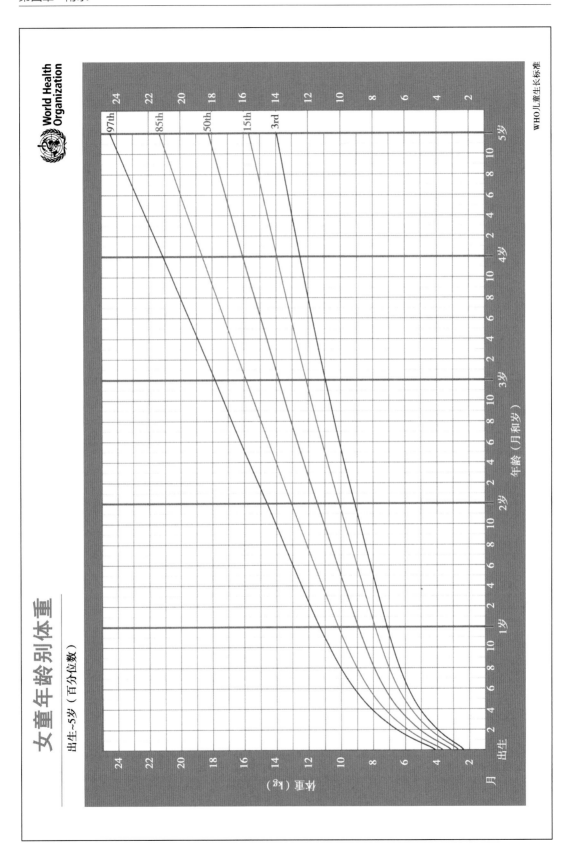

女童 年龄别体重

出生~5岁（百分位数）

WHO 儿童生长标准

男童 年龄别身长/身高

出生~5岁（百分位数）

WHO儿童生长标准

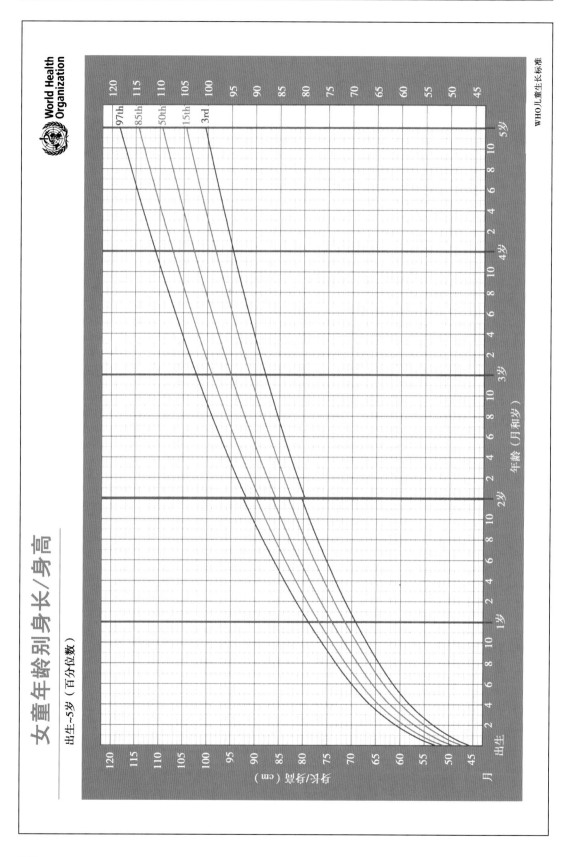

女童 年龄别 身长/身高

出生~5岁（百分位数）

男童身长别体重

出生～2岁（百分位数）

World Health Organization

WHO儿童生长标准

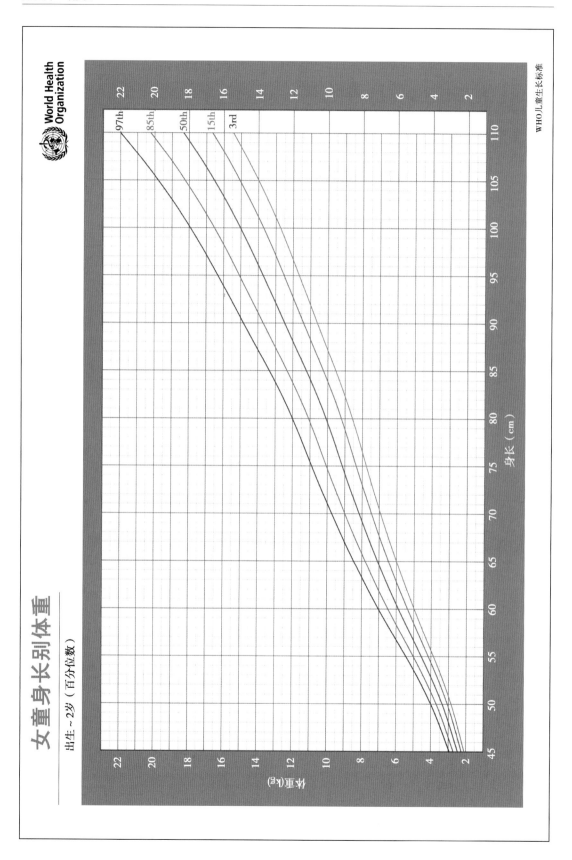

女童身长别体重

出生~2岁（百分位数）

男童身长别体重

2~5岁（百分位数）

World Health Organization

WHO儿童生长标准

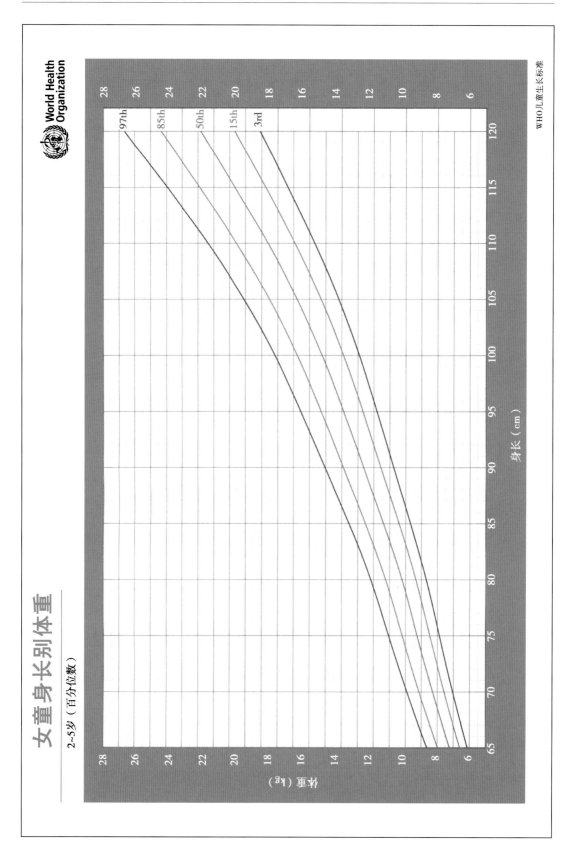

女童身长别体重

2~5岁（百分位数）

World Health Organization

WHO儿童生长标准

男童年龄别BMI

出生~5岁（百分位数）

World Health Organization

WHO儿童生长标准

BMI（kg/m²）

年龄（月和岁）

97th
85th
50th
15th
3rd

出生

1岁
2岁
3岁
4岁
5岁

月

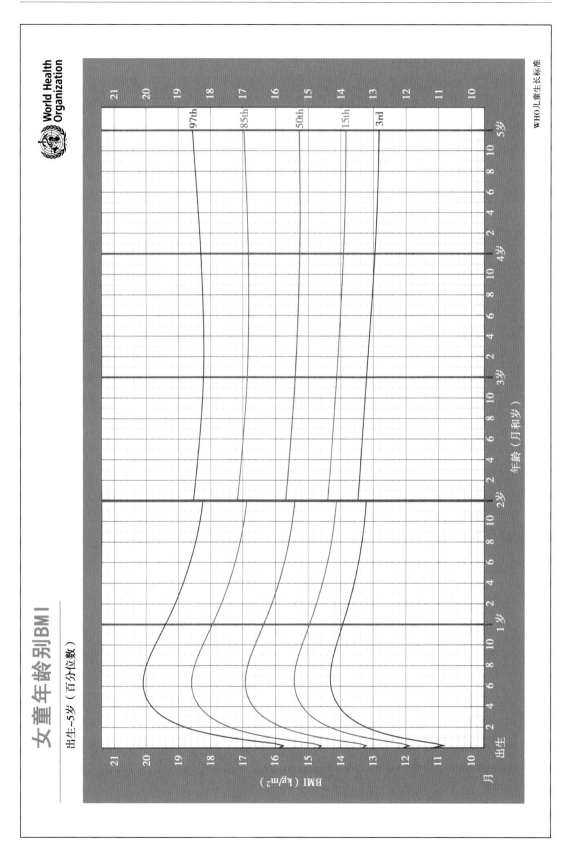

女童 年龄别 BMI

出生~5岁（百分位数）

WHO儿童生长标准

男童 年龄别 头围

出生~5岁（百分位数）

World Health Organization

97th
85th
50th
15th
3rd

头围（cm）

年龄（月和岁）

出生　1岁　2岁　3岁　4岁　5岁

WHO儿童生长标准

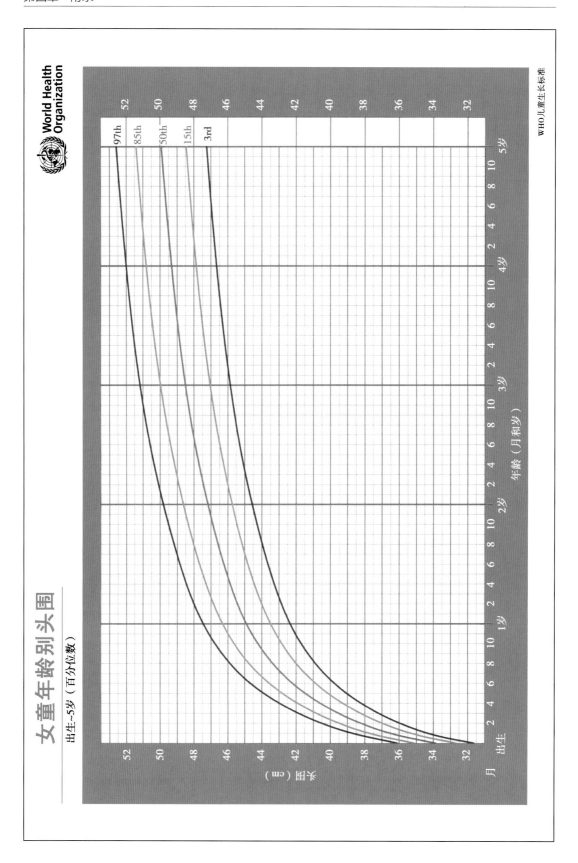

第二节　美国 CDC 和欧共体的生长曲线图

Ekhard E. Ziegler

关键词

生长评价,生长参考值,人体测量学,评价结果

内容要点

- 生长曲线图是评价儿童生长发育指标的必要工具。
- 生长参考值(如 CDC 或者欧共体生长曲线图)描述的是在特定环境和特定时间下群体儿童的生长状况。
- 生长标准(如 WHO 儿童生长标准)描述的是在良好环境下、接受最佳营养的儿童生长状况,体现理想的生长状态。
- 人体测量学指标需要使用适宜的技术。卧位身长指标必须用卧位身长曲线图来评价,身高指标必须用身高曲线图来评价。

简介

生长评价是儿童健康监测的一个组成部分。为了评价生长状况,体格测定的生长指标必须同相应的生长标准相比。对某区域里健康儿童人群的生长状况进行调查后可以获得生长参考值,根据生长参考值可以制订生长标准。评价一个儿童时,根据其体格测定指标与生长参考值相比所处的位置来判断这个儿童生长是否正常或异常。目前广泛使用的生长参考值是美国 CDC 生长曲线图[1]和欧共体生长曲线图[2]。这两个曲线图都是在 2000 年发布的。分别描述的是生活在美国或者欧洲儿童的生长状况。而 WHO 生长标准[3,4]描述的是代表全球的健康儿童生长状况,制订这些标准的数据来自挪威、美国、巴西、加纳、阿曼和印度 6 个国家,接受调查的儿童生活在"良好环境"下,得到"充足适宜的营养"(出生后 6 个月母乳为主的喂养),保证其母亲不吸烟,体现了理想环境中"正常生长"的状态。

用一个生长测定指标来评价生长状态时,其评价结果就只是依靠这个测量值在生长曲线图的相对位置。如果在不同时间点进行的两个或更多次的测量,就能大大提高评价的准确度。显然,通过这种评价的方式不仅使内在的测量误差最小化,且能评价生长趋势,增强了对儿童生长进行个体评估的应用价值。

CDC 生长曲线图(美国)

CDC 生长曲线图的发布取代了曾经广泛使用的 1974 年版的 NCHS/WHO 生长曲线图,因为后者的识别率不足[1]。CDC 生长曲线图是基于 1974 年到 1994 年期间在美国一些州中进行国家调查的大样本资料基础上制订的。其中生后第 1 年的资料是种例外,不但这部分资料的样本数量较少,且大部分来自低社会经济阶层的婴儿。而且因为调查对象中超重的发生率增加的原因,以后进行的国家调查(1988—1994 年)中大于 6 岁儿童的资料也被排除在外。这些曲线图都是根据横断面调查的资料,采用当前

最新的光滑曲线方法制作出百分位数曲线图包括出生~3岁的年龄别体重、年龄别身长（卧位）曲线图以及2~20岁的年龄别体重、年龄别身高和年龄别体质指数的曲线图。

欧共体生长曲线图

欧共体生长曲线图是多个国家共同努力的结果[2]。制定这些曲线图的资料来自于11个欧洲国家的近22个测量点中自出生~5岁儿童（1990年至1993年间出生）的生长数据。收集的是纵向随访资料，其中有1746名儿童随访至1岁，1071名儿童随访至3岁。资料是采用横断面方式分析，光滑曲线技术制图。

评注

与最近发布的WHO生长标准相比[3,4]，

美国CDC生长曲线和欧洲生长曲线都是生长参考值，分别反映了生活在各个地区健康儿童的正常生长状况。因此，使用这些生长曲线图来评价体格生长测定值，实际上是将一个儿童个体与生活在同一地区其他儿童群体进行比较，了解其所处的相对位置。

WHO生长标准则有所不同，除了具有同样的评价参数以外，其制订时所根据的资料来自以母乳喂养为主的婴儿，反映了理想的生长状态。使用合适的测量技术非常重要，尤其像卧位身长指标测量很难准确。如果想获得可重复的测量值，卧位长的测量需要两个测量者使用合适的设备和技术。身长指标必须使用身长曲线图来评价，而身高指标必须用身高曲线图来评价。

参考文献

1 Kuczmarski RJ, Ogden CL, Guo SS, Grummer-Strawn LM, Flegal KM, Mei Z, Wei R, Curtin LR, Roche AF, Johnson CL: 2000 CDC Growth Charts for the United States: methods and development. Vital Health Stat 11 2002;246: 1–190.

2 Haschke F, van't Hof MA (eds): Euro-Growth. J Ped Gastroenterol Nutr 2000; 31:suppl 1.

3 WHO Multicentre Growth Reference Study Group: WHO Child Growth Standards. Geneva, WHO, 2006. www.who.int/childgrowth/en/.

4 WHO Multicentre Growth Reference Study Group: WHO Child Growth Standards based on length/height, weight and age. Acta Paediatr Suppl 2006;450: 76–85.

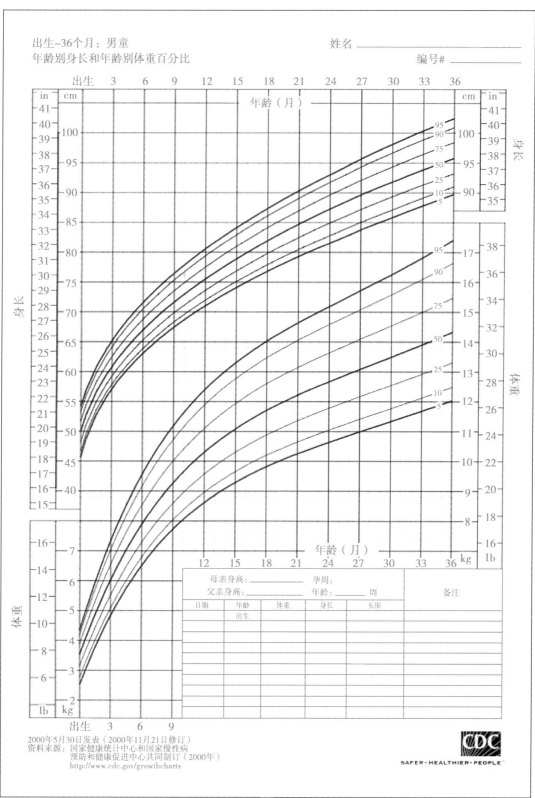

图 1　CDC 出生 ~3 岁男童年龄别身长和年龄别体重

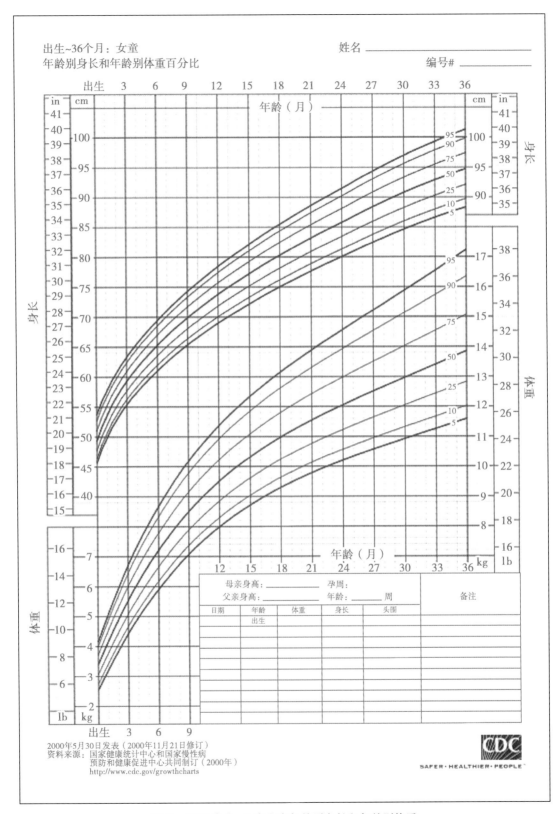

图 2　CDC 出生 ~3 岁女童年龄别身长和年龄别体重

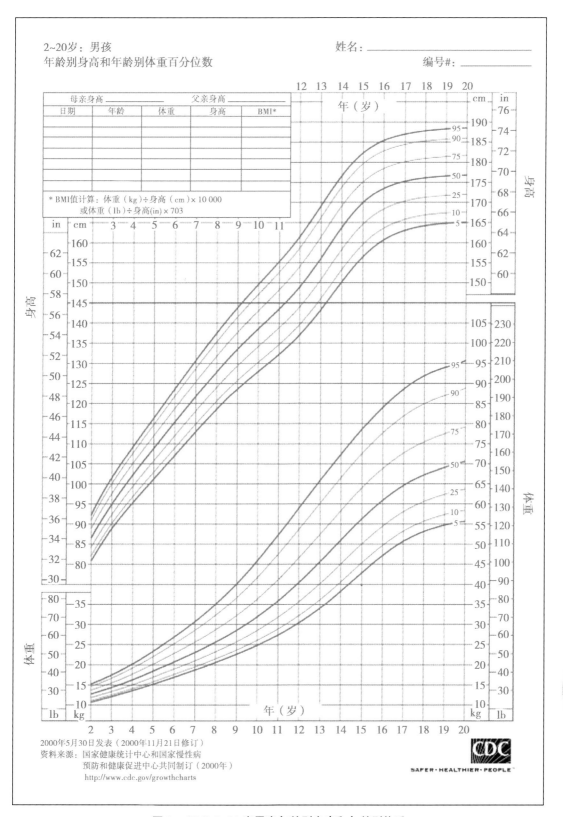

图 3　CDC 2~20 岁男童年龄别身高和年龄别体重

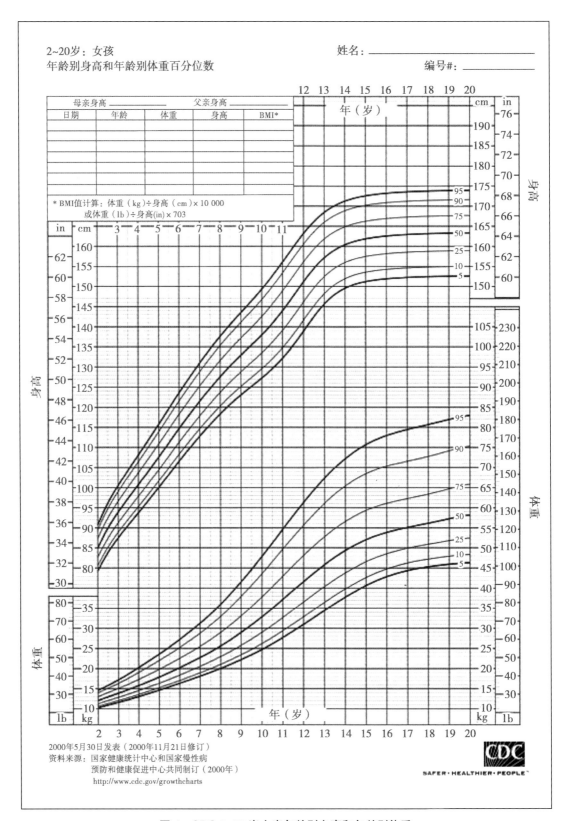

图 4 CDC 2~20 岁女童年龄别身高和年龄别体重

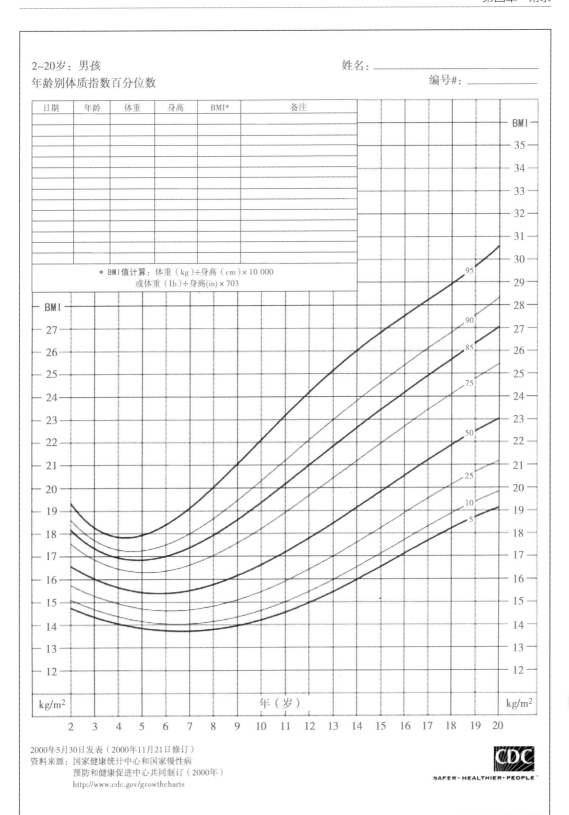

图 5 CDC 2~20 岁男童年龄别体质指数

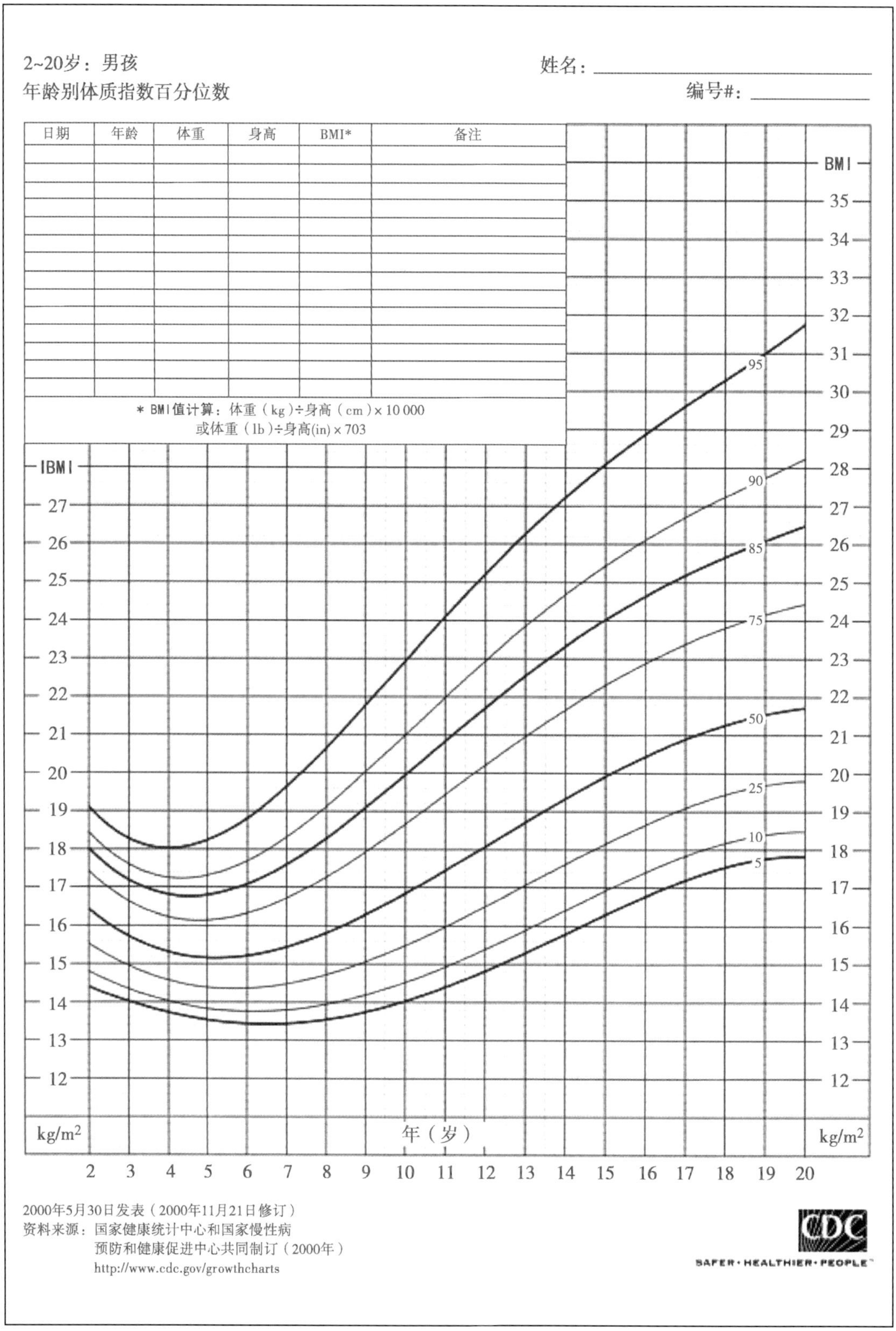

2~20岁：男孩

年龄别体质指数百分位数

姓名：_____

编号#：_____

日期	年龄	体重	身高	BMI*	备注

* BMI值计算：体重（kg）÷身高（cm）×10 000

或体重（lb）÷身高(in)×703

kg/m² 年（岁） kg/m²

2 3 4 5 6 7 8 9 10 11 12 13 14 15 16 17 18 19 20

2000年5月30日发表（2000年11月21日修订）

资料来源：国家健康统计中心和国家慢性病

预防和健康促进中心共同制订（2000年）

http://www.cdc.gov/growthcharts

CDC

SAFER · HEALTHIER · PEOPLE™

图6 CDC 2~20岁女童年龄别体质指数

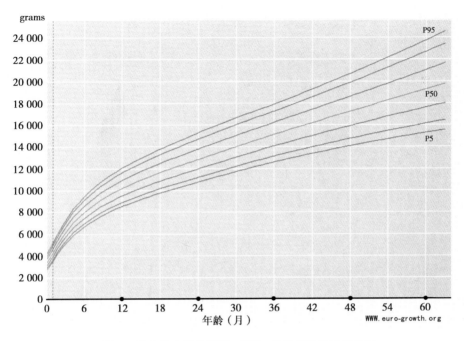

图 7　欧共体生长曲线图　出生 ~5 岁男童年龄别体重

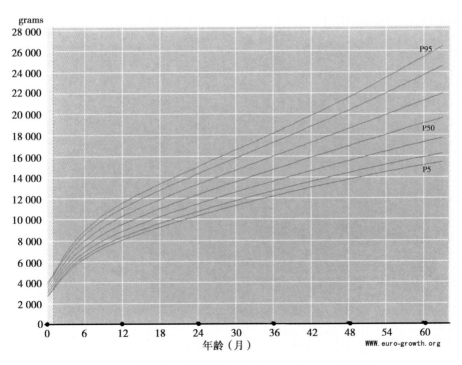

图 8　欧共体生长曲线图　出生 ~5 岁女童年龄别体重

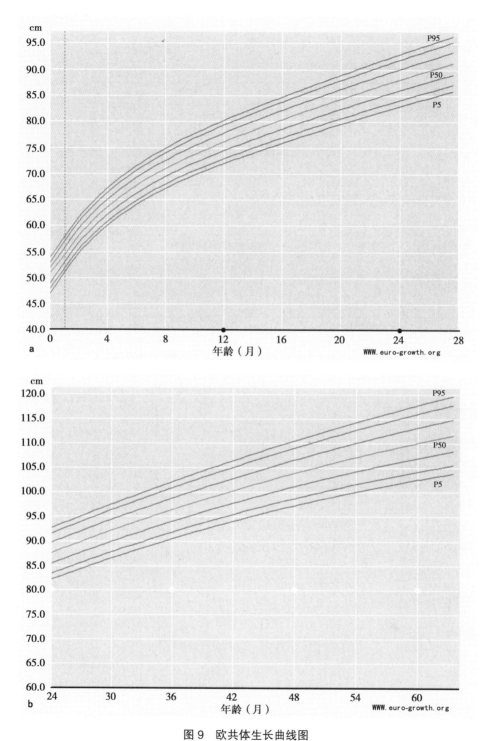

图 9　欧共体生长曲线图

a. 出生 ~2 岁男童年龄别身长；b. 2~5 岁男童年龄别身高

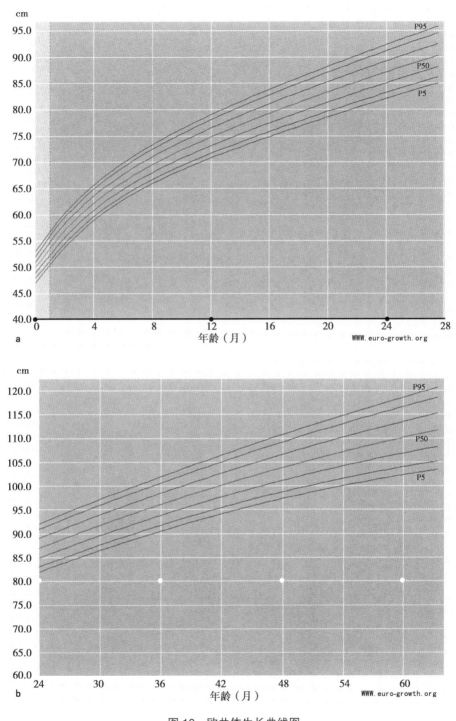

图 10 欧共体生长曲线图

a. 出生 ~2 岁女童年龄别身长;b. 2~5 岁女童年龄别身高

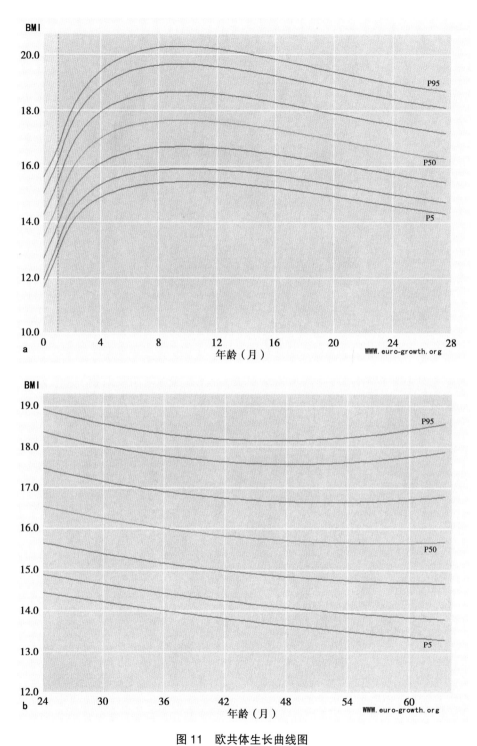

图 11 欧共体生长曲线图

a. 出生 ~2 岁男童年龄别体质指数;b. 2~5 岁男童年龄别体质指数

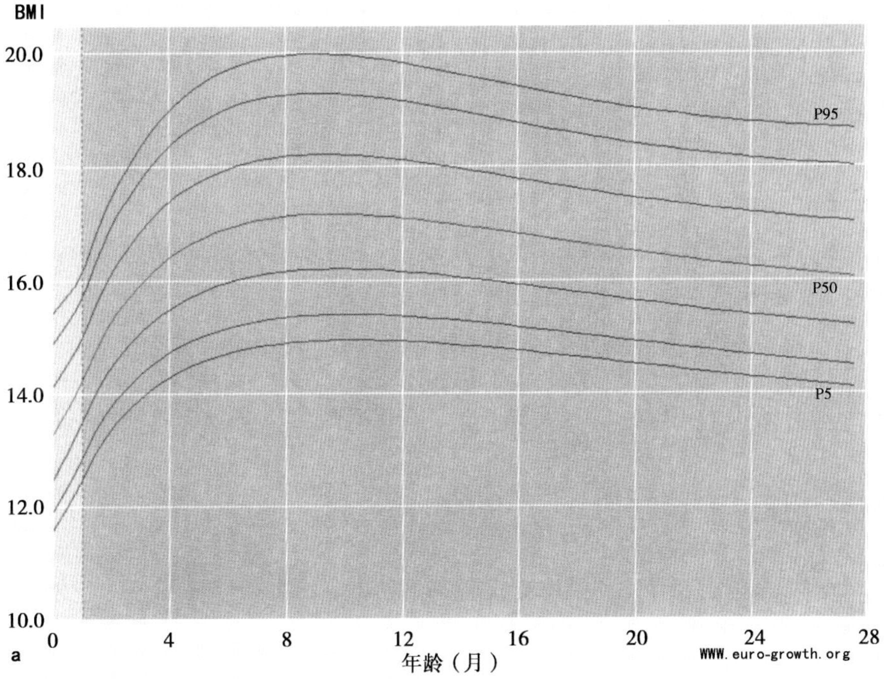

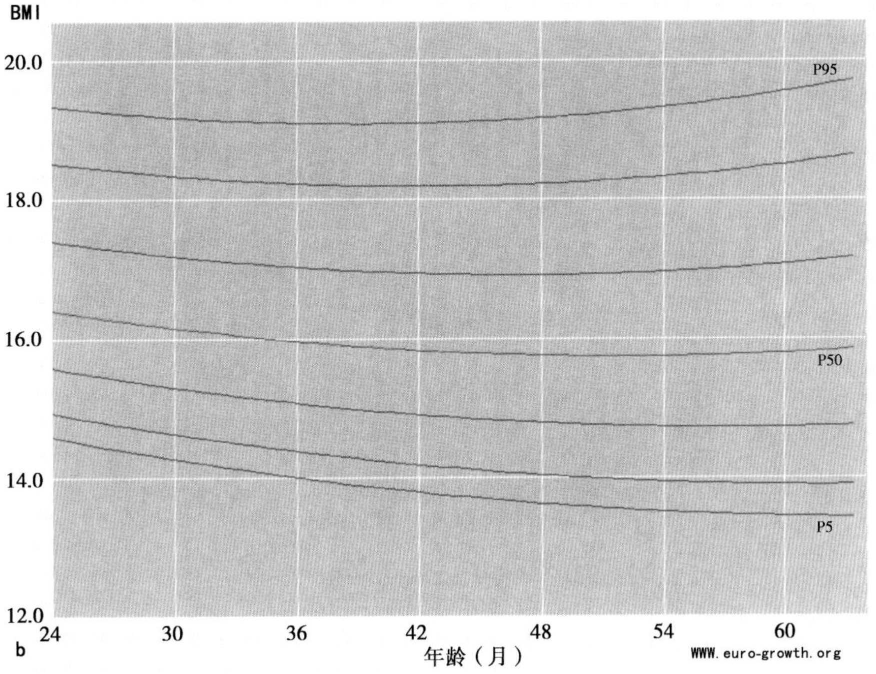

图 12 欧共体生长曲线图

a. 出生 ~2 岁女童年龄别体质指数;b. 女童年龄别体质指数

第三节　各年龄期儿童的营养素参考摄入量

Berthold Koletzko，Katharina Dokoupil

　　许多国家、地区和国际组织都分别以表格形式发表了各自的营养素参考摄入量，包括：澳大利亚和新西兰；德国、奥地利和瑞士；北欧营养推荐量合作组；英国、美国和加拿大；世界卫生组织（WHO）、联合国粮食及农业组织（FAO）以及联合国大学（UNU）。

表1和表2　澳大利亚和新西兰制定的健康婴儿、儿童以及青春期儿童的膳食营养素参考量（nutrient reference values），包括每天食物中摄入的热量（表1）和营养素（表2）（根据各种营养素参考值修订，包括2005、2006年澳大利亚和新西兰的每日膳食推荐摄入量）

表1　热量（男／女）

年龄（月）	热量（kJ/d）	年龄（岁）	热量（MJ/d）
1	2000/1800	3	3.4/3.2
2	2400/2100	4	3.6/3.4
3	2400/2200	5	3.8/3.6
4	2400/2200	6	4.1/3.8
5	2500/2300	7	4.3/4.0
6	2700/2500	8	4.5/4.2
7	2800/2500	9	4.8/4.5
8	3000/2700	10	5.1/4.7
9	3100/2800	11	5.4/4.9
10	3300/3000	12	5.8/5.2
11	3400/3100	13	6.2/5.5
12	3500/3200	14	6.6/5.7
15	3800/3500	15	7.0/5.8
18	4000/3800	16	7.3/5.9
21	4200/4000	17	7.6/5.9
24	4400/4200	18	7.7/6.0

表 2　营养素参考量（男 / 女）

年龄	总脂肪 g/d	n-6 多不饱和脂肪,g/d	n-3 多不饱和脂肪,g/d	总长链 n-3（DHA+EPA+DPA）,mg/d	钙 Mg	镁 mg
0~6 个月	31	4.4	0.5		210	30
7~12 个月	30	4.6	0.5		270	75
1~3 岁		5	0.5	40	500	80
4~8 岁		8	0.8	55	700	230
9~13 岁		10/8	1.0/0.8	70	1000（9~11 岁）1300（12~13 岁）	240
14~18 岁		12/8	1.2/0.8	125/85	1300	410/360

年龄	铁 mg/d	碘 μg/d	锌 mg/d	维生素 A mg 视黄醇当量 /d	维生素 D μg/d	维生素 K μg/d
0~6 个月	0.2	90	2.0	250（维生素 A 酯）	5.0	2.0
7~12 个月	11	110	3	430	5.0	2.5
1~3 岁	9	90	3	300	5.0	25
4~8 岁	10	90	4	400	5.0	35
9~13 岁	8	120	6	600	5.0	45
14~18 岁	11/15	150	13/7	900/700	5.0	55

年龄	维生素 B$_1$ mg/d	维生素 B$_2$ mg/d	烟酸 mg 烟酸当量 /d	维生素 B$_6$ mg/d	叶酸 μg 膳食叶酸当量 /d	维生素 B$_{12}$ μg/d	维生素 C mg/d
0~6 个月	0.2	0.3	2(烟酸前体)	0.1	65（叶酸）	0.4	25
7~12 个月	0.3	0.4	4	0.3	80	0.5	30
1~3 岁	0.5	0.5	6	0.5	150	0.9	35
4~8 岁	0.6	0.6	8	0.6	200	1.2	35
9~13 岁	0.9	0.9	12	1.0	300	1.8	40
14~18 岁	1.2/1.1	1.3/1.1	16/14	1.3/1.2	400	2.4	40

年龄	亚油酸,g/d	α- 亚麻酸,g/d
1~3 岁	5	0.5
4~8 岁	8	0.8
9~13 岁	10/8	1.0/0.8
14~18 岁	12/8	1.2/0.8

4

续表

年龄	膳食纤维, g/d	水, l/d
0~6 个月	–	0.7
7~12 个月	–	0.8
1~3 岁	14	1.4
4~8 岁	18	1.6
9~13 岁	24/20	2.2/1.9
14~18 岁	28/22	2.7/2.2

年龄	碳水化合物, g/d	蛋白质, g
0~6 个月	60	10（1.43g/kg 体重）
7~12 个月	95	14（1.60g/kg 体重）

LC= 长链

表 3 德国、奥地利和瑞士制定的健康儿童和青春期儿童的每日平均热量和营养素参考摄入量（男 / 女）（根据 2002 年德国、奥地利和瑞士的营养素参考摄入量修订）

年龄	热量 kcal/(kg·d)	蛋白质 g/(kg·d)	脂肪热量百分比 %	必需脂肪酸热量百分比 %	钙 mg/d	镁 mg/d
0~<4 个月	110	2.0~2.2	45~50	4.5	500	40
4~<12 个月	95	1.2~1.6	35~40	3.8	500	60
1~<4 岁	100	1.2	30~35	3.0	600	80
4~<7 岁	90	1.1	30~35	3.5	700	120
7~<10 岁	75	1.0	30~35	3.5	800	170
10~<13 岁	60/55	1.0	30~35	3.5	900	230/250
13~<15 岁	55/45	1.0	30~35	3.5	1000	310
15~<19 岁	45/40	0.9/0.8	30~35	3.5	1200	400/350

年龄	铁 mg/d	碘 μg/d	锌 mg/d	维生素 A mg 视黄醇当量 /d	维生素 D μg/d	维生素 K μg/d
0~<4 个月	6	50	5	0.5	10	5
4~<12 个月	8	80	5	0.6	10	10
1~<4 岁	8	100	7	0.6	5	15
4~<7 岁	8	120	10	0.7	5	20
7~<10 岁	10	140	11	0.8	5	30
10~<13 岁	12/15	180	12	0.9	5	40
13~<15 岁	12/15	200	15/12	1.1/1.0	5	50
15~<19 岁	12/15	200	15/12	1.1/0.9	5	70/60

续表

年龄	维生素 B₁ mg/d	维生素 B₂ mg/d	烟酸 mg 烟酸当量 /d	维生素 B₆ mg/d	叶酸 μg 膳食叶酸当量 /d	维生素 B₁₂ μg/d	维生素 C mg/d
0~<4 个月	0.3	0.3	5	0.3	80	0.5	40
4~<12 个月	0.4	0.5	6	0.6	80	0.8	50
1~<4 岁	0.7	0.8	9	0.9	120	1.0	55
4~<7 岁	1.0	1.1	12	1.2	160	1.5	60
7~<10 岁	1.1	1.2	13	1.4	200	1.8	65
10~<13 岁	1.2	1.4/1.3	15/14	1.6/1.5	240	2.0	70
13~<15 岁	1.4/1.2	1.5/1.4	17/15	1.8/1.6	300	3.0	75
15~<19 岁	1.6/1.3	1.8/1.7	20/16	2.1/1.8	300~400	3.0	75

表 4　北欧国家（挪威、瑞典、芬兰、丹麦、冰岛）制订的健康婴儿、儿童和青春期儿童的每日热量和营养素摄入的推荐量（男 / 女）（采用 2012 年北欧国家的营养推荐量）

年龄	热量 MJ/d	蛋白质热量 百分比 %	脂肪热量 百分比 %	必需脂肪酸热量百分比 %		钙 mg/d	镁 mg/d
				n-6	n-3		
<6 个月	–					–	–
6~11 个月	3.2	7~15	30~45	4	1	540	80
12~23 个月	4.1	10~15	30~40	3	0.5	600	85
2~5 岁	5.3	10~20				600	120
6~9 岁	7.7	10~20				700	200
10~13 岁	9.8/8.6	10~20				900	280
14~17 岁	12.3/9.6	10~20				900	350/280

年龄	铁 mg/d	碘 μg/d	锌 mg/d	维生素 A mg 视黄醇当量 /d	维生素 D μg/d	维生素 K μg/d
<6 个月	–	–	–	–	–	–
6~11 个月	8	50	5	300	10	3
12~23 个月	8	70	5	300	10	4
2~5 岁	8	90	6	350	10	5
6~9 岁	9	120	7	400	10	6
10~13 岁	11	150	11/8	600	10	8/7
14~17 岁	11/15	150	12/11	900/700	10	8

年龄	维生素 B₁ mg/d	维生素 B₂ mg/d	烟酸 mg 烟酸当量/d	维生素 B₆ mg/d	叶酸 μg 膳食叶酸当量/d	维生素 B₁₂ μg/d	维生素 C mg/d
<6 个月	–	–	–	–	–	–	–
6~11 个月	0.4	0.5	5	0.4	50	0.5	20
12~23 个月	0.5	0.6	7	0.5	60	0.6	25
2~5 岁	0.6	0.7	9	0.7	80	0.8	30
6~9 岁	0.9	1.1	12	1.0	130	1.3	40
10~13 岁	1.2/1.0	1.3/1.2	15/14	1.2/1.1	200	2.0	50
14~17 岁	1.4/1.2	1.7/1.4	19/16	1.6/1.3	300	2.0	75

表5 英国对生活在英国的健康婴儿、儿童和青春期儿童的每日膳食中食物热量和营养素参考摄入量（男/女）（根据 2006 年英国膳食参考摄入量修订）

年龄	热量 kcal/(kg·d)	蛋白质 g/(kg·d)	脂肪热量 百分比 %	必需脂肪酸热量 百分比 %	钙 mg/d	镁 mg/d
0~<3 个月	545/515	12.5	–	–	525	55
4~<6 个月	690/645	12.7	–	–	525	60
7~<9 个月	825/765	13.7	–	–	525	75
10~<12 个月	920/865	14.9	–	–	525	80
1~<3 岁	1230/1165	15	–	–	350	85
4~<6 岁	1715/1545	20	–	–	450	120
7~<10 岁	1970/1740	28	–	–	550	200
11~<14 岁	2220/1845	42	–	–	1000/800	280
15~<18 岁	2755/2110	55	–	–	1000/800	300

年龄	铁 mg/d	碘 μg/d	锌 mg/d	维生素 A mg 视黄醇当量/d	维生素 D μg/d	维生素 K μg/d
0~<3 个月	1.7	50	4.0	350	8.5	–
4~<6 个月	4.3	60	4.0	350	8.5	–
7~<9 个月	7.8	60	5.0	350	7	–
10~<12 个月	7.8	60	5.0	350	7	–
1~<3 岁	7	70	5.0	400	7	–
4~<6 岁	6	100	6.5	400	–	–
7~<10 岁	9	110	7.0	500	–	–
11~<14 岁	15	130	9.0	600	–	–
15~<18 岁	15	140	9.5/7.0	700	–	–

年龄	维生素 B₁ mg/d	维生素 B₂ mg/d	烟酸 mg 烟酸当量 /d	维生素 B₆ mg/d	叶酸 µg 膳食叶酸当量 /d	维生素 B₁₂ µg/d	维生素 C mg/d
0~<3 个月	0.2	0.4	3	0.2	50	0.3	25
4~<6 个月	0.2	0.4	3	0.2	50	0.3	25
7~<9 个月	0.2	0.4	4	0.3	50	0.4	25
10~<12 个月	0.3	0.4	5	0.4	50	0.4	25
1~<3 岁	0.5	0.6	8	0.7	70	0.5	30
4~<6 岁	0.7	0.8	11	0.9	100	0.8	30
7~<10 岁	0.7	1.0	12	1.0	150	1.0	30
11~<14 岁	0.9/0.7	1.2/1.1	15/12	1.2/1.0	200	1.2	35
15~<18 岁	1.1/0.8	1.3/1.1	18/14	1.5/1.2	200	1.5	40

表 6 和表 7 美国和加拿大对婴儿、儿童和青春期儿童的膳食参考摄入量（DRIs）（男 / 女）（根据美国 1997/2000/2005/2010 年的膳食参考摄入量修订）

表 6 热量

年龄，月	热量，kcal/d	年龄，月	热量，kcal/d
1	472/438	12	844/768
2	567/500	15	908/837
3	572/521	18	961/899
4	548/508	21	1006/952
5	596/553	24	1050/997
6	645/593	27	1086/1033
7	668/608	30	1121/1077
8	710/643	33	1157/1113
9	746/678	35	1184/1139
10	796/717	3~18 岁	根据体育活动水平
11	817/742		

表 7 营养素参考摄入量（男 / 女）

年龄	蛋白质 g/d	脂肪 g/d	必需脂肪酸 g/d		钙 mg/d	镁 mg/d
			n-6	n-3		
0~<6 个月	9.1	31	4.4	0.5	200	30
7~<12 个月	11.0	30	4.6	0.5	260	75
1~<3 岁	13	30~40	7	0.7	700	80

续表

年龄	蛋白质 g/d	脂肪 g/d	必需脂肪酸 g/d		钙 mg/d	镁 mg/d
			n-6	n-3		
4~<8 岁	19	25~35	10	0.9	1000	130
9~<13 岁	34	25~35	12/10	1.2/1.0	1300	240
14~<18 岁	52/46	25~35	16/11	1.6/1.1	1300	410/360

年龄	铁 mg/d	碘 μg/d	锌 mg/d	维生素 A mg 视黄醇当量 /d	维生素 D μg/d	维生素 K μg/d
0~<6 个月	0.27	110	2	400	10	2
7~<12 个月	11	130	3	500	10	2.5
1~<3 岁	7	90	3	300	15	30
4~<8 岁	10	90	5	400	15	55
9~<13 岁	8	120	8	600	15	60
14~<18 岁	11/15	150	11/9	900/700	15	75

年龄	维生素 B_1 mg/d	维生素 B_2 mg/d	烟酸 mg 烟酸当量 /d	维生素 B_6 mg/d	叶酸 μg 膳食叶酸当量 /d	维生素 B_{12} μg/d	维生素 C mg/d
0~<6 月个	0.2	0.3	2	0.1	65	0.4	40
7~<12 个月	0.3	0.4	4	0.3	80	0.5	50
1~<3 岁	0.5	0.5	6	0.5	150	0.9	15
4~<8 岁	0.6	0.6	8	0.6	200	1.2	25
9~<13 岁	0.9	0.9	12	1.0	300	1.8	45
14~<18 岁	1.2/1.0	1.3/1.0	16/14	1.3	400	2.4	75/65

表 8~表 10 WHO/FAO/UNU 对婴儿、儿童和青春期儿童的每日膳食营养摄入推荐量（男 / 女）（根据 WHO/FAO/UNU 专家组于 2004、1994、1985、2007 年制定的修订）

表 8 热量、蛋白质和脂肪（男 / 女）

年龄	热量 kcal/d	蛋白质 g/d	脂肪占热量百分比 %
3~6 个月	700	13	
6~9 个月	810	14	30~40
9~12 个月	950	14	30~40
1~2 岁	1150	13.5	30~40
2~3 岁	1350	15.5	

续表

年龄	热量 kcal/d	蛋白质 g/d	脂肪占热量百分比 %
3~5 岁	1550	17.5	
5~7 岁	1850/1750	21	
7~10 岁	2100/1800	27	
10~12 岁	2200/1950	34/36	
12~14 岁	2400/2650	43/44	
14~16 岁	2650/2150	52/46	
16~18 岁	2850/2150	56/42	

表 9 钙、维生素 D 和镁（WHO 2007, 男 / 女）

年龄	钙 mg/d	维生素 D, IU/d	镁 mg/d
0~6 个月	300（母乳） 400（牛奶）	–	26（母乳喂养） 36（奶粉喂养）
7~12 个月	400	–	54
1~3 岁	700	600	65
4~8 岁	1000	600	110
9~13 岁	1300	600	200/200
14~18 岁	1300	600	340/300

表 10 微量营养素和维生素（男 / 女）

年龄	铁, mg/d				碘 g/d	锌, mg/d			维生素		
	15% 生物有效率	12% 生物有效率	10% 生物有效率	5% 生物有效率		高利用率	中利用率	低利用率	A, μg 视黄醇当量 /d	D g/d	K g/d
0~6 个月	–	–	–	–	90	1.1	2.8	6.6	375	5	5
7~12 个月	6.2	7.7	9.3	18.6	90	0.8[a] 2.25[b]	4.1	8.4	400	5	10
1~3 岁	3.9	4.8	5.8	11.6	90	2.4	4.1	8.3	400	5	15
4~6 岁	4.2	5.3	6.3	12.6	90	2.9	4.8	9.6	450	5	20
7~9 岁	5.9	7.4	8.9	17.8	120[c]	3.3	5.6	11.2	500	5	25
10~18 岁	9.7/9.3[d] 21.8[f] 12.5/20.7[g]	12.2/11.7[d] 27.7[f] 15.7/25.8[g]	14.6/14.0[d] 32.7[f] 18.8/31.0[g]	29.2/28.0[d] 65.4[f] 37.6/62.0g	150[e]	5.1/4.3	8.6/7.2	17.1/14.4	600	5	35~55

续表

年龄	维生素 B₁ mg/d	维生素 B₂ mg/d	烟酸 mg 烟酸当量 /d	维生素 B₆ mg/d	叶酸 µg 膳食叶酸当量 /d	维生素 B₁₂ µg/d	维生素 C mg/d
0~6 个月	0.2	0.3	2	0.1	80	0.4	25
7~12 个月	0.3	0.4	4	0.3	80	0.7	30
1~3 岁	0.5	0.5	6	0.5	150	0.9	30
4~6 岁	0.6	0.6	8	0.6	200	1.2	30
7~9 岁	0.9	0.9	12	1.0	300	1.8	35
10~18 岁	1.1	1.3/1.0	16	1.3/1.2	330	2.4	40

[a] 母乳喂养；[b] 奶粉喂养；[c] 6~12 岁；[d] 11~14 岁；[e] 13~18 岁；[f] 初潮前；[g] 15~17 岁

参考文献

Australian Government, Department of Health and Ageing, National Health and Medical Research Council: Nutrient Reference Values for Australia and New Zealand Including Recommended Dietary Intakes. Sydney, Australian Government, Department of Health and Ageing, National Health and Medical Research Council, 2006.

Department of Health: Dietary Reference Values for Food Energy and Nutrients for the United Kingdom (Report on Health and Social Subjects). London, HMSO, 1991.

Food and Nutrition Board, Institute of Medicine: Dietary Reference Intakes (DRIs). Washington, National Academies, 1997, 1998, 2000, 2005. www.nap.edu.

Food and Nutrition Board, Institute of Medicine: Dietary Reference Intakes for Calcium, Phosphorus, Magnesium, Vitamin D, and Fluoride. Washington, National Academies, 1997.

Food and Nutrition Board, Institute of Medicine: Dietary Reference Intakes for Thiamin, Riboflavin, Niacin, Vitamin B₆, Folate, Vitamin B₁₂, Pantothenic Acid, Biotin, and Choline. Washington, National Academies, 1998.

Food and Nutrition Board, Institute of Medicine: Dietary Reference Intakes (DRIs) for Vitamin C, Vitamin E, Selenium, and Carotenoids. Washington, National Academies, 2000.

Food and Nutrition Board, Institute of Medicine: Dietary Reference Intakes (DRIs) for Energy, Carbohydrate, Fiber, Fat, Fatty Acids, Cholesterol, Protein, and Amino Acids (Macronutrients). Washington, National Academies, 2005.

German Nutrition Society (DGE), Austrian Nutrition Society (OGE), Swiss Society for Nutrition Research (SGE), Swiss Nutrition Association (SVE): Referenzwerte für die Nährstoffzufuhr (Reference Values for Nutrient Intake), ed 1. Frankfurt/Main, 2000.

Nordic Council of Ministers: Nordic Nutrition Recommendations 2012: Integrating Nutrition and Physical Activity, ed 5. Nordic Council of Ministers, 2012.

WHO: Energy and Protein Requirements. Geneva, WHO, 1985.

WHO: Fat and Oils in Human Nutrition. Geneva, WHO, 1994.

WHO: Report on Diet, Nutrition, and the Prevention of Chronic Diseases. Geneva, WHO, 2003.

WHO: Vitamin and Mineral Requirements in Human Nutrition, ed 2. Geneva, WHO, 2004.

第四节 儿童家庭喂养指南

Berthold Koletzko，Katharina Dokoupil

根据德国的膳食营养推荐量以及由德国儿科青春期医学学会营养委员会[1]提供的资料,这本由德国青年家庭网站[2]编写的家庭喂养指南是提供给生活在欧洲发达国家的家庭使用的,如果在其他环境下使用可能需要修改。

不管是母乳喂养还是婴儿配方奶人工喂养,提供给婴儿的不仅是营养,而且也包括给予温馨和充满爱意的照料、关注和亲密接触。

母乳喂养

● 母乳喂养是健康婴儿的自然喂养模式。

● 母乳易于消化,可直接喂哺,温度适宜,且几乎没有感染的危险。

● 母乳中含有大量抗感染因子,能降低婴儿患感染性疾病特别是腹泻的危险。

● 母乳喂养促进母婴之间的肌肤密切接触。

● 纯母乳喂养能充分满足大多数婴儿生后4~6个月的营养需求。即使纯母乳喂养的持续时间比较短,随后辅以人工喂养的喂养方式也是值得推崇的。应该积极鼓励任何形式的母乳喂养。

● 婴儿在辅助食品添加以后应该继续得到母乳喂哺。由母亲和婴儿决定母乳喂养的持续时间。

母乳喂养实践指南

只要有可能,婴儿应该在出生后1小时内开奶。特别在出生后的几天内母亲应该得到帮助和支持,得到关于婴儿喂哺姿势的有效建议。婴儿应该整个身体面向母亲,且不仅仅只含住乳头,而应该含住乳房的较大部分。剖宫产后同样可以进行母乳喂养,应该积极寻求各种支持和帮助。

为了促进母乳分泌,婴儿在生后前几天内应该吸吮两侧乳房。乳房最初分泌富含抗体的初乳,有助于婴儿抵抗感染;随后几天内分泌的乳汁逐渐增多,蛋白质和脂肪的含量也逐渐增加。只有在儿科医生或儿科护士认为必需的情况下,才可以间断地给予水或其他液体补充喂养。

只要婴儿想要吸吮,就应该给予母乳喂养,在夜间也一样。大多数婴儿在生后头几周,应该在24小时内喂哺8~12次。母乳喂养有助于逐渐减少母亲体重和在孕期储存的多余体脂。随着纯母乳喂养时间延长,多余脂肪逐渐减少。此外,在母乳喂养期间,体重会自然下降,为避免对乳汁有不良影响,故不推荐控制饮食。

乳母应该进食多样化膳食和充足的液体。建议补充足量的碘(碘盐,碘补充剂100~150μg/d)和长链n-3脂肪酸(200mg DHA/d,每1~2周进食1次海鱼,包括脂肪含量高的海鱼)。乳母应该不吸烟、不过量喝酒。对于少数被证实存在食物不耐受的婴儿,可以根据儿科医生或营养师的个体化建议,从他们的膳食中剔除过敏性食品,但是这种做法是否能够降低儿童食物过敏发生的风险尚未得到证实,故不做推荐。

婴儿配方奶

如果 1 岁以前中断了母乳喂养,随后应该使用市售婴儿配方奶粉喂养直至 1 岁。成长奶粉只适合于添加辅助食品后的婴儿食用。

对于父母亲或同胞有过敏性疾病家族史的婴儿,如果不能得到纯母乳喂养,应该向儿科医生咨询在生后 4~6 个月期间是否使用水解婴儿配方奶粉的问题。

奶粉的冲调应该小心遵循制造商的建议。太低或太高浓度的配方奶都是有害的。奶粉必须总是新鲜冲调且在 2 小时内饮用。剩余的奶粉应该倒掉以防细菌的滋生。冰冻和解冻母乳也必须同样处理。奶瓶和奶头清洗干净并保持干燥很重要。粉状奶粉要用新鲜干净的饮用水冲调,不推荐使用过滤水。如果水中硝酸盐过高(>50mg/L,特别是家中井水)或使用含铅的水管(在一些老的建筑物内),应该使用瓶装水冲调婴儿配方奶粉。每个家庭中井水的适用性都应该经过评估。

大豆蛋白婴儿配方奶粉和其他特殊配方奶粉只适用于少数特定条件下,且只应在儿科医生或其他有资质的健康专业人员建议下使用。用牛奶、其他动物奶(马、羊奶)和其他来源(如杏仁奶)自行配制的奶制品有严重的危险性,不应让婴儿饮用。

固体食品添加(辅助食品)

大约在生后 6 个月末,单靠母乳已不能充分满足一个健康婴儿的营养需求。为了保证婴儿健康地生长发育,6 个月后需要补充额外的营养素如微量营养素铁和锌。随着固体食物的多次引入能使孩子逐渐适应愈来愈多的食物种类,并且在 1 岁左右能够逐渐接受家庭日常食物。第 1 次添加辅助食品的时间不应迟于 6 个月,但是也不要早于 4 个月。先引入的固体食物,推荐给予混合水果泥、土豆和肉,它们能提供生物活性较高的铁和锌(图 1)。大约 1 个月后,可添加由谷类食物加奶、水果做成的谷类糊。大约到 10 月龄时可以添加面包(开始软食)。开始应该给予小份额的含麸质的谷物(小麦、黑面包、大麦,如熬粥、面包、饼干和面包干),以减少食物不耐受(乳糜泻)的危险性。在婴儿期选择低敏饮食未见有益,因此不推荐剔除或延迟添加含有过敏性食物的辅助食品。

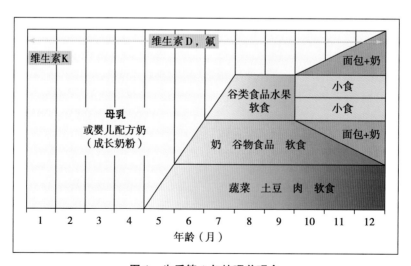

图 1　生后第 1 年的喂养观念

饮料

当辅助食品添加达到 1 天 3 次时,应该给孩子喂水;不要给予含糖饮料或糖水。在此之前,除了母乳或婴儿配方奶外,不需要额外给予水,除非孩子发热、呕吐或腹泻。

在 1 岁后,普通牛奶应该作为饮料常规给予,以减少其不良影响,如妨碍铁的吸收。

更多的建议和资讯

如果对婴儿喂养还有任何其他问题,请直接咨询儿科医生。

参考文献

1　Ernährungskommission der Deutschen Gesellschaft für Kinder und Jugendmedizin (DGKJ); Bührer C, Genzel-Boroviczény O, Jochum F, Kauth T, Kersting M, Koletzko B, Mihatsch W, Przyrembel H, Reinehr T, Zimmer P: Ernährung gesunder Säuglinge. Empfehlungen der Ernährungskommission der Deutschen Gesellschaft für Kinder- und Jugendmedizin. Monatsschr Kinderheilkd 2014;162:527–538.

2　Koletzko B, Bauer CP, Brönstrup A, Cremer M, Flothkötter M, Hellmers C, Kersting M, Krawinkel M, Przyrembel H, Schäfer T, Vetter K, Wahn U, Weissenborn A: Säuglingsernährung und Ernährung der stillenden Mutter. Aktualisierte Handlungsempfehlungen des Netzwerks Gesund ins Leben – Netzwerk Junge Familie, ein Projekt von IN FORM. Monatsschr Kinderheilkd 2013; 161:237–246.

第五节 增加膳食中热量和营养素供给的方法

Katharina Dokoupil, Berthold Koletzko

生长迟缓的婴儿和儿童经常需要增加热量和营养素的摄入。通过增加能量密度（即单位体积的食品或每毫升液体食品内所含的热量）即使食物摄入的总量增加有限，也可以增加总热量的摄入。这样的能量密度增加可以通过使用一种或几种阶梯式方法来实现。

增加热量和营养素供给的阶梯式方法

（1）分析需要量、膳食和喂养情况

（2）个人、专业人员共同讨论膳食选择和喂养实践

（3）更频繁地提供进餐和点心次数，包括睡前的最后一份点心

（4）优先选择高能量密度的食品、饮料和点心

（5）用葡萄糖多聚物和（或）食油来丰富配方和家庭食品

（6）使用可饮用的补充剂（小口啜饮）

（7）管饲（夜间/持续）

（8）静脉营养

婴儿期：为母乳或婴儿配方奶增加能量密度可选择的方法

增加婴儿配方奶粉的浓度

用 15% 的奶粉来取代 13% 的奶粉，使能量密度达到 15%。奶粉浓度应该根据个体的耐受性逐步增加。浓度应避免超过 17%（增加 30% 能量密度）。

缺点：增加配方奶粉浓度会增加肾脏的溶质负荷，且可能降低耐受性。

添加葡萄糖多聚物

在牛奶或者配方奶中逐步添加葡萄糖多聚物（糊精麦芽糖或葡萄糖多聚物混合物），浓度从 1g/100ml 增加至 4g/100ml，从而热量增加 3.9~15.6kcal/100ml。浓度应根据个体耐受性逐渐增加。

缺点：每千卡热量供给的必需营养素相应减少，且可能总是不足，这在"追赶"生长期间更明显。

在婴儿配方奶粉中添加葡萄糖多聚物-脂肪混合物

将葡萄糖多聚物和植物油（如大豆油）或从椰子油中提取的中链甘油三酯（MCTs）混合后逐步添加至配方奶粉，可将浓度从 1g/100ml 增加到 4g/100ml，从而热量增加 5.1~10.5kcal/100ml。浓度应根据个体耐受性逐渐增加。通常应该使用能提供长链脂肪的植物油混合物。MCTs 混合物只在出现严重脂肪吸收不良（如明显的胆汁淤积）时使用。当 MCTs 加到母乳中时可能被迅速水解，不易产生耐受性。

缺点：每千卡热量供给的必需营养素相应减少。

添加食用油或脂肪乳剂

植物油能和牛奶/配方奶混合，如果每天摄入大约 1g/kg 体重，能够提供热量 9kcal/g。添加的油易于悬浮（在表面上的油微滴），根据喂养方式，其中只有部分能够被婴儿吸收利用。还有一种植物油（长链甘油三酯）水溶剂能提供 4.5kcal/ml，且能和牛奶/配方奶混合。

缺点：每千卡热量供给的必需营养素相对减少。

使用婴儿肠内营养剂喂养

使用含有均衡营养素成分的高能量婴儿肠内营养剂（约为 1kcal/ml）喂养是一个很好的替代措施，这种以碳水化合物或脂肪的形式增加热能的方式稀释了营养密度（每 200kcal 必需营养素含量），特别适用于在较长时期里需要高热量和高营养素密度的婴儿。

儿童期：优先选择的高能量密度食品、饮料和点心

● 高能量密度食品，如深度油煎食品（油炸薯条）、油腻食品；

● 高能量密度饮料，如牛奶冰激凌混合饮料、高脂牛奶／巧克力饮料。对许多儿童来说，通过喝饮料摄入额外的热量要比吃固体食物容易；

● 高能量密度点心，如添加或不添加液体奶油的冰激凌、巧克力、巧克力奶油冻或能量密度高的布丁（含奶油）、薯片（在油中煎过的）、干果、含葡萄干的干果。

儿童期：增加食品能量密度可选择的方法

在食品中添加脂肪和油

使用额外的黄油、麦淇淋、植物油、奶油、多脂奶酪，如在蔬菜、淀粉类食物、奶制品中添加额外的脂肪、奶油和奶酪。浓度应根据个体耐受性逐渐增加。

缺点：每千卡热量供给的必需营养素相应减少，且可能总是不足，这在追赶生长期间更明显。

在饮料和半固体食物中添加葡萄糖多聚物

在饮料（如牛奶、茶、果汁）和半固体食品（如汤、蔬菜泥）中添加葡萄糖多聚物，对学龄前期儿童而言，能逐步将浓度增加至 5~10g/100g（19.5~38kcal/100g）；对学龄期儿童可增加至 10~15g/100g（38~58.5kcal/100g）。浓度应根据个体耐受性逐渐增加。

缺点：每千卡热量供给的必需营养素相应减少，且可能总是不足，这在追赶生长期间更明显。

使用高能量和营养素密度的液体喂养

均衡了营养素成分的高能量液体（小口啜饮，约 1~1.5kcal/ml）是一个很好替代品，特别适用于在较长时期里需要高热量和高营养素密度的婴儿。

第六节 儿童膳食评价

Pauline Emmett

关键词

群体儿童的评价,膳食记录,24 小时回忆法,食物频次问卷,摄入量错误报告,营养分析,解释

内容要点

- 营养摄入量的评价方法只对群体评价有效,且适用于研究项目。
- 应该依据问卷题目、研究对象的年龄和能获得的信息资源选择评价的方法。
- 为了获得有意义的结果,在专家的指导下事先详细制订评价工作的计划非常必要。
- 应该事先决定营养评价方法和评价摄入量错误报告的方法。

简介

本节中介绍的对群体儿童的膳食评价方法,通常是研究项目的组成部分[1]。明确项目研究的目标非常重要,因为这将决定选用何种评估方法。制订评价计划时首先应该考虑与研究对象(或者其他相关人员)进行面对面调查所需要的时间以及处理资料并解释相关内容所需的工作人员类型和人数。此外,还需要计算足以回答研究问题所需的样本量是多少。这些内容在设计研究项目时应该考虑,特别是在计划申请经费阶段,研究目标的实现需要充足的经费保障。

在进行儿童膳食评价项目时还需要考虑儿童自身能够提供可靠膳食资料的能力。小于 8~10 岁的儿童通常不具备评估所需的精确回忆,或者记录所吃食物的认知能力[2]。因此,需要由父母或监护人来提供信息,然而他们提供的资料也不可靠。因为在儿童餐饮时间,他们并不都是和儿童在一起;而且他们也没有与研究项目合作的足够动机,或者可能没有时间参与合作等[2]。大年龄儿童可能是很好的信息来源,但是他们未必了解所吃食物的所有详细情况,因此常常需要从父母或者监护人那儿获得对儿童提供的信息的补充。

在这一类研究项目开始前,需要进行大量的周密计划,在这个关键阶段能获得专家的建议和指导非常重要。如果由于在设计阶段考虑不充分而做出了错误的决定,这将很容易导致研究开始后无法实现预定的研究目标。

膳食调查的方法

表 1 列举了膳食调查的方法[3]以及所需的条件和有效性。

膳食记录 / 日记

要求儿童 / 父母在一段时间内持续记录儿童摄入的所有食物和饮料[3],通常记录 3~7 天。如果要求记录太多天数,可能由于儿童 / 父母趋于疲劳而致记录的精确度下降。如果具备适合的称重工具,可在家中将食物称重和记录。完成膳食记录的最佳

表 1 群体儿童膳食评价的主要方法[1],列出了每种方法的需要条件、有效性和大概所需时间

	膳食记录	24 小时回忆法	食物频次问卷(FFQ)
数据收集的需要条件			
文化水平	必需	非必需	非必需
记忆能力	及时记录	必需	必需
估计频次的能力	不需要	不需要	需要
估计体积大小的能力	及时记录	回忆	标准大小或最小描述
餐饮照片	可能	不需要	不需要
儿童 / 父母亲所需时间	至少 3 天,每天 20 分钟	至少 3 天,每天 45 分钟	总计 10~20 分钟
工作人员所需时间	解释方法 5~10 分钟;每天用于检查食物 10 分钟	至少 3 天,每天 45 分钟;在访谈中需要校对	遗漏的问题需要校对,对某些研究对象需要 10 分钟
扫描数据	不需要	不需要	需要
获得营养数据			
工作人员所需时间	每个研究对象至少 3 天,每天 30 分钟;包括所有营养素	每个研究对象至少 3 天每天 30 分钟;包括所有营养素	每种营养素 45 分钟;覆盖所有研究对象
全面了解营养数据库	需要	需要	只需要代表性食物的营养
个体食物	需要	需要	不需要
每天都吃的食物	非常好	非常好	不是非常好
每周吃 1~2 次的食物	不是非常好	不是非常好	相当好
能量估计	非常好	非常好	合理
营养素估计	非常好	非常好	合理

途径是经常得到工作人员的指导,然而并不总是可行。在不能得到工作人员直接指导的情况下,给予书面指导也是非常重要的方法。现在大多数人可以通过手机进行数码摄影,在进餐时进行拍照的方法对记录食物非常有帮助。具体的书面报告依然重要,因为在照片中食物不是总能被完全辨认,但其在一定程度上也能帮助准确记录摄入食物的种类。当然,记录没有吃完而遗留在盘子里的食物也很重要。

当收到膳食记录(和照片)时,应由工作人员进行评估,可以面对面或通过电话和研究对象讨论所有的记录,并澄清任何不明确的部分[4]。

24 小时回忆法

要求儿童 / 父母回忆前一天(24 小时)内儿童吃的所有东西[5]。这个方法可以面对面或通过电话进行,但是如果儿童和父母能一起访谈,面对面方式将更有效。这种方法依靠记忆和知识,儿童可能不能准确回忆所吃食物。有研究发现儿童只能回忆起数小时前吃的食物;他们有时会幻想自己吃过某些实际未吃过的食物,而且如果儿童所吃的膳食越复杂,他们越不容易准确回忆[2]。另一方面,父母只能帮助儿童回忆起和他们在一起时的餐饮,但他们不可能在儿童所有进餐的时候和他们都在一起。

为了描述一餐饮食,每个儿童需要回忆一次以上。所以,儿童和父母可能需要一起回忆这个过程好几次(至少可能需要 3 次),这对研究对象和工作人员来说都很费时。

食物频次问卷

给儿童 / 父母看一张食物和饮料的清单以及一张事先预定的频次调查表,要求他们标注清单中儿童经常食用的食物频次[6]。有时,所列的清单中包括有食用食物的常见份额大小。这样的调查表能作为一份自我完成的问卷来进行管理,或者通过一次访谈,由受过培训的工作人员完成(尤其适合文化程度上有困难的调查对象)。

有必要了解的是,食物频次问卷是为研究中的特定人群设计的,否则,问卷将没有效果,而且可能会产生误导。所列的食物 / 饮料必须是这个特定人群喜欢食用的;是针对这个年龄、国家、种族和研究对象的背景的。例如当研究婴儿的项目时,必须覆盖奶粉、母乳和婴儿食品,而研究生活在不同国家的儿童时,必须覆盖到针对每一个国家的当地食物。

在对不同食物食用频次的概念上有相当大的认知差异,对于年龄小于 12 岁的儿童不太可能由他们自己来完成问卷;因此,通常需要父母代表儿童来完成这个问卷调查[2]。如果是在家里进行问卷调查,最好再询问儿童(和其他知晓的人员)在他们远离父母亲时的餐饮情况。份额大小也是一个难以沟通和描述的概念。最简单的回答是采用分好的标准份额大小,但这也需要符合儿童的年龄,能够被其理解。

虽然膳食频次问卷调查是相对价廉、运用快速的方法,但是对问卷答案的解释以及转而计算成营养素的摄入量却不简单,这个过程需要专家的参与。事先计划好这个环节非常重要。

营养分析

对食物记录和 24 小时回忆收集的数据进行营养分析,需要受过训练的工作人员承担。合适的膳食分析程序能够列出所有摄入的食物,并提供最近的膳食营养成分[7]。使用这类分析软件时需要注意以下问题,食物种类会随时间而改变,现有的软件版本常常不包括有地方特色的食物、新上市的食物或一些特殊营养素。因此,最好有一位专业营养师参与这个分析过程,因为对膳食记录的评价需要对食物有全面的认识。膳食频次问卷调查只需要分析所列的代表性食物;这样,分析过程处理起来就快多了,但是它不能提供详细的个体食物摄入情况。

摄入量的错误报告

所有的膳食调查方法都可能产生错误报告[8],其原因可能是由于误解、记忆失误、为使记录变得容易而刻意改变膳食内容、或者故意谎报等等。有研究表明,报告错误的程度与分析评价的方法(如 FFQ 经常是高估)、研究对象(如肥胖人群和青少年更容易低估)、食物种类(如零食要比正餐容易遗漏)有关。因此,在分析时要将这些特点考虑进去。有几种现成的方法可以通过年龄、性别和个体大小以及日常体力活动等因素来衡量能量摄入方面的错误报告程度。

评价结果

在群体调查分析中可采用膳食营养素平均水平的统计方法,但这种方法对个体水平的评价不够精确。因此,对于二组儿童之间在能量和营养素摄入量方面的比较可使用普通的统计学方法。通常进行这种分析时,根据是否将能量状况列入调查内容,有时会得到不同的结果。在分析膳食数据的时候,采用对食物种类的摄入量进行统计对照也是有效的方法,但是应该注意,有些儿童可能对于某些食物种类完全不接受。在对于群体的调查分析中,了解各种食物的不同特点有助于提高研究结果的质量。

总结

● 膳食是和儿童生长发育密切相关的

环境因素,;因此膳食营养调查很重要

● 膳食营养很复杂,且很难通过简单方法来分析调查;因此,当开始一项膳食评估项目时,先进的设计是成功的关键

● 在调查初期就获得专家建议和及时将最新营养知识加入到调查的项目中,将明显提高获得有用的膳食数据的可能性。

参考文献:

1 Emmett PM: Assessing diet in birth cohort studies. Paediatr Perinat Epidemiol 2009;23(suppl 1):154–173.
2 Livingstone MBE, Robson PJ, Wallace JMW: Issues in dietary intake assessment of children and adolescents. Br J Nutr 2004;92(suppl 2):S213–S222.
3 Bingham SA, Cassidy A, Cole TJ, Welch A, Runswick SA, Black AE, et al: Validation of weighed records and other methods of dietary assessment using the 24 h urine nitrogen technique and other biological markers. Br J Nutr 1995;73:531–550.
4 Candilo KDI, Oddy W, Miller M, Sloan N, Kendall G, Klerk NDE: Follow-up

phone calls increase nutrient intake estimated by three-day food diaries in 13-year-old participants of the Raine Study. Nutr Diet 2007;64:165–171.
5 Reilly JJ, Montgomery C, Jackson D, MacRitchie J, Armstrong J: Energy intake by multiple pass 24 h recall and total energy expenditure: a comparison in a representative sample of 3–4-year-olds. Br J Nutr 2001;86:601–605.
6 Cade J, Thompson R, Burley V, Warm D: Development, validation and utilisation of food-frequency questionnaires – a review. Public Health Nutr 2002;5:567–587.
7 Price GM, Paul AA, Key FB, Harter AC, Cole TJ, Day KC, et al: Measurement of

diet in a large national survey: comparison of computerized and manual coding of records in household measures. J Hum Nutr Diet 1995;8:417–428.
8 Livingstone MBE, Black AE: Markers of the validity of reported energy intake. J Nutr 2003;133:895S–920S.
9 Black AE: The sensitivity and specificity of the Goldberg cut-off for EI:BMR for identifying diet reports of poor validity. Eur J Clin Nutr 2000;54:395–404.
10 Rennie K, Coward WA, Jebb SA: Estimating under-reporting of energy intake in dietary surveys using an individualised method. Br J Nutr 2007;97:1169–1176.

(徐　秀)